Handbuch der Tierarzthelferin

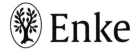

Die Deutsche Bibliothek – CIP-Einheitsaufnahme

Ein Titeldatensatz für diese Publikation ist bei
Der Deutschen Bibliothek erhältlich

Anschrift des Autors:
Markus Vieten, Arzt
Brüsseler Ring 37c
52074 Aachen
E-mail: Markus.Vieten@MV-Aix.de

Fotografie: Eckhard Weimer, Aachen

Wichtiger Hinweis: Wie jede Wissenschaft ist die Veterinärmedizin ständigen Entwicklungen unterworfen. Forschung und klinische Erfahrungen erweitern unsere Erkenntnisse, insbesondere was Behandlung und medikamentöse Therapie anbelangt. Soweit in diesem Werk eine Dosierung oder eine Applikation erwähnt wird, darf der Leser zwar darauf vertrauen, daß Autoren, Herausgeber und Verlag große Sorgfalt darauf verwandt haben, daß diese Angabe dem Wissensstand bei Fertigstellung des Werkes entspricht. Für Angaben über Dosierungsanweisungen und Applikationsformen kann vom Verlag jedoch keine Gewähr übernommen werden. Jeder Benutzer ist angehalten, durch sorgfältige Prüfung der Beipackzettel der verwendeten Präparate und gegebenenfalls nach Konsultation eines Spezialisten festzustellen, ob die dort gegebene Empfehlung für Dosierungen oder die Beachtung von Kontraindikationen gegenüber der Angabe in diesem Buch abweicht. Eine solche Prüfung ist besonders wichtig bei selten verwendeten Präparaten oder solchen, die neu auf den Markt gebracht worden sind. Vor der Anwendung bei Tieren, die der Lebensmittelgewinnung dienen, ist auf die in den einzelnen deutschsprachigen Ländern unterschiedliche Zulassungs- und Anwendungsbeschränkungen zu achten. Jede Dosierung oder Applikation erfolgt auf eigene Gefahr des Benutzers. Autoren und Verlag appellieren an jeden Benutzer, ihm etwa auffallende Ungenauigkeiten dem Verlag mitzuteilen. Geschützte Warennamen (Warenzeichen) werden nicht immer besonders kenntlich gemacht. Aus dem Fehlen eines solchen Hinweises kann also nicht geschlossen werden, daß es sich um einen freien Warennamen handelt.

ISBN 3-7773-1446-3

©Enke im Hippokrates Verlag GmbH, Stuttgart 2000

Das Werk, einschließlich all seiner Teile, ist urheberrechtlich geschützt. Jede Verwertung außerhalb der engen Grenzen des Urheberrechtsgesetzes ist ohne Zustimmung des Verlages unzulässig und strafbar. Das gilt insbesondere für Vervielfältigungen, Übersetzungen, Mikroverfilmungen und die Einspeicherung und Verarbeitung in elektronischen Systemen.

Printed in Germany 2000
Druck: Calwer Druckzentrum GmbH, 75365 Calw

VORWORT

Mit diesem Buch liegt erstmals eine ausführliche Anleitung der wichtigsten Assistenztätigkeiten der Tierarzthelferin vor. Der in den vergangenen Jahren zunehmend anspruchsvoller gewordene Beruf der Tierarzthelferin erforderte einen derartigen Ansatz, da die Unterweisung in praktischen Tätigkeiten in der bisherigen Ausbildung deutlich zu kurz kam, wurde doch die Tierarzthelferin vornehmlich als Sekretärin hinter der Anmeldung angesehen. Daß dem nicht mehr so ist, spiegelt sich auch in der jüngsten Diskussion um die Namensgebung dieses Berufsstandes wieder: Aus der „Sprechstundenhilfe" und der „Tierärztehefrau" wurde die Tierarzthelferin – demnächst vielleicht die Tiermedikantin? Aber ein neuer Name ändert noch nicht viel, eine erhöhte Kompetenz kann dies schon eher.

Wir haben mit einem Tierarzthelferinnen-Team in diesem Sinne die Tätigkeiten beschrieben, mit denen die Tierarzthelferin tagtäglich befaßt ist. Alle Kapitel sind nach einem einheitlichen Schema aufgebaut, das die rasche Orientierung im hektischen Praxisleben sicherstellt. Zusätzlich sind die Kapitel mit aussagekräftigen Farbabbildungen angereichert. Durch diese Kombination liest sich die jeweilige Handlung wie ein kleiner Film. Neben den rein praktischen Handlungsanweisungen (Punktionen, diagnostische und therapeutische Anwendungen, Gerätebedienung, Gerätewartung) gibt es auch zahlreiche Kapitel zum Umgang mit verschiedenen Arten von Patienten und auch zum Umgang mit Chef, Kolleginnen, Pharmareferenten oder dem eigenen Streß.

Hinzu kommt ein weitgefaßtes Glossar, das zusätzlich die Möglichkeit bietet, mit einer Sammlung von lateinischen und griechischen Wortanfängen und -endungen die Bedeutung vieler Worte leicht selbst herauszufinden.

Wir sind uns der Tatsache bewußt, daß es vereinzelt auch (männliche) Tierarzthelfer gibt. Da der Beruf jedoch immer noch fast ausschließlich von Frauen ausgeübt wird, sprechen wir im Text von Tierarzthelferin. Beim Kunden und beim Arzt ist das Verhältnis Mann/Frau sicher viel ausgewogener. Im Interesse einer besseren Lesbarkeit haben wir uns jedoch für die männliche Form „der Patient" und „der Arzt" entschieden.

Obwohl dieses Buch nur durch das große Engagement sehr erfahrener Tierarzthelferinnen zustande gekommen ist, haben Sie als Leserin sicherlich Ihre eigenen Erfahrungen mit den verschiedenen Tätigkeiten gemacht oder werden sie noch machen. Wir fordern Sie deshalb auf, sich mit Anregungen, Tips und Tricks und natürlich auch mit Kritik an den Verlag zu wenden.

Markus Vieten, Januar 2000

VERZEICHNIS DER MITARBEITER

Autorinnen | *Kapitel*

Silke Agus, Altenbeken, Tierarzthelferin	(C6, D8)
Angela Bruynswyck, Hulsberg, NL, Tierarzthelferin	(A1, C2, C4, C7-C9, G2-G5)
Anja Damm, Linden, Tierarzthelferin	(C1, C3, E1-E6, F3, F4, F8, G3, I1, I5)
Ute Dovern, Herzogenrath, Tierarzthelferin	(D2, F2, G1, I2, I6, I7)
Dr. med.vet. Beate Egner, Tierärztin	(H8)
Katja Fischer, Eschweiler, Tierarzthelferin	(G8)
Marion Kemper, Simmerath, Tierarzthelferin	(A1-A5, A10, B1-B3, C5, C11, D1, D3, D9, F1, F6, F7, F9, G6, I3, I4)
Barbara Plessmann, Aachen, Tierarzthelferin	(A1, A6-A9, B4-B7, C10, C12, D4-D6, D10, F2, F5, F6, F8, G7, I5)
Petra Ummels, Herzogenrath, Tierarzthelferin	(A3, D7)

Fachliche Beratung: Dr. med.vet. Dörthe Pittermann, Düsseldorf, Fachtierärztin für klinische Laboratoriumsdiagnostik, Fachkundelehrerin

Unser Dank geht außerdem an die Tierarztpraxis Bey und Zinsen, Aachen, für ihre konstruktive Unterstützung.

Fotos: Eckhard Weimer, Aachen
Projektleitung und Redaktion:
Markus Vieten
Brüsseler Ring 37c
52074 Aachen
e-mail: Markus.Vieten@MV-Aix.de

INHALT

A PRAXISMANAGEMENT

- A1 Erscheinungsbild der Praxis 11
- A2 Terminplanung 14
- A3 Post sortieren und bearbeiten 16
- A4 Schweigepflicht und Datenschutz 18
- A5 Karteikartenführung 20
- A6 Archivierung 22
- A7 Die tierärztliche Gebührenordnung 24
- A8 Kassenführung 25
- A9 Rechnungen und Mahnungen 27
- A10 Umgang mit dem PC ... 32

B KOMMUNIKATION

- B1 Empfang der Tierhalter . 41
- B2 Gespräch mit Tierhaltern 44
- B3 Gesprächsführung am Telefon 46
- B4 Teamaufbau und Teambesprechung 50
- B5 Umgang mit den Kollegen 52
- B6 Umgang mit Pharma- und Futtermittelreferenten .. 53
- B7 Umgang mit Vorgesetzten 55

C RUND UM DAS TIER

- C1 Anamnese 59
- C2 Rassekunde und Signalement 60
- C3 Meldepflicht und Anzeigepflicht 64
- C4 Tierschutz in der Tierarztpraxis 65
- C5 Handling von Haustieren 67
- C6 Handling von Wildtieren 70
- C7 Umgang mit Jungtieren 73
- C8 Umgang mit (angst)- aggressiven Hunden 75
- C9 Umgang mit Hilfsmitteln 77
- C10 Tierkennzeichnung 81
- C11 Versorgung von stationären Tieren 84
- C12 Euthanasie 87

D ALLGEMEINE AUFGABEN IN DER PRAXIS

- D1 Hygiene in der Praxis ... 95
- D2 Desinfektion und Sterilisation 97
- D3 Infektionsprophylaxe .. 100
- D4 Einkauf und Lagerung von Medikamenten und Futtermitteln 102

INHALT

D5	Führung der tierärztlichen Apotheke/Medikamentenabgabe 106		F8	Verbände 167	
D6	Medikamentenverkauf . 107		F9	Klammern und Fäden entfernen 174	
D7	Notfallkoffer 109				
D8	Rückenschonendes Arbeiten. 111		**G**	**THERAPEUTISCHE MASSNAHMEN**	
D9	Streßbewältigung. 113		G1	Gehörgangspflege und Medikamentengabe in das Ohr 179	
D10	Erste Hilfe beim Menschen 115		G2	Analbeutel pflegen. . . . 182	
			G3	Applikation von Augenmedikamenten/-Pupillenweitstellung . . . 184	
E	**PUNKTIONEN**				
E1	Spritzen richten 119		G4	Orale Gabe von Medikamenten und Flüssignahrung. 186	
E2	Venöse Blutentnahme . 121				
E3	Subkutane Injektion . . . 127				
E4	Intramuskuläre Injektion. 129		G5	Flohmittelanwendung . 188	
			G6	Krallen kürzen 189	
E5	Assistenz beim Legen eines venösen Zugangs 131		G7	Sondenernährung 192	
			G8	Zahnsteinentfernung (manuell/sono). 194	
E6	i.v.-Infusionen anhängen 133				
			H	**UNTERSUCHUNGEN UND TESTS**	
F	**IM OP**		H1	Allergie-Test 199	
F1	OP-Vorbereitung 141		H2	Assistenz bei Koloskopie. 200	
F2	Verhalten und Assistenz im Operationssaal 146		H3	Assistenz bei Gastroskopie 203	
F3	Intubation 153				
F4	Narkoseüberwachung . 156		H4	Assistenz bei Sonographie 204	
F5	Instrumente in der Chirurgie 158				
			H5	Anlegen des EKG 206	
F6	Assistenz bei Operationen. 162		H6	Röntgen. 207	
F7	OP-Nachbereitung 166		H7	Schirmer-Tränen-Test . . 210	

INHALT

H8	Blutdruckmessung mit dem MEMOPRINT®.	212

I IM LABOR

I1	Antibiogramm und Keimdifferenzierung.	217
I2	Leukozyten- und Erythrozytenzählung mit der Zählkammer.	219
I3	Kotuntersuchung.	221
I4	Umgang mit dem Mikroskop.	224
I5	Harngewinnung und -untersuchung.	226
I6	Versand von Laborproben.	231
I7	Zentrifugieren.	233

J ANHANG

J1	Glossar.	237
J2	Fremdwortbestimmung – Wichtige Vorsilben der medizinischen Fachsprache.	250
J3	Fremdwortbestimmung – Wichtige Endsilben der medizinischen Fachsprache.	252
J4	Adressen.	253
J5	Schreibweisen von Hunderassen.	254
J6	Register.	255

Notizen

PRAXISMANAGEMENT   A

Notizen

PRAXISMANAGEMENT A

A1 ERSCHEINUNGSBILD DER PRAXIS

ALLGEMEINES

Der Tierhalter, der erstmalig in Ihre Praxis kommt, wird genau darauf achten, was ihm gefällt und was nicht. Deshalb ist es wichtig, daß der erste Eindruck stimmt. Das äußere Erscheinungsbild der Praxis trägt somit nicht nur dazu bei, daß der Tierhalter gerne wiederkommt, sondern auch, daß ihm das Warten leichter fällt. Dazu gehört auch ein ausgezeichneter Service. Kein Tierhalter hat es heute mehr nötig, sich unfreundlich behandeln zu lassen oder regelmäßig lange Wartezeiten in Kauf zu nehmen, befindet sich doch gleich um die Ecke die nächste Tierarztpraxis.

Das Ziel der Serviceleistungen ist die Steigerung der Kundenzufriedenheit bei Optimierung der zeitlichen Planung. Nimmt sich der Tierarzt für jeden Tierhalter zwei Stunden Zeit, wird dieser zwar sehr zufrieden sein, allerdings wird die Praxis eine solche Arbeitsweise wirtschaftlich nicht überleben.

DURCHFÜHRUNG

- Bemühen Sie sich stets um ein gepflegtes Äußeres. Achten Sie auf saubere Kleidung, Haare, Hände und Fingernägel.
- Sorgen Sie immer für eine saubere Praxis und eine angenehme Atmosphäre. Tierhalter in Wartezimmern haben viel Zeit, sich umzusehen und ihre Schlüsse zu ziehen. Besonders unangenehm kann es werden, wenn die Kunden in den Behandlungsräumen über Dreck stolpern. Achten Sie also auf eine gründliche Reinigung aller Räume bis in die Ecken. Es sollte kein unangenehmer Geruch herrschen, der Müll wird regelmäßig entsorgt und die Toilette häufig kontrolliert (siehe D1, Hygiene in der Praxis).
- Ein herzliches Willkommen mit einem Lächeln ist ein Empfang, der nichts kostet und dem Tierhalter in Erinnerung bleibt.
- Natürlich gibt es Tierhalter, die Ihnen nicht gefallen oder unsympathisch sind, und natürlich tratschen Sie auch über diese. Entscheidend ist, daß davon nichts zu den Tierhaltern vordringt. Also sparen Sie sich diese Dinge am besten für die Kaffeepause oder den Dienstschluß auf.
- Versuchen Sie immer, auf Sonderwünsche der Tierhalter positiv und flexibel zu reagieren. Die Zufriedenheit des Tierhalters sichert seine Bindung an die Praxis.
- Wichtig für das Image der Praxis ist die von Ihnen ausgehende Arbeitszufriedenheit und Ihr Engagement.
- Unstimmigkeiten zwischen Ihnen und den Kolleginnen werden nie an der Anmeldung ausgetragen. Auch z.B. Ärger über die Auszubildende wird nicht in Hörweite der Kunden diskutiert. Zu diesem Zweck begeben Sie sich immer in einen abgeschlossenen Raum.
- Spielen Sie selbst einmal Kunde. Gehen Sie durch die Räume, und setzen Sie sich in den Wartebereich, um die Praxis mit den Augen des Tierhalters zu betrachten.
- Schauen Sie sich mehrmals jährlich fremde Praxen und Kliniken an, und gehen Sie auf Ideenfang.
- Achten Sie darauf, was andere Berufe im Dienstleistungsbereich ihren Kunden anbieten (Hotels, Restaurants, Friseure, Fluggesellschaften, Banken, Kaufleute).
- Halten Sie jede Idee (die einem meist bei Gelegenheiten ohne Papier und Stift kommen) direkt schriftlich fest, um sie nicht zu vergessen. Es wäre schade darum. Nachfolgend haben wir eine Reihe von Ideen aufgeführt, die das Erscheinungsbild der Praxis erheblich verbessern können.

A PRAXISMANAGEMENT

EINIGE IDEEN FÜR ERWEITERTEN PRAXISSERVICE

- schriftliche Anweisungen für die Tierhalter (z.B. Impferinnerungen, Anti-Läufigkeitsspritzen-Erinnerungen, unaufgefordertes Zusenden der Abmeldebescheinigung für ein verstorbenes Tier)
- Regenschirmverleih
- Praxiszeitung
- Beratungs- oder Verhaltensrezepte
- Diätanweisungen, Vordrucke zur Diätkontrolle
- Info-Material über Futter
- Telefonsprechstunde
- Kinderspielecke
- Kundenwegweiser (Praxis-Grundriß)
- Saft/Getränke-Ausschank, Kaffeeautomat
- Impfbroschüren und Auslandsbestimmungen
- OP-Nachsorge-Ratgeber
- Wegbeschreibung bei Überweisung an andere Praxen/Kliniken
- Samstag-Sprechstunde
- Kundenparkplätze
- Hausbesuche durch Tierarzthelferinnen z.B. bei Wundkontrolle oder Verbandswechsel
- Telefonaufkleber mit Praxisanschrift und Rufnummer
- Visitenkarten
- Wechselrahmen mit Fotos und Namen der Mitarbeiter im Wartezimmer
- Rampe für Rollstuhlfahrer im Eingangsbereich
- Rückruf-System z.B. für Impfungen
- Walkman, Zeitungen oder TV für Tierhalter, die bei einer OP auf ihr Tier warten
- Polaroidfotos von Tieren zu besonderen Anlässen (z.B. nach Diät)

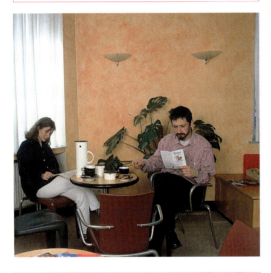

- Wassernapf, evtl. Futternapf (nur für Tiere, die nicht auf dem OP-Plan stehen! Wenn Sie einen Futternapf aufstellen wollen, müssen Sie darauf sehr sorgfältig achten.)
- schalldichter Bereich an der Anmeldung (Diskretion)
- Merkblätter zu den betreffenden Erkrankungen
- regelmäßig neue Zeitschriften (z.B. Lesezirkel), auch Tageszeitungen, aber alte Zeitungen immer aussortieren

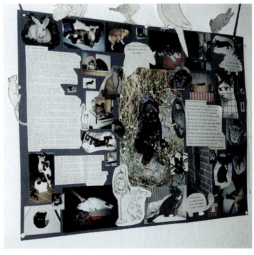

- Pinn-Wand oder Litfaßsäule mit Informationsservice für den Kunden, z.B. über dienstbereite Apotheken, Tauschbörse im Wartezimmer (*gesucht/gefunden*) für Zubehör, Züchteradressen, Tierpensionen, Hundesalons und Tiere selbst

PRAXISMANAGEMENT   A

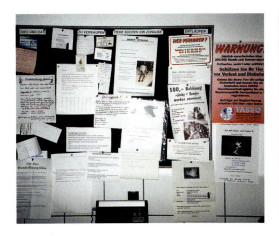

- Info-Material zur Bestattung/Verbrennung von Tieren
- Transportkörbe und Maulkörbe für größere Reisen vermieten
- Vermittlung von Hundeschulen oder -pensionen
- Verbesserung der Innen- und Außenbeleuchtung (*Licht lockt Leute*), Tierarztleuchtschild
- wechselnde Ausstellungen von Malern und Bildhauern
- Namensschildchen der zuständigen Tierarzthelferin
- Aushang über Notdienste
- Bonboniere mit zuckerfreien Bonbons
- Hintergrundmusik
- Schreibpult im Wartezimmer
- Briefbox für Beschwerden, Anregungen (und Belobigungen) durch die Kunden
- kleine Aufmerksamkeit für Kinder (z.B. Holzspielzeug) zum Mitnehmen
- Postservice (Zusendung von Rezepten und Überweisungen)
- hohe Hygiene
- Diätberatung
- separates Wartezimmer z.B. für ständig bellende Hunde
- Quittungen mit Behandlungsbeschreibung (leicht mit PC)
- Medikamente und vor allem Diätfuttermittel in Tüten packen; Plastik- und Papiertüten werden von einigen Pharmafirmen zur Verfügung gestellt

- Durchschriften der Laborergebnisse
- Vermittlung von Welpenspielgruppen (s.u.)
- Visualisierung von Informationen und Erläuterungen (z.B. mit Flipchart, Overhead-Projektor, Dias, Zeichnungen, Tafel)
- funktionierendes Bestellsystem und kurze Wartezeiten
- Weihnachtskarten
- Zahlungsmöglichkeit mit EC-Karte
- frische Blumen und freundliche Farben
- tierfreundliches Taxi (Abmachung mit örtlichem Taxiunternehmen)
- während der Operationen dem Tierhalter ein Handy mitgeben
- Cafés in der Nähe empfehlen, wo bei OPs die Wartezeit angenehm verbracht werden kann
- große Rücksicht auf Intimsphäre und Schweigepflicht
- kleine Bibliothek für Tierhalter

Welpenspielstunden

ALLGEMEINES

Ein besonderer Service, der in der Praxis angeboten werden kann, sind Welpenspielstunden. Der Tierarzt hält beispielsweise einen Vortrag über notwendige Impfungen und Wurmkuren, während in einem anderen Raum oder idealerweise draußen in einem abgezäunten Bereich die Welpen – unter Aufsicht einer kynologisch versierten Tierarzthelferin – miteinander spielen dürfen.
Nach dem medizinischen Vortrag erzählt die Tierarzthelferin den Welpenbesitzern etwas über den täglichen Umgang mit dem Hund, z.B. Reinlichkeitstraining, Dominanzverhalten, Gehorsamkeitsübungen usw. Außerdem wird spielerisch die Situation beim Tierarzt nachgestellt. Dies schafft eine besondere Bindung an die Tierarztpraxis und vermittelt dem Hund, daß in der Tierarztpraxis auch positive Dinge erlebt werden können. Wenn die Welpenbesitzer zum ersten Mal in

A PRAXISMANAGEMENT

die Praxis kommen (meistens zur ersten Impfung), werden sie auf diesen besonderen Praxisservice aufmerksam gemacht. Nach Ausfüllen eines Anmeldeformulars werden die Halter über den definitiven Termin der Welpenspielstunde telefonisch oder schriftlich informiert.

DURCHFÜHRUNG

- Räumlichkeiten vorher gut desinfizieren, um Infektionen zu vermeiden, da nicht alle Welpen schon einen kompletten Impfschutz besitzen.
- Laden Sie nie mehr als 5–6 Welpen mit ihren Besitzern zur selben Zeit ein.
- Die Welpen sollten alle ungefähr gleich alt sein. Ansonsten formen Sie Welpengruppen im Alter von 7–12 und 12–20 Wochen.
- Große und kleine Rassen werden getrennt.
- Die Spielstunde sollte nicht länger als 45 Minuten dauern und idealerweise 4–5 mal stattfinden (dann ohne den Vortrag des Tierarztes).
- Ist die Praxis zu klein, ist es evtl. möglich, eine nahegelegene Räumlichkeit oder das Gelände einer Hundeschule kostengünstig anzumieten. Die Gewöhnung an die Praxis entfällt dann aber leider.
- Wenn sich das Praxispersonal eine so verantwortungsvolle Tätigkeit (noch) nicht zutraut, lohnt es sich evtl. mit einer guten Hundeschule zusammenzuarbeiten. So profitieren beide Seiten.

A2 TERMINPLANUNG

ALLGEMEINES

Voraussetzung für eine gute Terminplanung ist ein übersichtlicher Kalender. Er muß mit den zeitlichen Einteilungen des Tierarztes übereinstimmen, d.h. es gibt Kalender, deren Einteilung nach einem ganz anderen Zeittakt erfolgt, als das in Ihrer Praxis erforderlich ist. Terminplaner mit einstündigen Abständen dürften für die meisten Praxen zu grob sein. Besser geeignet sind Terminplaner, in denen die Einträge einen Viertelstundentakt ermöglichen. Es werden auch Kalender angeboten, in denen nur der Wochentag und das Datum vermerkt sind. Sie können dann Ihre Zeiteinteilung selber vornehmen, was allerdings einen Mehraufwand bedeutet, den man sich vielleicht auch sparen kann. Ein Monats- oder Jahresüberblick auf jedem Kalenderblatt ist sehr praktisch, wenn es z.B. um das Errechnen von Geburtsdaten, Impfterminen bei Welpen oder Wurfterminen geht.

DURCHFÜHRUNG

- Verschaffen Sie sich morgens zunächst einen Überblick über die Termine des Tages. Achten Sie auch darauf, ob es irgendwelche Besonderheiten im Tagesablauf gibt, wie z.B. der Besuch von Pharmareferenten, Handwerkern und besondere Operationen, die einen längeren Zeitraum in Anspruch nehmen.
- Versuchen Sie, in Abstimmung mit dem Chef Prioritäten bei der Vergabe von Terminen zu setzen. Die Dringlichkeit von Terminen kann sich im Laufe des Tages verändern und muß dann aktualisiert werden.
- Halten Sie jeden vereinbarten Termin sofort schriftlich fest.
- Machen Sie Eintragungen immer mit Bleistift. So sind Absagen und Änderungen leicht zu korrigieren. Durchstreichungen und Neuschreibungen mit Tinte verringern die Übersicht.

PRAXISMANAGEMENT A

- Für Routinearbeiten vor Sprechstundenbeginn (z.B. Geräte einschalten, Fenster öffnen, Lichter einschalten) sollten Sie einen festen Zeitrahmen einplanen, bevor die ersten Termine beginnen.
- Planen Sie Pufferzeiten für Notfälle oder Tierhalter ohne Termine ein, d.h. legen Sie nicht immer Termin an Termin, sondern lassen Sie z.B. gegen Ende jeder Stunde 10 Minuten frei, um Unvorhergesehenes auffangen zu können.
- Erledigen Sie Routinearbeiten nie, während Tierhalter darauf warten, von Ihnen bedient zu werden.
- Berücksichtigen Sie bei der Terminvergabe auch kleinere Pausen für den Chef.
- Sie müssen dafür sorgen, daß von tierärztlicher Seite aus die Termine eingehalten werden. Bemerken Sie, daß ein Gespräch zwischen Tierarzt und Tierhalter länger als gewöhnlich dauert und dadurch der Zeitplan ins Wanken gerät, sollten Sie z.B. kurz im Behandlungszimmer anrufen und den Tierarzt daran erinnern. Es muß keine Absicht dahinter stecken. Vielleicht hat der Tierarzt über seine Arbeit die Zeit vergessen. Manche Praxen besitzen bereits Computer in den Behandlungszimmern, so daß gar keine Karteikarten mehr geführt werden müssen, sondern der Tierarzt die Angaben direkt in den Rechner eingibt. Sind die Computer zusammengeschlossen, können Sie auch darüber dem Tierarzt eine Nachricht auf den Bildschirm schicken, etwa *Wir haben Sie hier vorne schon länger nicht mehr gesehen...*, allerdings dürfen die Tierhalter das nicht lesen können.
- Am Ende der Sprechstunde muß genügend Zeit zum Aufräumen und für Reinigungsarbeiten bleiben. Also legen Sie den letzten Termin nicht auf das Ende Ihrer Arbeitszeit, sondern früher.

TIPS UND TRICKS

- Durch das Einführen einer Telefonsprechstunde können Verzögerungen durch häufige Telefonate beseitigt werden.
- Wenn Sie Ihre Kunden ein wenig kennen, werden Sie wissen, bei wem der Termin oft länger als geplant dauert. Besetzen Sie für solche Kunden bereits im Vorfeld zwei Termine.
- Immer wieder geschieht es, daß Termine mehrfach vergeben werden, weil der Kalender trotz bester Absichten nicht als Richtschnur geachtet wird. So kann es passieren, daß der Chef in der Hektik des Praxisalltags einen Termin über die Köpfe der Tierarzthelferinnen hinweg vergibt. Auch eine Tierarzthelferin, die z.B. aus einem anderen Raum heraus einen Termin vergibt, den sie für frei hält, macht manchmal einen solchen Fehler. Es ist leicht einzusehen, daß der Tagesablauf einer Praxis im Chaos enden kann, wenn zum gleichen Zeitpunkt plötzlich drei (ungeduldige) Tierhalter mit ihren Tieren eintreffen.
- Als weitere Service-Möglichkeit kann man im Wartezimmer einen Aushang über das praktizierte Bestellsystem machen. Die Tierhalter erhalten so einen besseren Einblick in die Zeitplanung, was das Verständnis für die Abläufe in der Tierarztpraxis erhöht.
- Fertigen Sie mit dem Praxisinhaber eine Liste zum Zeitmanagement an. Auf dieser Liste werden die durchschnittlichen Zeiten für die verschiedenen diagnostischen und therapeutischen Maßnahmen vermerkt. Auf diese Weise erhalten Sie einen besseren Überblick und erkennen zeitliche Lücken oder angespannte Zeiträume eher, z.B.:
- Röntgenaufnahme und Besprechung mit dem Tierhalter: 15 min
- Welpencheck beim 1. Besuch eines neuen Kunden mit einem Welpen: 30 min
- Blutentnahme und -untersuchung: ca. 20 min (wenn ein Blutanalysegerät vorhanden ist)
- Zahnsanierung unter Narkose: ca. 60 min.
- Schwer einzuschätzende Termine sollten Sie nach Möglichkeit immer an das Ende der Sprechstunde legen. Machen Sie an solche Termine einen Vermerk, oder teilen

A PRAXISMANAGEMENT

Sie es dem Tierarzt auf eine andere Weise mit, damit er auch seine privaten Termine danach ausrichten kann.

PROBLEME UND SONDERFÄLLE

- **Pharmareferenten:** Die Termine für Pharmareferenten sollten Sie am besten in die Zeiten vor und nach der Sprechstunde oder in absehbare Freiräume innerhalb des Praxisablaufes legen. Termine für Pharmareferenten während einer vollbesetzten Sprechstunde stoßen bei den wartenden Tierhaltern auf wenig Verständnis. Hinzu kommt der Gedanke, daß ein Pharmareferent, der ohne Wartezeit zum Chef weitergeleitet wird, scheinbar mehr wert ist als der wartende Tierhalter mit seinem kranken Tier.
- **Notfälle:** Notfälle, also Tiere mit Schnittverletzungen, Atemproblemen, Unfalltraumen oder schweren Biß- oder Augenverletzungen werden nicht fortgeschickt. Immer entscheidet der Tierarzt, was im einzelnen zu tun ist. Bringen Sie den Tierhalter mit dem Tier am besten in einen separaten Raum, damit er gar nicht erst im Wartezimmer „Zwischenstation" machen muß. Allerdings sollte der Tierarzt darauf aufmerksam gemacht werden, daß es einen Notfall-Patienten gibt, damit er sich auch in seinem persönlichen Zeitplan darauf einstellen kann.
- **Urlaub:** Planen Sie rechtzeitig Urlaube und andere Ausfallzeiten wie z.B. Fortbildungen. Ein reduzierter Personalstamm kann dann bei der Terminplanung leichter berücksichtigt werden. Kümmern Sie sich auch rechtzeitig um Urlaubsvertretungen.

A3 POST SORTIEREN UND BEARBEITEN

ALLGEMEINES

Die Flut der täglich anfallenden Post kann gewaltige Ausmaße annehmen.

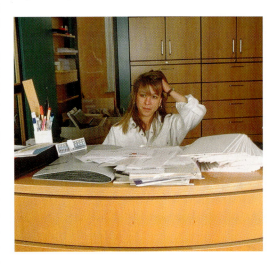

Manch ein tierärztlicher Briefkasten ist schon geplatzt, und Postfächer sind längst nicht für jede Praxis üblich. Es ergeben sich dadurch Probleme wie z.B. der mangelnde Schutz der oft sehr vertraulichen Post vor neugierigen Menschen. In manchen Häusern bringt der Briefträger die Post in die Praxisräume und übergibt sie der Tierarzthelferin, wodurch dieses Problem gelöst ist. Aber es entstehen noch weitere Schwierigkeiten.

VORBEREITUNG

- Die eingehende Post läßt sich z.B. in verschiedene Kategorien unterteilen: Zeitschriften, Praxispost, Privatpost und Werbung.
- Eine eindeutige Zuordnung zur Praxis- oder Privatpost ist oft vom Umschlag her nicht möglich. Eine Öffnung muß im Zweifelsfall unterbleiben. In einem solchen Fall genügt es, den Brief mit dem Eingangsda-

PRAXISMANAGEMENT A

tum zu versehen. Der Tierarzt kann dann selbst entscheiden, was er mit dem betreffenden Brief macht.
- Sehr empfehlenswert sind verschiedenfarbige Ablagefächer, die es als Schreibtischzubehör überall zu kaufen gibt. Manche Praxen bevorzugen Sammelmappen.
- Jede Praxispost sollte mit dem Eingangsdatum versehen werden. Am besten benutzt man dazu einen Stempel. Wichtig ist dies bei allen Vorgängen, in denen feste Fristen eine Rolle spielen wie z.B. Anfragen der Veterinärämter oder Rechnungen (z.B. „zahlbar innerhalb von 14 Tagen").
- Auch wenn die Verlockung (für Tierarzt und -helferin) groß ist – das direkte Lesen der Post ist weder rationell noch professionell. Es verzögert nur unnötig den Praxisablauf.
- Erkennbar dringende Post, die keinen Aufschub duldet, muß dem Tierarzt sofort vorgelegt werden. Wichtig ist hierbei die Wahrung der Diskretion. Auch Unterhaltungen mit den Kollegen über bestimmte Inhalte müssen unterbleiben, solange Tierhalter mithören können.
- Eine gute Aufarbeitung der eingehenden Post bedeutet eine erhebliche Zeitersparnis und Entlastung der Tierärzte.
- In der Praxis sollten Sie eine Briefwaage, ein Frankometer (für Format und Dicke), ein aktuelles Gebührenverzeichnis der Post und immer ausreichend Briefmarken zur Hand haben.

DURCHFÜHRUNG

Posteingang

- Wurde zu einem Fall bereits ein Schriftverkehr geführt, müssen Sie dem Tierarzt die betreffenden Schriftstücke oder die Karteikarte des Kunden heraussuchen und zusammen mit dem neuen Brief präsentieren.
- Laborbefunde und Untersuchungsbefunde werden dem Tierarzt zusammen mit der Kundenkarte vorgelegt.

- Der Umgang mit Werbung ist in jeder Praxis verschieden. Vielleicht gibt es eine Absprache, wonach jede nicht-tiermedizinische Werbung im Papierkorb landet. Am besten holen Sie jedoch eindeutige Anweisungen über den Umgang mit Werbung ein.
- Einladungen zu Fortbildungsveranstaltungen können z.B. direkt in den Terminkalender eingetragen und dem Tierarzt zur Kenntnisnahme vorgelegt werden. Achten Sie darauf, ob eine Zu- oder Absage erforderlich ist.
- Ein verbreitetes Vorgehen bei der Erstbearbeitung von Zeitschriften besteht darin, daß eine darauf spezialisierte Tierarzthelferin im Inhaltsverzeichnis die wichtigen Themen für den Chef, die Kollegen oder die nächste Teambesprechung hervorhebt. Voraussetzung ist natürlich, daß der Tierarzt seine bevorzugten Themen bekannt gibt.
- Die übrige Post wird durchgesehen und einsortiert, wozu Überweisungsberichte, Behandlungsscheine von Katzenhilfe oder Tierschutzverein und Untersuchungsbefunde von radiologischen oder labortechnischen Instituten gehören.
- Meist wird die Post vom Tierarzt während der Mittagspause oder nach der Sprechstunde bearbeitet.
- Treffen Sie klare Absprachen über die Bearbeitung der Post in Abwesenheit des Chefs.

Postausgang

- Das ausgehende Schriftstück muß unterschrieben und gestempelt sein.
- Überprüfen Sie, ob alle erwähnten Anlagen, wie Untersuchungsbefunde oder Überweisungsberichte, beiliegen.
- Vergessen Sie bei der Abrechnung über eine Tierkrankenkasse nicht die Rechnungen labortechnischer Institute.
- Die Kontrolle der Frankierung erfolgt mit der Portowaage. Achten Sie hier immer auf korrekte Werte. Zu hohe Frankierung

A   PRAXISMANAGEMENT

schadet der Praxis unnötig, zu niedrige Frankierung verärgert den Adressaten, der Porto nachzahlen muß oder sich ein Schreiben gar erst mit erheblicher Verzögerung bei der Post abholen kann.

TIPS UND TRICKS

- Persönliche Anschreiben wie z.B. Weihnachtskarten sollten Sie nicht mit der Frankiermaschine bearbeiten.
- Nutzen Sie nach Möglichkeit kürzere, schnellere und preiswertere Methoden wie Fax, E-Mail, Postkarte oder (bei kurzen Anfragen) Kopien mit handschriftlichen Vermerken und Unterschrift.
- Überprüfen Sie an den Impferinnerungskarten, ob das Tier nicht bereits geimpft wurde oder zwischenzeitlich verstorben ist. Im allgemeinen werden die Karten nach einer Impfung schon für das nächste Jahr geschrieben.
- Bei Antiläufigkeitserinnerungen sollten Sie kontrollieren, ob nicht inzwischen eine Ovariohysterektomie vorgenommen wurde.

A4   SCHWEIGEPFLICHT UND DATENSCHUTZ

ALLGEMEINES

Die Verletzung von Datenschutz oder Schweigepflicht, der auch Tierarzthelferinnen unterliegen, zerstört nicht nur das Vertrauensverhältnis mit dem Tierhalter, sondern kann unter Umständen neben der fristlosen Kündigung auch Strafprozesse mit Geld- oder Gefängnisstrafen und Berufsverbot nach sich ziehen. Die Schweigepflicht geht ferner über den Tod des Tierhalters und des Tieres und über das Ende des Arbeitsverhältnisses zwischen Tierarzthelferin und Praxis hinaus. Es geht jedoch nicht nur darum, daß Sie keine Angaben über den Tierhalter und das Tier an Dritte weitergeben dürfen, sondern es geht auch darum, im täglichen Praxisgeschehen Daten und Intimsphäre des Tierhalters zu schützen. Schwierig kann es z.B. beim Telefonieren an einer offenen Anmeldung oder bei Gesprächen mit Tierhaltern im Wartezimmer werden.

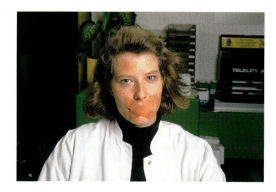

DURCHFÜHRUNG

- Sorgen Sie dafür, daß immer alle Türen zu Räumen, in denen sich Tierhalter befinden, geschlossen sind, solange noch Praxisangehörige im Raum sind. Sonst lassen Sie die Türen nach Möglichkeit offen, um die Kasse nicht völlig unbeaufsichtigt zu lassen.

PRAXISMANAGEMENT A

- Die Personalien werden nie lautstark abgefragt. Ebenso läßt man Karteien von Tierhaltern nicht auf der Anmeldetheke liegen.
- Sprechen Sie nie in einem besetzten Untersuchungs- oder Sprechzimmer mit dem Tierarzt über andere Tiere oder Tierhalter.
- Führen Sie Telefonate, bei denen Befunde oder Daten von Tieren oder Tierhaltern mitgeteilt werden, auf einer anderen Leitung bzw. in einem anderen Raum. Hier können Sie ungehört sprechen. Notfalls verlegen Sie das Gespräch auf einen späteren Zeitpunkt.
- Die Tierhalter in der Wartezone haben meist nichts zu tun und können ihre Ohren auch nicht abstellen, was man ihnen nicht vorwerfen kann. Bei neuen Kunden spitzen insbesondere Stammkunden gern die Ohren. Tierhalter, die deutlich neugierig sind (Bildschirm studieren, Karteikarte lesen), müssen höflich, aber bestimmt in ihre Schranken verwiesen werden: *Nehmen Sie doch bitte noch einen Moment im Wartezimmer Platz. Ich rufe Sie dann, wenn Sie an der Reihe sind.*
- Auch die Tierärzte selbst sind gelegentlich die Quelle von Indiskretionen, z.B. wenn telefonisch Angaben über einen Tierhalter an einen Kollegen in Gegenwart eines anderen Tierhalter gemacht werden. Machen Sie den Tierarzt ruhig hierauf aufmerksam, und suchen Sie gemeinsam nach einer Lösung. Sie tragen damit zu größerer Kundenzufriedenheit bei. Manch einer wird sich fragen, ob derart auch mit seinen persönlichen Daten umgegangen wird.
- Ein Bildschirmschoner, der sich nach einer kurzen Zeit der Nicht-Nutzung des Computers selbst einschaltet, überlagert alle vorhandenen Daten. Die Daten werden wieder sichtbar, sobald Sie die Tastatur oder Maus berühren. Die Zeitspanne bis zum Auftreten des Schoners können Sie selbst bestimmen (bei Windows 95: Gehen Sie über *Einstellungen* in die *Systemsteuerung*, rufen Sie *Anzeige* auf, Klick auf *Bildschirmschoner*, Klick auf das gewünschte Schonermuster und Zeit einstellen). Rufen Sie nötigenfalls den *Service desk* Ihres EDV-Lieferanten an (siehe A10, Umgang mit dem PC).
- Sorgen Sie für eine sichere Verwahrung der Datenträger, und vergessen Sie nie die Sicherungskopien.

TIPS UND TRICKS

- Fertigen Sie eine Liste der Schwachpunkte im Hinblick auf den Datenschutz in Ihrer Praxis an, um sie eventuell mit dem Chef zusammen auszuräumen (z.B. Befunde oder Fehldrucke im Papierkorb, zu dünne Wände, offene Türen, Sichtschutz, Telefonanlage). Im Alltag der Praxis ist man eventuell für bestimmte Dinge, die sich angeblich nicht ändern lassen, blind geworden.
- Es gibt bestimmte Situationen in einer Praxis, die regelmäßig die Gefahr der Verletzung des Datenschutzes in sich bergen, so z.B. mehrere Kunden gleichzeitig an der Anmeldung, einschaubare Bildschirme, Befundmitteilung per Telefon. Es empfiehlt sich, mit dem gesamten Praxisteam Verhaltensweisen zur Sicherung des Datenschutzes abzusprechen.
- Für kundenbezogenen Papiermüll kann ein Reißwolf angeschafft werden.
- Halten Sie im Zweifel Rücksprache mit Ihrem Chef, bevor Sie ein Telefonat mit dem Hinweis auf die Schweigepflicht beenden. Manche Rückmeldung von Angehörigen oder Institutionen ist erwünscht und im Interesse des Tierhalters.

PROBLEME UND SONDERFÄLLE

- **Kollegen:** Denken Sie auch daran, gegenüber den Arbeitskollegen die Schweigepflicht zu wahren. Besonders in den Pausen oder auf der Fahrt vom oder zum Arbeitsplatz wird oft viel geredet, und die Versuchung ist groß, über einen eigenwilligen Tierhalter oder die seltene Erkrankung

A PRAXISMANAGEMENT

eines Tieres zu reden. Gewöhnen Sie sich frühzeitig an, andere Themen zu suchen.

- **Praktikanten:** Weisen Sie auch Praktikanten immer auf ihre Schweigepflicht hin, und versuchen Sie, ihnen nicht zu viele Informationen zukommen zu lassen. Gerade in jungen Jahren und bei fehlender Erfahrung ist die Einsicht für die Notwendigkeit einer Schweigepflicht nicht immer gegeben.

A5 KARTEIKARTENFÜHRUNG

ALLGEMEINES

Die Karteikarte ist Eigentum des Tierarztes und ein Dokument, das nicht nur Auskunft über den bisherigen Behandlungsverlauf gibt, sondern auch bei juristischen Streitfragen Rechenschaft über die Tätigkeit des Tierarztes ablegt.

Eine sorgfältig geführte Karteikarte gibt dem Tierarzt einen raschen Überblick über die Besonderheiten und Beschwerden des Tiers. Der Tierhalter wird es als angenehm empfinden, wenn der Tierarzt sich von Anfang an dem Tier mit der passenden Einstellung nähert. Auch Sie selbst können sich bei einem neuerlichen Besuch viel schneller an das Tier und seine Geschichte – und natürlich auch an den Tierhalter – erinnern, wenn Sie Ihre eigenen Eintragungen lesen. Der Tierhalter wird sich dadurch in Ihrer Praxis gut aufgehoben fühlen.

VORBEREITUNG

- Fragen Sie den Tierhalter nach einem vorhandenen Impfpaß. Damit sind bereits wesentliche Angaben zu erhalten, und das Begrüßungsgespräch bekommt nicht so leicht den Charakter eines Verhörs. Vielmehr läßt sich um den Impfpaß herum ein lockeres Gespräch entwickeln.
- Übernehmen Sie nicht unkritisch die Schreibweisen von Rassen und Farbbezeichnungen (siehe J5, Schreibweisen von Hunderassen).
- Gewöhnen Sie sich eine einheitliche Druckschrift an, um die Lesbarkeit Ihrer Eintragungen auch für den Tierarzt und die Kollegen zu gewährleisten.
- Der Aufbau der Karteikarte gibt in den meisten Fällen bereits die Reihenfolge der Eintragungen vor. Sie besteht aus Karteileiste, Karteikopf und Karteirumpf.

PRAXISMANAGEMENT A

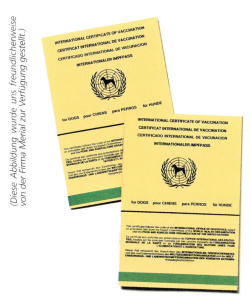

(Diese Abbildung wurde uns freundlicherweise von der Firma Merial zur Verfügung gestellt.)

Impfpass

DURCHFÜHRUNG

Karteileiste
- Sie dient der alphabetischen Einordnung der Karte in das Register. Sie können z.B. den Anfangsbuchstaben des Nachnamens des Tierhalters oben mit einem geeigneten Stift markieren, umkreisen oder ausstanzen. Wichtig ist nur, daß das System einheitlich verwendet wird, damit jede Karte leicht auffindbar bleibt.

Karteikopf
- Zunächst werden die Angaben des Tierhalters aufgenommen. Dies dient der besseren Übersicht. Eine Archivierung unter dem Namen des Tieres („Fiffi", „Schnuffi") läßt sich auf Dauer nicht einhalten. Würden die Angaben nicht deutlich auf ein Tier zu beziehen sein, wäre das spätere Nachvollziehen früherer Diagnosen und Therapien nahezu unmöglich.
- Danach wird zunächst der Tiername vermerkt. Besitzt der Tierhalter mehrere Tiere, kann es bei manchen Karten zu Problemen kommen, da der Platz mitunter kaum ausreicht auch nur ein zweites Tier einzutragen.
- Anschließend notieren Sie die Tierart (Hund, Katze, Vogel) und nach Möglichkeit die Rasse.
- Weitere Eintragungen in der Reihenfolge:
  - Geburtsdatum des Tieres
  - Geschlecht
  - eventuelle Kastration
  - Farbe
  - besondere Kennzeichen (z.B. Chip-Implantat-Nummer, Tätowierung)
  - aktuelle Medikation
  - Medikamentenunverträglichkeiten
  - bisherige Erkrankungen
  - Impfungen
  - (eventuell Vermerke über Bissigkeit oder Zahlungsmoral; solche Angaben sollten jedoch vom Tierhalter nicht einsehbar sein oder verschlüsselt notiert werden).
- Tierhalter, die längere Zeit nicht in der Praxis waren, sollten zur Aktualität der Angaben befragt werden.

Karteirumpf
- Im Inneren der Karte werden das aktuelle Datum und evtl. die Angaben des Tierhalters zu den aktuellen Beschwerden vermerkt.
- Bei mehreren Tieren des gleichen Halters gehört hinter das Datum auch der Name des Tieres.
- Die Mindestaufbewahrungszeit beträgt mindestens 5 Jahre nach Behandlungsende (laut Berufsordnung). Bestimmte Fälle können eine Aufbewahrungsdauer von 10 Jahren erforderlich machen. Nach dieser Zeit werden die Karten vernichtet.

TIPS UND TRICKS

- Wegen eventueller Mahnverfahren ist der Vorname des Tierbesitzers (und bei Ehepaaren beide Vornamen) wichtig.
- Impfungen können im Innenteil der Kartei mit Textmarker hervorgehoben werden, so daß sich die Impflage des Tieres leicht überblicken läßt.
- Wenn Sie mit zu engen Karten arbeiten, gibt es zwar verschiedene Möglichkeiten

A PRAXISMANAGEMENT

zur Registrierung von Haltern mit mehreren Tieren, doch bieten alle diese Lösungen auch Nachteile:
- Sie schreiben die weiteren Namen in das dafür vorgesehene Feld. Spätestens ab der dritten Eintragung ist jedoch die Gefahr der völligen Unübersichtlichkeit groß.
- Sie fertigen für jedes Tier eine neue Karte an und legen die Karten gebündelt für jeden Tierhalter im Register ab. In diesem Fall werden Sie Schwierigkeiten bekommen, auf einen Blick den richtigen Tiernamen parat zu haben.
- Wenn ein neues Tier hinzukommt, wird dies im inneren Kartenteil unter dem aktuellen Datum vermerkt. Auch hier werden Sie jedoch das Problem bekommen, den für die Ansprache so wichtigen Namen des Tieres auf Anhieb zu finden.
- Mit einer Tierarztpraxis-Software ist das Problem schnell gelöst (z.B. EasyVet, IFS/VetZ).

PROBLEME UND SONDERFÄLLE

- **Tierhalter, die nicht bar zahlen:** Hier empfiehlt es sich, eindeutige Personenangaben einzutragen (Vor- und Nachname, Anschrift). Bei ausbleibender Zahlung nach Rechnungsstellung kann der Tierhalter mit diesen Angaben ausfindig gemacht werden.
- **Verstorbene Tiere:** Ist ein Tier verstorben, wird die Karte dennoch weiter im Archiv aufbewahrt. In vielen Praxen wird, wenn der Tierhalter nur dieses eine Tier besaß, für ein neues Tier auch eine neue Karte angelegt. Das verhindert auch mögliche unangenehme Verwechslungen bei der Ansprache des Tieres. Es würde den Tierhalter eventuell sehr treffen, wenn Sie versehentlich das neue Tier mit dem Namen des verstorbenen Tieres ansprechen. Haben Sie mehrere Tiere in der Karte eingetragen, wird der Name des verstorbenen Tieres z.B. mit einer Klammer versehen und/oder ein kleines Kreuz hinter den Namen gesetzt, z.B. *Fiffi †*.

A6 ARCHIVIERUNG

ALLGEMEINES

Jeden Tag kommen neue „Papiere" in die Praxis oder werden dort produziert. Sie sind nach der Wertigkeit zu ordnen und entsprechend weiter zu „behandeln". Die „Papiere" der Praxis sind perfekt organisiert, wenn jede nötige Information jederzeit von jeder Person gefunden werden kann. Pharma- und Praxisbedarfsfirmen schicken Angebote, Labore faxen Untersuchungsbefunde, in dem Medikamentenpaket liegen Lieferschein und Rechnung, Röntgen- und Ultraschallbilder werden angefertigt, Bewerbungen für die ausgeschriebenen Tierarzthelferinnenstelle abgegeben und in der Kasse stapeln sich die Quittungen für die Schreibwaren und das Toilettenpapier, welches in den Geschäften der Nachbarschaft eingekauft wurde. All diese Unterlagen sind wichtig und entsprechend dieser Wichtig- oder Wertigkeit einzuschätzen, zwischenzulagern und letztendlich abzulegen.

DURCHFÜHRUNG

- Das Stapeln auf Schreibtisch und Fensterbank ist die schlechteste Art der Ablage. Wenn immer möglich, sollte jegliches „Schriftgut" der Praxis sofort verarbeitet werden:
- **„Keinen Wert"** haben z.B. Wurfsendungen des Supermarktes und Prospekte von Möbelhäusern oder Angebote von Pharmafirmen, von denen die Praxis niemals etwas bezieht. Was tun? Alles sofort wegwerfen!
- **„Tageswert"** haben einmalige Informationen, wie z.B. die Nachricht des Stromversorgers „Heute wird von 12–14 Uhr der Strom abgestellt". Man liest sie, handelt entsprechend und wirft sie dann weg.
- **„Prüfwert"** haben Informationen, die an eine bestimmte Zeit gebunden sind. Das sind in der Tierarztpraxis z.B. neue Preislisten der Pharmafirmen, Kataloge, zeitlich

PRAXISMANAGEMENT   A

befristete Angebote von Praxisbedarfsfirmen und auch Bewerbungen. Sie werden ihrem Inhalt entsprechend in die Zwischenablage, also in einen separaten Ordner gelegt, in die Wiedervorlage (ein Ordnungssystem mit Datumsfächern) oder aber zurückgeschickt (Bewerbungsunterlagen).

- **„Gesetzeswert"** haben Handelsbriefe, Bilanzen, Inventuren, Buchungsbelege, Röntgenbilder, Nachweise über Müllentsorgung (Sondermüll, Röntgenabfälle) und Personalunterlagen. Sie sind fristgerecht (Handelsbriefe 6 Jahre, Personalunterlagen 30 Jahre vom Ausscheiden des Arbeitnehmers an, alles andere 10 Jahre) und sicher aufzubewahren. Nach Ablauf der Frist kommen sie in die Kategorie „Keinen Wert" oder sie werden zum Dauerwert.
- **„Dauerwert"** haben Unterlagen, die immer wichtig sind. Das sind Bilanzen, Inventuren und Unterlagen über Gründungen, wichtige Veränderungen sowie Eigentumsverhältnisse, Grundstücke und Gebäude. Sie müssen feuersicher aufbewahrt werden.
- Für die Zwischenablage und die Wiedervorlage gibt es verschiedene Ordnungssysteme, von der einfachen Mappe mit Gummizug bis zu in Schränken eingebauten Hängeregistraturen. Unterlagen mit Gesetzes- und Dauerwert werden gelocht in Aktenordnern oder „Altablageschachteln" abgelegt.
- Je nach Zugriffshäufigkeit werden die Unterlagen in Reichweite vom Arbeitsplatz oder weit weg in Aktenschränken deponiert. Das Anlegen von Aktenplänen (Auflistung der Numerierung und Beschriftung der Ordner und der Standplätze) beschleunigt das (Wieder-)Finden von Informationen und ist unbedingt zu empfehlen.
- In den Mappen und Ordnern werden die Papiere nach Themen und alphabetisch geordnet.
- Jede Information (mit Ausnahme der „Dauerwerte") ist irgendwann nicht mehr nötig und sollte dann auch vernichtet werden.

TIPS UND TRICKS

- Wenn Tierhalter Röntgenaufnahmen mitnehmen, um sie einem anderen Tierarzt zu zeigen, sollte dies im Röntgenarchiv notiert werden, denn es kann vorkommen, daß diese Aufnahmen nicht zurückgebracht werden. Die Praxis hat jedoch die Pflicht, sie 10 Jahre lang aufzubewahren.
- Bewahren Sie Bewerbungsschreiben auf, auch wenn eine Absage erteilt wurde. Vielleicht besteht zu einem späteren Zeitpunkt Interesse.
- Tierarzthelferinnen, die sich schwerpunktmäßig um die „Papiere" kümmern, sollten sich in „Büroorganisations-Seminaren" z.B. bei der örtlichen Industrie- und Handelskammer weiterbilden.
- Obacht beim Faxen! Wenn Thermopapierfaxe abgelegt werden, ist – je nach Temperatur – innerhalb von wenigen Jahren mit einem Verblassen bis zur Unlesbarkeit zu rechnen. Um sich davor zu schützen, können Sie sich solche Faxe z.B. kopieren und die Kopie abheften.

A PRAXISMANAGEMENT

A7 DIE TIERÄRZTLICHE GEBÜHRENORDNUNG

ALLGEMEINES

In Deutschland müssen alle tierärztlichen Leistungen nach der „Gebührenordnung für Tierärzte" (GOT) abgerechnet werden. Hier sind alle Behandlungen und Operationen aufgelistet, Laborarbeiten, Röntgenaufnahmen und Ultraschalldiagnostik, Bescheinigungen, Hausbesuche usw.

DURCHFÜHRUNG

- Das Gebührenverzeichnis ist unterteilt in
  a. Grundleistungen mit Beratungen, Untersuchungen, Hausbesuchen, Versorgung stationärer Patienten u.a.
  b. Besondere Leistungen mit Bescheinigungen, Labor- und Gerätediagnostik, Impfungen u.a.
  c. Organsysteme – hier werden spezielle Untersuchungen und Operationen aufgelistet.
- Außerdem wird das Wegegeld geregelt, d.h. der Tierarzt muß bei Hausbesuchen dem Tierhalter pro Doppelkilometer bei Tag 4,00 DM, mindestens aber 15,00 DM bei Nacht (19.00 bis 7.00 Uhr), an Feiertagen und am Wochenende 6,00 DM pro Doppelkilometer, mindestens jedoch 20,00 DM berechnen. Falls auf einer Fahrt mehrere Tierhalter besucht werden, wird das Wegegeld anteilig berechnet.
- Je nach Aufwand wird der 1–3-fache Satz angesetzt.
- Auf den ersten Blick mag die GOT sehr verwirrend sein – das Durchlesen aller Posten lohnt sich jedoch. Unklare oder unbekannte medizinische Leistungen sollten Sie mit dem Tierarzt besprechen, denn oft werden bei der Abrechnung kostenpflichtige Tätigkeiten vergessen.
- Eine Abrechnung mit dem Tierhalter erfolgt immer nach dem gleichen Schema:

Leistungen nach GOT
+ angewandte Medikamente
+ Verbrauchsmaterialien wie Verbandstoffe, Venenkatheter, Nahtmaterial
+ abgegebene Medikamente
= Summe
+ Mehrwertsteuer 16% (Stand September 1999)

= Gesamtsumme

TIPS UND TRICKS

- Nie die Mehrwertsteuer vergessen! Sie beträgt zur Zeit 16%, bei (Diät-)Futtermittel 7%.
- Achten Sie beim Erstellen einer Rechnung für krankenversicherte Tiere auf den Gebührensatz. Die meisten Versicherungen zahlen nur den einfachen Satz, und die Differenz trägt dann der Tierhalter.
- Bestellen Sie bei der Firma Albrecht (siehe J4, Adressen) eine Gebührenordnung für sich selber – hier sind alle Paragraphen aufgelistet. Es lohnt sich, hier immer wieder einen Blick hineinzuwerfen, denn schnell hat man vergessen, eine Routinebehandlung mit in die Rechnung aufzunehmen.

PROBLEME UND SONDERFÄLLE

- **Diensthunde und Polizeipferde:** Leistungen für Diensthunde und Polizeipferde dürfen nur nach dem einfachen Satz berechnet werden, dies ist besonders bei Impfungen zu beachten. Ausnahmen sind jedoch besondere Schwierigkeiten oder erheblicher Zeitaufwand.
- **Über- und Unterschreitung der Gebührensätze:** Nur im begründeten Einzelfall darf der einfache Gebührensatz unterschritten und der 3-fache Gebührensatz überschritten werden. Vor der Behandlung muß dies schriftlich mit dem Tierhalter festgelegt werden.

PRAXISMANAGEMENT   A

A8 KASSENFÜHRUNG

ALLGEMEINES

Die Tierhalter sind immer zu ermuntern, sofort zu bezahlen (siehe A9, Rechnungen und Mahnungen), weil dies für die Praxis den geringsten Aufwand bedeutet. Für das Bargeld muß eine abschließbare Kasse vorhanden sein, die nicht im direkten Blickfeld des Kunden stehen sollte, denn Gelegenheit macht Diebe, auch in einer Tierarztpraxis. Hier werden auch die Schecks gesammelt, diese werden vom Tierhalter komplett ausgefüllt und mit der Kartennummer auf der Rückseite beschriftet. Die kassierende Tierarzthelferin muß in jedem Fall die Kartennummer anhand der EC-Karte sowie die Unterschrift vergleichen.

DURCHFÜHRUNG

- Ein Terminal für Kredit-, EC- und Geldkarten ist ein besonderer Service, der von Kunden gerne angenommen wird. Zwar muß die Praxis für jede Buchung per Karte einen gewissen Prozentsatz an die Vertriebsfirma bezahlen sowie monatliche Bereitstellungsgebühren, doch schlagartig vermindert sich mit diesem Angebot auch das Rechnungsaufkommen. Schon am nächsten Tag werden EC- und Geldkartenbeträge dem Praxiskonto gutgeschrieben, Kreditkartenbeträge je nach Vereinbarung innerhalb von 1–2 Wochen.
- Die Zahlungseingänge werden regelmäßig auf dem Praxiskonto kontrolliert (Kontoauszug oder Online-Banking) auf den Karteikarten als bezahlt gekennzeichnet.
- Alle Einnahmen und alle Ausgaben in der Praxis müssen festgehalten werden. Dies erfolgt schriftlich im Kassenbuch und im Spaltenbuch oder „elektronisch" mit einem guten Veterinärprogramm. Dabei muß jedoch sichergestellt sein, daß alle Einnahmen jederzeit aufgerufen werden können.
- Unabhängig davon, wie die Daten gesammelt werden, müssen abends folgende Größen ermittelt werden können:
– die Gesamtsumme der Einnahmen
– aufgeteilt in Bareinnahme, Scheckeingang, Kreditkartenzahlung

Kasse	Datum	Name	Behandlung (16% MwSt)	Medikamente (16% MwSt)	Futter (7% MwSt)	Betrag	Zahlungsart	Quittung ja/nein
	5.10.99	Müller	55,–	12,–	7,50	74,50	bar	ja
	5.10.99	Meyer	12,–	–	2,–	14,–	bar	nein
	5.10.99	Schmitz	69,–	28,–	-	97,–	EC-Karte	ja
	5.10.99	Jansen	150,–	56,–	12,–	218,–	Scheck	nein
Summe			286,–	96,–	21,50	403,50		

Bareinnahmen:	88,50 DM
Kasse:	350,– DM
Ausgaben:	–
Gesamt bar:	438,50 DM
Scheck:	218,– DM
EC-Karte:	97,– DM

Aufbau eines Kassenbuches

A   PRAXISMANAGEMENT

– Einnahmen mit 16% MwSt
– Einnahmen mit 7% MwSt.

TIPS UND TRICKS

- Ein Veterinär-Computerprogramm ist um einiges komfortabler und leistungsfähiger. Ständig aktualisierte Medikamentenlisten erleichtern außerdem die Arbeit enorm. Die Praxiseinnahmen werden in allen erdenklichen Versionen verarbeitet und aufgezeigt, je nach „Bedürfnis": Einnahmen pro Tag, pro Tierarzt, bezahlte und offene Leistungen, Medikamente, Futtermittel.

PROBLEME UND SONDERFÄLLE

- **Tierkrankenkassen:** Diese kommen und gehen, nur eine einzige ist seit vielen Jahren präsent. Tierhalter bezahlen monatlich einen bestimmten Betrag, für den je nach Art der Versicherung ein bestimmter Prozentsatz aller anfallenden Tierarztkosten erstattet wird. Allerdings fallen z.B. Diätfuttermittel meist nicht darunter. Impfungen und andere prophylaktische Maßnahmen wie Entwurmungen werden oft nur zu einem geringeren Satz übernommen. Die Aufgabe der Tierarzthelferin ist es, den Tierhaltern eine detaillierte Quittung/Rechnung zu schreiben, die vom Tierhalter bei der Tierkrankenkasse eingereicht wird. Die Tierarztpraxis wird üblicherweise vom Tierhalter bezahlt, nicht von der Versicherung. Falls Tierhalter das Gegenteil behaupten, ist das in jedem Fall zu hinterfragen und die Versicherung zu kontaktieren. Es sei denn, der Tierhalter hat zuvor eine Abtretungserklärung unterschrieben. Diese würde den Tierarzt ermächtigen, direkt mit der Versicherung abzurechnen, was gegenüber dem Tierhalter als Service der Praxis anzusehen ist. Neben der detaillierten Quittung (nicht vergessen: Art und Menge der abgegebenen und angewandten Medikamente) muß noch ein weiteres Formular, das der Tierhalter mitbringt, mit den Daten des versicherten Tieres, der Diagnose und eventuellen Vorbehandlungen vom Tierarzt ausgefüllt und mit Unterschrift, Datum und Stempel versehen werden.

Notizen

PRAXISMANAGEMENT A

A9 RECHNUNGEN UND MAHNUNGEN

ALLGEMEINES

In der Tierarztpraxis ist jeder Kunde, d.h. er bezahlt für die in der Praxis erbrachte Leistung. Das Versicherungswesen ist in der Tiermedizin nur sehr gering ausgeprägt. Rechnungen sind zu vermeiden, und das oberste Ziel ist die Barzahlung nach der Behandlung. Sie können Ihren Kunden verschiedene Zahlungsformen anbieten wie Barzahlung, Kartenzahlung oder Scheckzahlung. In manchen Fällen, z.B. wenn die Behandlung noch nicht abgeschlossen ist, wird die Leistung nicht sofort bezahlt. Es besteht aber dann immer die Gefahr, daß die offene Rechnung nicht beglichen wird. Allerdings sollten Sie dies etwas flexibel und mit Gefühl handhaben. Es ist ein Unterschied, ob ein um sein Tier besorgter und ängstlicher Kunde „sein Geld vergessen" hat und Sie ihm anbieten, eine Rechnung zu schreiben, oder ob ein Kunde nach dem Kauf von Medikamenten lapidar erklärt, gerade „nicht flüssig" zu sein. In der ganzen Praxis muß also klar sein, wie in welchen Fällen entschieden wird. Diese Aufgabe sollte in Hauptverantwortung von *einer* Person übernommen werden, die die Vorgaben der Praxisinhaber umsetzt. Alle Mitarbeiter richten sich danach.

Mancherorts werden Inkassobüros oder Anwaltskanzleien mit dem Eintreiben der Schulden beauftragt, doch diese Leistungen kosten Geld, für das zunächst die Praxis aufkommen muß. Eine Tierarzthelferin kann sich mit relativ wenig Aufwand in die Thematik einarbeiten und diese Funktion ebenso übernehmen, um somit der Praxis einen wichtigen Dienst zu erweisen.

Wenn Ihre Praxis über eine Abrechnungssoftware verfügt, können Sie sich zahlreiche Arbeitsschritte sparen. Rechnungen werden in Serie ausgedruckt, Außenstände übersichtlich aufgelistet und verstrichene Zahlungsfristen automatisch angezeigt.

DURCHFÜHRUNG

- Zunächst benötigen Sie ein System, mit dem Zahlungseingänge sicher identifiziert werden können. Auch offene Posten müssen in einem einheitlichen System leicht erkennbar sein. Bei Karteikartensystemen ist es eine Frage der Vereinheitlichung, um die Fehler- und Ausfallquote möglichst niedrig zu halten. Zum Beispiel kann auf einer Karte bei offenen Rechnungen hinter den letzten Eintrag ein Kreis gemacht werden, der bei Begleichung der Rechnung durchgestrichen wird. Es gibt viele andere Möglichkeiten mit der gleichen Wirkung. Entscheidend ist die Einheitlichkeit des Systems, so daß jeder Mitarbeiter der Praxis einen Einblick in eventuell ausstehende Beträge haben kann.
- Zu einer vollständigen Rechnung gehören:
  – Daten des Tierhalters
  – Name und Art des Tieres
  Rechnungsnummer
  – Rechnungsdatum
  – Datum der Behandlung/Untersuchung
  – Mehrwertsteuer: auf Medikamente und tierärztliche Leistungen z. Zt. 16%, Diätfutter und Ergänzungsfuttermittel 7%
  – Zahlungsziel (bis wann die Rechnung bezahlt werden muß; meist 10–14 Tage)
  – Gesamtsumme.
  Es empfiehlt sich neben der Gesamtsumme auch die einzelnen Posten aufzulisten. Dadurch erhöht sich meist bei den Tierhaltern das Verständnis für den Rechnungsbetrag.
- Sie müssen in Absprache mit den Besitzern der Praxis eine Übereinkunft erzielen, in welcher Form Kunden angesprochen werden, die hohe und/oder langfristige Aussenstände haben. Man kann z.B. bei einem praxisinternen Netzwerk einen Vermerk machen, so daß der Tierarzt in seinem Sprechzimmer auf dem Monitor sieht, ob bei dem Kunden noch Außenstände vorliegen. Er kann ihn dann daraufhin ansprechen. Vielleicht ist dies der geeignetere Weg, als den Kunden an der An-

A   PRAXISMANAGEMENT

Kleintierpraxis
Dr. Petra Kalinski
Badenstr. 45 · 11125 Berlin

Herrn Dieter Mauschner
Große Allee 3, 11129 Berlin   20. März 2000

RECHNUNG 248/2000

Hiermit erlaube ich mir, gemäß der gültigen Gebührenordnung für tierärztliche Behandlungen und Medikamente zu berechnen:

Mischlingshund „Bärli",

17. März 2000 – Gastroenteritis	**DM**
Allgemeine Untersuchung mit Beratung Hund	21,–
Bearbeitung von Proben zum Versand	10,–
Kotuntersuchung durch Speziallabor und Porto	40,–
Parasitolog. Kotuntersuchung (Flotation) im Praxislabor	17,–
2 Röntgenaufnahmen	100,–
Kontrastmitteluntersuchung Magen-Darm	20,–
2 Injektionen subkutan	18,–
Angewandte Medikamente	8,50
Verbrauchsmaterialien	12,–
Abgegebene Medikamente	13,67
Diätfuttermittel	35,–
18. März 2000 – Gastroenteritis	
Folgeuntersuchung	17,–
1 Injektion subkutan	9,–
	321,17
16 % MwSt.	**45,79**
7 % MwSt.	**2,45**
Gesamt	**369,41**

Der Rechnungsbetrag ist sofort fällig. Bitte überweisen ohne Abzug und mit Angabe der Rechnungsnummer auf das folgende Konto: ………………………………

Mit freundlichen Grüßen

Beispiel für eine Rechnung

PRAXISMANAGEMENT A

Kleintierpraxis
Dr. Petra Kalinski
Badenstr. 45 · 11125 Berlin

Herrn Dieter Mauschner
Große Allee 3, 11129 Berlin   20. April 2000

ZAHLUNGSERINNERUNG

RECHNUNG 248/2000

Für die Kosten der Behandlung Ihres Tieres erhielten Sie eine Rechnung, jedoch konnten wir bis heute keinen Zahlungseingang feststellen.

Bitte überweisen Sie den ausstehenden Betrag in Höhe von 369,41 DM plus 5,00 DM Mahngebühr sofort ohne Abzug und mit Angabe der Rechnungsnummer auf das folgende Konto:....................................

Sollte sich Ihre Zahlung mit unserem Schreiben überschnitten haben, betrachten Sie diese Erinnerung bitte als gegenstandslos.

Danke.

Mit freundlichen Grüßen

Vorlage 1

meldung (vor allen anderen Kunden) auf die offene Rechnung anzusprechen. Viele Kunden würden in diesem Fall sicher nicht mehr wiederkehren.

- Bleibt die Zahlung aus, muß ein kleiner Betrieb, wie eine Tierarztpraxis, schnell und konsequent reagieren. Der erste Schritt ist eine freundliche Zahlungserinnerung, da auch der treueste Kunde tatsächlich einmal die Zahlung vergessen kann.
- Danach werden maximal zwei Mahnungen (mit Mahngebühr!) verschickt (siehe Vorlage 1).
- In der letzten Mahnung wird dem Kunden das gerichtliche Mahnverfahren angedroht, was nach Verstreichen der letzten Frist seinen Lauf nimmt (siehe Vorlage 2).
- In vielen Bundesländern kauft man sich in einem Schreibwarengeschäft einen Vordruck in doppelter Ausfertigung für ein gerichtliches Mahnverfahren.
- Lesen Sie sich die Anleitung zum Ausfüllen des Vordrucks äußerst sorgfältig durch. Jeder Fehler beim Ausfüllen verzögert das Verfahren ganz enorm.
- Nach dem (sorgfältigen) Ausfüllen des Formulars und Unterschrift des Praxisinhabers schicken Sie es ab und erhalten nach 1–2 Wochen eine Eingangsbestätigung vom zuständigen Amtsgericht. Es liegt auch immer bereits eine Zahlungsaufforderung an Ihre Praxis dabei (ca. 25–45 DM, abhängig

von der angemahnten Summe). Dieser Betrag wird natürlich dem Schuldner zusätzlich in Rechnung gestellt. Machen Sie dazu einen Vermerk in der Karteikarte bzw. in der Verwaltungssoftware.
- Das Gericht wird nun den Schuldner auffordern, den Rechnungsbetrag zu begleichen.
- Wenn auch dies wirkungslos bleibt, sind von der Praxis weitere Schritte einzuleiten (Anforderung des Vollstreckungsbescheides und Beauftragung eines Gerichtsvollziehers).

TIPS UND TRICKS

- Füllen Sie mit dem Kunden zusammen den Überweisungsvordruck an Ihre Praxis aus. Dort werden Rechnungsnummer, Rechnungsbetrag und die Stammdaten des Kunden eingetragen. Auf diese Weise erhalten auch Sie unauffällig die für Sie wichtigen Daten, falls die Zahlungsmoral eines Kunden zu wünschen übrig läßt.
- Bei Kunden, die nicht zahlen wollen oder können, reicht oft ein kurzer Blick aus dem Fenster, um sich das Autokennzeichen und die Automarke zu notieren. Wenn das Tier von einer anderen Person als dem Tierhalter gebracht wird, sollten Sie sich auch diesen Namen zu den Daten des eigentlichen Kunden notieren. Somit haben Sie für die Zukunft einen weiteren Ansprechpartner bei ausstehenden Beträgen.
- Bei (Ehe-)Paaren als gemeinsamen Tierhaltern sollten Sie sich beide Vor- und Nach-

---

Kleintierpraxis
Dr. Petra Kalinski
Badenstr. 45 · 11125 Berlin

Herrn Dieter Mauschner
Große Allee 3, 11129 Berlin   5. Mai 2000

MAHNUNG

RECHNUNG 248/2000

Leider konnten wir trotz unserer Zahlungserinnerung bis heute keinen Zahlungseingang von Ihnen verbuchen.
Bitte überweisen Sie den ausstehenden Betrag in Höhe von 369,41 DM plus 15,00 DM Mahngebühr sofort ohne Abzug und mit Angabe der Rechnungsnummer auf das folgende Konto: ....

Wir sehen uns sonst leider gezwungen, unseren Rechtsanwalt einzuschalten.

Danke.

Mit freundlichen Grüßen

Vorlage 2

PRAXISMANAGEMENT A

Kleintierpraxis
Dr. Petra Kalinski
Badenstr. 45 · 11125 Berlin

Vor- und Nachname:
Adresse:
Telefon privat: Telefon Arbeit:
Arbeitgeber:
Bank: BLZ: Kontonummer:

Tierart: Name: geb. am:

Heute wurde mein Tier in der Kleintierpraxis Dr. Petra Kalinski behandelt.
Ich verpflichte mich, die entstandenen Kosten für tierärztliche Leistungen, angewandte und abgegebene Medikamente in Höhe von ………… DM/EURO
bis zum …………………… zu begleichen.

Ich bestätige mit meiner Unterschrift die Richtigkeit der oben gemachten Angaben.

_____   _____
Unterschrift   Datum

Vorlage 3

namen notieren, um auch hier einen zusätzlichen Ansprechpartner zu haben.
- Wenn Kartenzahlung bei Ihnen möglich ist, sollten Sie dafür z.B. auf der Eingangstür, im Wartezimmer oder auf der Rechnung werben, damit Sie in Zukunft vielleicht weniger Rechnungen schreiben müssen.
- Für eine Tierarztpraxis scheint es rentabel, den Aufwand, die Zeit und die Energie für das Eintreiben von Außenständen etwa ab einem Rechnungsbetrag von 80–100,– DM aufzubringen. Dies sollte jedoch auch bereits im Vorfeld mit den Inhabern der Praxis abgesprochen sein.
- Bei speziellen Fragen können Sie sich auch immer an Ihr zuständiges Amtsgericht wenden.
- In manchen Fällen können Sie dem Kunden die verkauften (und nicht bezahlten) Medikamente wieder abnehmen, um ihn dadurch zusätzlich unter Druck zu setzen. Natürlich hängt auch dieser Vorschlag von den in der Praxis geltenden Absprachen und der jeweiligen Situation ab.
- Bieten Sie vertrauenswürdigen Schuldnern auch einmal Ratenzahlung an. Lassen Sie sich jedoch eine solche mündliche Übereinkunft schriftlich vom Kunden bestätigen. 10,– im Monat sind besser als gar kein Geld zu bekommen. Manche Operationen können schließlich 1000,– DM und mehr kosten. Sie sollten sich jedoch darüber im Klaren sein, daß Sie auch hier bei ausstehenden Zahlungen wie oben beschrieben verfahren müssen (siehe Vorlage 3).

A   PRAXISMANAGEMENT

A10 UMGANG MIT DEM PC

ALLGEMEINES

- Auch in der Verwaltung einer Tierarztpraxis bietet der Einsatz des Computers vielfältige Möglichkeiten und Arbeitserleichterungen. Ein einfaches Programm wie z.B. „Easy-Vet" ermöglicht es auch unerfahrenen Computerbenutzern, die Praxisverwaltung nach einer gewissen Einarbeitungszeit auf den Computer umzustellen. Die Erstellung einer kompletten Rechnung nach Eingabe der Leistung und der Medikamente ist eine häufig benötigte Leistung eines solchen Systems. Ferner können Quittungen oder Überweisungen ausgedruckt, Preislisten ständig aktualisiert und Befunde leicht den Daten des Kunden hinzugefügt werden. Das lästige Suchen nach Karteikarten entfällt somit. Die Bedienbarkeit muß für die Tierarzthelferin einfach sein. Deshalb ist eine Testphase unumgänglich, die die meisten Hersteller übrigens auch anbieten. Auch sollte bei der Auswahl berücksichtigt werden, daß auch mögliche neue Mitarbeiter den Umgang mit dem System schnell erlernen können. Wichtig bei der Anschaffung eines Praxissystems ist ferner der Service des Software-Herstellers. Ist der Lieferant bei auftretenden Problemen (die gerade während der Einarbeitungszeit reichlich und nervenaufreibend sind) immer kurzfristig für Sie da? Hilfreich ist auch ein Ansprechpartner über eine Hotline des Software-Herstellers. Ist der Service jedoch schlecht, kann der Traum einer effizienten und leistungsstarken Verwaltung leicht zum Alptraum werden.

DURCHFÜHRUNG

- Trotz der zahlreichen Hinweise, die wir hier geben können, ist der Königsweg für das Erlernen des Umgangs mit dem Computer das Training und die Übung. Nehmen Sie sich einmal einige Stunden Zeit, um mit dem Gerät vertraut zu werden. Probieren Sie die Tastenfunktionen aus. Nutzen Sie die Hilfsfunktionen, über die fast jedes Programm verfügt. Dabei sollten Sie nicht in einer wichtigen Datei arbeiten, sondern sich eventuell eine Datei zum Üben anlegen.

- Zu Beginn der Arbeit mit einem neuen Programm (oder als Anfänger mit einem bekannten Programm) lohnt es sich, ein Logbuch zu führen, in das Sie alle Probleme, Fehlermeldungen, Anpassungen des Programms und sonstige Veränderungen eintragen. Zu Beginn wird erfahrungsgemäß nicht alles verstanden und überblickt. Sehr schnell geschieht es, daß man eine Änderung im Programm vorgenommen hat, die nicht den gewünschten Effekt hat, sondern neue Probleme schafft. Um hierbei den Überblick über die eigenen Aktivitäten mit dem Programm nicht zu verlieren, empfiehlt sich die Führung eines solchen Buches, damit Änderungen auch wieder rückgängig gemacht werden können.

- Sichern Sie spätestens am Ende jedes Arbeitstages die eingegebenen Daten bzw. Texte (Backup) auf einer Diskette oder einem anderen Speichermedium (Streamer) außerhalb des Computers. Jeder Computer stürzt irgendwann einmal ab. Auch bei einem Brand oder einem Einbruch in die Praxis können alle Daten vernichtet werden. Bei einem größeren Schaden kommen Sie im besten Fall so lange nicht an die Daten heran, bis der Computer repariert wurde. Mit etwas Pech sind die eingegebenen Daten jedoch verloren, sofern Sie sie nicht regelmäßig durch Speicherung außerhalb des Computers gesichert haben.

- Fertigen Sie zur Erstellung von Briefen und Bescheinigungen Textblöcke an, die Sie auf Tastendruck abrufen können. Dadurch ersparen Sie sich sehr viel Schreibarbeit.

- Laborbefunde und Medikamentenpläne lassen sich auch hervorragend aus einer ähnlichen Datei oder als Textblock in den Tierarztbrief hineinkopieren.

PRAXISMANAGEMENT   A

Tastatur

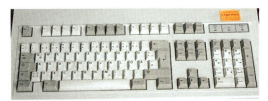

- Die Tastatur eines Computers unterscheidet sich hinsichtlich der Buchstabenanordnung nicht von der einer Schreibmaschine. Allerdings gibt es eine ganze Reihe von zusätzlichen Tasten mit unterschiedlichen Funktionen. Außerdem verwenden manche Tastaturen englische Kürzel und andere deutsche für die Bezeichnung der Funktionen.
- Eine Computertastatur verfügt meist über 12 Funktionstasten **(F1, F2, … F12)**, die mit wichtigen Funktionen der Programme belegt sind.
- Die Taste **Esc** (*engl.:* escape = Flucht) ermöglicht den raschen Abbruch einer soeben begonnenen Befehlsausführung und häufig auch die Beendigung eines Programms.
- **Print Screen** führt zu einem Ausdruck des gerade sichtbaren Bildschirms und zwar nicht nur des Textes (*engl.:* print = drucken, screen = Bildschirm).
- **Strg** (Steuerung) oder **Ctrl** (control) sind die deutsche und englische Bezeichnung einer weiteren Funktionstaste, die in Kombination mit anderen Tasten bestimmte Befehle geben kann. Diese Taste ist meist zweifach vorhanden.
- **Alt** ist die Bezeichnung einer weiteren Funktionstaste, die in Kombination mit anderen Tasten bestimmte Befehle geben kann. Auch diese Taste ist meist zweifach vorhanden.
- **Shift** (zweifach vorhanden, Pfeil nach oben) hat ebenfalls in Kombination mit anderen Tasten Sonderfunktionen. Bei der Textverarbeitung aktiviert **Shift** die Großbuchstaben.
- **Return** oder **Enter** ist die Bezeichnung der großen Taste mit dem nach links abgeknickten Pfeil. Sie ist die Schlüsseltaste, mit der jeder eingegebene Befehl abgeschickt wird. Im Text-Bildschirm ist **Enter** die Taste für Absatz.
- Die Taste rechts oben auf dem Buchstabenfeld mit dem nach links weisenden Pfeil löscht einzeln die Buchstaben links des Cursors. In Kombination mit **Strg** (bzw. **Ctrl**) oder **Alt** löscht sie meist die Worte links des Cursors.
- Die Tabulatortaste am linken oberen Rand (zwei entgegengesetzte Pfeile) erfüllt die Funktion des Tabulators auf der Schreibmaschine, ermöglicht jedoch auch gelegentlich das Springen zwischen verschiedenen Feldern in einem Programm.
- **Caps Lock** (am rechten Rand, Pfeil nach unten) stellt die **Shift**-Taste fest und ermöglicht damit anhaltendes Schreiben in Großbuchstaben.
- **Num** aktiviert und deaktiviert den Zahlenblock auf der rechten Seite der Tastatur. Hier sind die Zahlen entsprechend einer Rechenmaschine oder einem Taschenrechner angeordnet und ermöglichen dadurch schnelles Rechnen.
- **Pg-Up** und **Pg-Dn** stehen für *Page-Up* (*Seite-nach oben*) und *Page-Down* (*Seite nach unten*), auf der deutschen Tastatur als **Bild** ↑ und **Bild** ↓ gekennzeichnet.
- **Entf** (*Entfernen*) oder **Del** (*Delete*) löscht markierte Teile und einzelne Buchstaben rechts des Cursors. Zusammen mit einer Funktionstaste meist bei Textverarbeitung auch ganze Worte rechts des Cursors.

Wichtig: Manche Tasten haben drei Funktionen, die entweder mit der Taste **Strg**, der Taste **Alt** oder mit beiden Funktionen zusammen aufgerufen werden.

Bildschirm

- Der Bildschirm verfügt über einen eigenen An- und Ausschalter, über Tasten zur Regelung der Helligkeit und des Kontrastes sowie Einstellungsmöglichkeiten zur Verbesserung der senkrechten und waagerechten Position des Bildes.

33

A PRAXISMANAGEMENT

- Jeder Monitor sollte im rechten Winkel zum Fenster stehen (Licht von links oder rechts) und nie direkt vor einem Fenster. Die Beleuchtung sollte schräg auf den Monitor fallen.
- Bei Textverarbeitung sollte Ihr Monitor mindestens 14 Zoll in der Diagonalen messen (35,5 cm).
- Zu empfehlen sind entspiegelte und reflexfreie Monitore.
- Wenn Sie den Bildschirm nicht benötigen bzw. nicht am Computer arbeiten, können Sie ihn ausschalten und somit die Strahlungsmenge reduzieren. Das Geschehen im Computer bleibt unberührt, solange Sie lediglich den Monitor an- und ausschalten. Es gehen also keine Daten verloren.
- Ein Bildschirmschoner (kleines Software-Programm) verhindert bei älteren Bildschirmen das sogenannte Einbrennen eines über längere Zeit nicht bearbeiteten Dokuments. Die meisten modernen Monitore sind gegen dieses Einbrennen gefeit, so daß sich ein (energiefressender) Bildschirmschoner erübrigt.
- Von einem Bildschirm geht eine Infrarotstrahlung (Wärmestrahlung) aus, doch ist diese viel schwächer als beispielsweise die Strahlung einer Infrarot-Lampe gegen Muskelverspannungen und Ähnliches.
- Von einem Monitor kann eine schwache, energiearme Röntgenstrahlung ausgehen, doch ist diese insbesondere bei den inzwischen weitverbreiteten strahlungsarmen Monitoren sehr gering.
- Bei längerer Bildschirmarbeit sollten größere Helligkeitsunterschiede nach Möglichkeit ausgeglichen werden (helles Manuskript, dunkle Schreibtischplatte, heller Blick nach draußen, relativ dunkler Monitor).
- Viele Computerfirmen nehmen Ihren alten Monitor bei Anschaffung eines neuen zurück, so daß Ihnen die Entsorgungsgebühren von gut DM 100,– für die Beseitigung des Sondermülls Bildschirm erspart bleiben.
- Entgegen einem weit verbreiteten Vorurteil haben Bildschirme keinen Einfluß auf Herzschrittmacher.
- Aus arbeitsmedizinischen Gründen sollte das Programm so eingestellt werden, daß auf dem Bildschirm dunkle Schrift auf hellem Grund erscheint.

Drucker
- Weit verbreitet sind derzeit nur Tintenstrahl- und Laserdrucker. Nadeldrucker kommen trotz der bei 24 Nadeln auch hohen Qualität vor allem wegen ihres Geräuschpegels aus der Mode. Tintenstrahl- und Laserdrucker sind sehr geräuscharm. Tintenstrahldrucker sind in der Anschaffung preiswerter als Laserdrucker, allerdings sind die Unterhaltungskosten (Tinte, Wartung) höher als bei einem Laserdrucker. Laserdrucker hingegen erzeugen Ozon und sollten nur in gut belüfteten Räumen aufgestellt werden. Durchschläge können mit beiden Druckertypen nicht erstellt werden.

KLEINES LEXIKON FÜR COMPUTERBENUTZER

- **BDT-Schnittstelle**
  Behandlungs-Datenträger. Dieser Standard wurde entwickelt, um Daten zwischen den Praxiscomputersystemen verschiedener Hersteller austauschen zu können. Beim Kauf eines Praxiscomputersystems sollte der BDT eine wichtige Rolle spielen, da es ohne ihn praktisch keine Möglichkeit gibt, bereits erfaßte Kundendaten in eine Tierarztcomputersoftware zu integrieren. Klären Sie, zu welchen Konditionen der Anbieter den BDT für die BDT-Schnittstelle zur Verfügung stellt.
- **Bit**, **Byte**, **binär**
  Bit steht für **bi**nary digi**t** und bezeichnet die kleinste digitale Informationseinheit. Binär bedeutet, daß nur zwei Zustände gekannt werden: *0* und *1*, oder *an* und *aus*. Die Informationseinheit Byte besteht aus 8 Bit. Letztendlich wird jede unserer Mittei-

lungen an den Computer über Dolmetscher in diese einzige dem Computer verständliche Sprache übersetzt.

- **CD-ROM**

Hierbei handelt es sich um eine Compact Disk, deren Inhalt sich nur lesen läßt (**r**ead **o**nly **m**emory), d.h. auf einer CD-ROM können Sie nichts speichern, sondern nur etwas betrachten oder herunterladen. Es ist jedoch nur eine Frage der Zeit, bis auch die Speicherung auf einer CD für den Normalverbraucher erschwinglich wird.

- **Cursor**

Der Cursor ist die aktuelle Eingabeposition für die Arbeit am Computer. Immer dort, wo der Cursor blinkt, können Sie etwas schreiben. In aller Regel handelt es sich dabei um einen kleinen senkrechten oder waagerechten Strich, der blinkt. Mit den Pfeiltasten und der Maus können Sie den Cursor bewegen.

- **Diskette**

Die Diskette ist eine (und sicher die am weitesten verbreitete) Speichermöglichkeit außerhalb des Computers. Standard sind inzwischen die kleinen, quadratischen und relativ stabilen 3$\frac{1}{2}$-Zoll-Disketten, die die älteren, weichen und sehr empfindlichen 5$\frac{1}{4}$-Zoll-Diskette weitestgehend verdrängt haben. Dennoch müssen auch 3$\frac{1}{2}$-Zoll-Disketten vorsichtig gehandhabt werden. So dürfen sie nicht feucht werden, nicht geknickt und nicht in die Nähe eines Magneten gebracht werden, denn die Diskette ist selbst magnetisch beschichtet, und ein Magnet von außen würde die Beschichtung und damit die Speicherung zerstören. Eine Diskette kann vor versehentlichem Überspielen geschützt werden. Eine 5$\frac{1}{4}$-Zoll-Diskette umklebt man dazu an der Kerbe mit einem mitgelieferten Aufkleber oder einem kleinen Stück Klebestreifen. Bei der 3$\frac{1}{2}$-Zoll-Diskette reicht es aus, den kleinen Schieber auf der Rückseite umzulegen.

- **E-Mail**

Dies steht für electronic mail (elektronische Post). Verfügt Ihr Rechner über ein Modem und einen Internet-Anschluß, dann können Sie E-Mails empfangen und abschicken und auch ganze Dateien in Sekunden oder Minuten (-oder Stunden) verschicken. Die Übertragungsdauer hängt dabei von der Größe der Datei, der Leistungsfähigkeit Ihres Modems/ISDN-Anschlusses und der allgemeinen Belastung des Internets ab. Eine normale E-Mail mit einer einige Seiten umfassenden angehängten Word-Datei benötigt meist nur wenige Sekunden.

- **Festplatte**

Eine Festplatte ist der eingebaute Speicher Ihres Computers, also so etwas wie eine riesige Diskette.

- **Formatierung**

Meistens sind die Disketten bereits beim Kauf formatiert (*engl.*: formated), was dann auf der Packung angegeben ist. Wenn nicht, müssen Sie das selbst tun, bevor Sie Daten speichern können. Bei den meisten Anlagen geschieht das folgendermaßen:

– Nach dem Einschalten des Computers sehen Sie das *Prompt* (c:\>). Sollten Sie sich direkt nach dem Einschalten in einem (Praxis-)Programm befinden, müssen Sie dieses zunächst beenden, um zum Prompt zu kommen. Sollten Sie dann eine Meldung wie diese (oder eine längere) finden (c:\(Programmname)>), dann müssen Sie *cd..* (für **c**hange **d**irectory) so lange eingeben, bis Sie das Prompt sehen.

– Dann legen Sie die Diskette in das Laufwerk, das wahrscheinlich mit *a* oder *b* bezeichnet wird.

– Schreiben Sie nun hinter das Prompt *format a:* oder *format b:*, und bestätigen Sie mit **Enter**.

– Sie werden eine Anzeige sehen, die langsam bis 100% zählt. Danach ist die Diskette formatiert und zum Speichern bereit.

- **Hardware**

Als Hardware bezeichnet man die *handfesten* Bauteile eines Computers (z.B. Moni-

A PRAXISMANAGEMENT

tor, Maus, Tastatur, Grafik-, Sound- oder Modemkarte, Drucker, Laufwerk, Festplatte).

- **Inhaltsverzeichnis**
Wenn Sie hinter das Prompt (c:\>) *dir* (*engl.*: directory) schreiben, zeigt Ihnen der Computer das Inhaltsverzeichnis der Festplatte. Ist das Inhaltsverzeichnis umfangreicher als der Bildschirm, dann sollten Sie *dir/p* eingeben.

- **Internet**
Um in das Internet zu gelangen, benötigen Sie einen ISDN-Anschluß oder ein Modem. Außerdem müssen Sie sich bei einem Provider anmelden (z.B. T-online, AOL, Compuserve), der Ihnen dann die erforderliche Software zur Verfügung stellt.

- **ISDN**
Dieser Begriff steht für **i**ntegrated **s**ervices **d**igital **n**etwork. Dieses ist ein neues Datenübertragungsnetz aus Glasfaserkabeln, die eine schnellere und wesentlich komplexere Datenübertragung ermöglichen. Sie können mehrere Telefonanschlüsse über diese Leitung haben und demnach z.B. telefonieren und gleichzeitig die Labordaten über die Faxleitung empfangen.

- **Maus**
Die Maus weist in Größe, Farbe und auch in der Geschwindigkeit Parallelen zu ihrer lebenden Verwandten auf. Bei der Textverarbeitung dient sie in erster Linie zur Umsetzung des Cursors oder zum Markieren von Textabschnitten. Bei den meisten PC-Programmen kann jede Funktion der Maus auch über die Tastatur ausgeübt werden, allerdings ist dies viel umständlicher. Steuern Sie einmal den Cursor mit und einmal ohne Maus von einer Textposition in eine wenige Zeilen entfernte …

- **MS-DOS**
MS-DOS ist das **M**icro**s**oft **D**isk **O**perating **S**ystem. Microsoft ist ein Softwarehersteller. Das Disk Operating System ist das sogenannte Betriebssystem, das die Verbindung zwischen dem Computer, den Programmen und dem Menschen herstellt. MS-DOS ist derzeit weltweit am weitesten verbreitet. Es ist bereits beim Einschalten des Computers aktiv und liefert auch das Prompt (C:\>).

- **Modem**
Modem ist ein Kunstwort und setzt sich aus den Vorsilben für **Mo**dulation und **Dem**odulation zusammen. Die Computerdaten müssen für die Übertragung durch die Telefonleitung in andersartige Signale *moduliert* werden. Der Empfänger-Computer am anderen Ende der Telefonleitung muß diese Signale wieder zurückübersetzen, also *demodulieren*.

- **Programm**
Ein Computer ohne Programme taugt nichts. Der Computer macht immer nur das Gleiche, nämlich *rechnen*. Das Programm nutzt diese Fähigkeit auf seine eigene Weise. Ein Textprogramm ermöglicht durch *Rechnen* die Textverarbeitung, ein Zeichenprogramm ermöglicht durch *Rechnen* das Zeichnen mit dem Computer. Ein Textprogramm ist gewissermaßen wie Ihr Schreibtisch. Darauf befinden sich Stifte mit verschiedenen Farben und Stärken, eine Schreibmaschine, viele Seiten Papier, Lineale, Scheren usw.

- **RAM**
RAM bedeutet **r**andom **a**ccess **m**emory (*Speicher mit wahlfreiem Zugriff*) und bezeichnet den Arbeitsspeicher oder *flüchtigen Speicher*. Beim Start eines Programms werden Daten von der Festplatte in den Arbeitsspeicher geladen, wonach der Computer damit arbeiten kann. Wenn ein Programm ein Buch in einem Regal wäre, dann könnte man den Arbeitsspeicher als Schreibtisch verstehen, auf dem man das Buch aufschlägt. Beim Ausschalten des Computers gehen alle Daten im Arbeitsspeicher verloren. Darum vor dem Ausschalten immer alle Daten sichern.

- **Software**
Software ist der Sammelbegriff für Computerprogrammatur (z.B. Word, Word Perfect, MediStar, TurboMed) und Betriebssysteme (z.B. DOS, Windows 95, Unix, OS2),

PRAXISMANAGEMENT   A

die die Bedienung und Steuerung der Hardware ermöglichen.
- **Streamer**
Ein Streamer ist ein Speichermedium, auf dem Sie größere Datenmengen z.B. zur regelmäßigen Datensicherung übertragen können und sie dann transportabel zur Verfügung haben.
- **Support**
Support (oder Hotline) bezeichnet die Unterstützung, die Ihnen durch den Softwarehersteller bei Problemen mit den Praxisprogrammen zusteht. Meist ist diese Unterstützung vertraglich vereinbart. Sie können dann den Lieferanten anrufen und Ihre Probleme schildern. Immer häufiger kann der Hersteller auch über ein Modem die Probleme auf Ihrem Computer lösen.
- **Update**
Programme werden meist immer weiter entwickelt und ständig verbessert. In regelmäßigen Abständen wird eine Ergänzungsversion erscheinen, das Update. Meistens ist auch dies im Preis beim Kauf eines Praxisprogramms inbegriffen.
- **Warmstart**
Bei den meisten Rechnern durch gleichzeitiges Drücken der Tasten Strg oder **Ctrl**+**Alt**+**Entf** (oder **Del**). Dies führt zum Notfallabbruch eines Programms, z.B. wenn der Cursor sich nicht mehr bewegen läßt. Es ist eine etwas sanftere Form, als einfach aus- und wieder einzuschalten.

Notizen

A PRAXISMANAGEMENT

Notizen

KOMMUNIKATION B

Notizen

KOMMUNIKATION B

B1 EMPFANG DER TIERHALTER

ALLGEMEINES

Eine Tierarztpraxis ist ein kleines Wirtschaftsunternehmen, ein Geschäft, in dem Diagnose und Behandlung verkauft werden. Der Tierhalter ist der Kunde und somit die Voraussetzung für ein Fortbestehen der Praxis und Ihres Arbeitsplatzes. Wie in einem Geschäft, so ist der Kunde auch in der Tierarztpraxis König und muß dementsprechend empfangen werden. Hierbei dürfen Sie sich jedoch im Unterschied zu einem Geschäft nicht alleine von wirtschaftlichen Überlegungen leiten lassen. Der Tierhalter wendet sich wegen einer Erkrankung seines Tieres an Sie. Das bedeutet, daß er mit seinem Tier leidet und viel Hoffnung auf Besserung durch Ihre Hilfe mitbringt. Gleichzeitig bringt er auch Ängste mit, ob seinem Tier überhaupt geholfen werden kann, ob die Untersuchungen für das Tier qualvoll sein werden oder ob das Tier vielleicht eingeschläfert werden muß. Er wird also mehr oder weniger nervös und aufgeregt sein. Schon allein aus Gründen der Menschlichkeit ist es also erforderlich, den Tierhalter willkommen zu heißen und ihm das Gefühl zu vermitteln, bei Ihnen an genau der richtigen Adresse zu sein und auf jeden Fall mit all seinen Ängsten und Hoffnungen ernst genommen zu werden. Ein Tierhalter, der sich in dieser Hinsicht vernachlässigt fühlt, wird sich rasch nach einer anderen Praxis umsehen, was dem Wirtschaftsunternehmen Praxis Schaden zufügt. Denn viele Tierhalter berichten in ihrem Verwandten- und Bekanntenkreis gerne über ihre Erfahrungen mit Tierarztpraxen.

VORBEREITUNG

- Sorgen Sie dafür, daß Sie ein gepflegtes äußeres Erscheinungsbild bieten. Dies ist ganz unabhängig davon, ob Sie nun eine Modellfigur haben oder nicht.
- Kontrollieren Sie jeden Morgen den Anmeldebereich auf Ordnung und Sauberkeit, und legen Sie alle erforderlichen Formulare und Karteikarten griffbereit zurecht.
- Halten Sie den Anmeldebereich geräumig, und stellen Sie ihn nicht unnötig zu.
- Achten Sie regelmäßig darauf, daß der Gehweg zur Praxis frei von Hundekot, Erbrochenem, Blut usw. ist. Auch wenn der Hundekot nicht von Tieren Ihrer Praxis stammt, fällt es auf Sie zurück.
- Die Anmeldung sollte gut ausgeleuchtet sein. In den Wintermonaten kann auch eine Außenbeleuchtung sinnvoll sein.
- Die Schmutzmatten im Eingangsbereich sollten so beschaffen sein, daß niemand darüber stolpern kann.
- Die Anmeldung muß immer besetzt sein. Nicht nur, daß der Tierhalter als Kunde nicht unnötig warten sollte, es gilt auch, auf die ausliegenden Medikamente und natürlich die Kasse ein Auge zu haben.

DURCHFÜHRUNG

- Viel gewonnen ist bereits, wenn Sie einen bekannten Tierhalter mit seinem Namen anreden und begrüßen können. Entscheidend dafür ist bereits der Vorsatz, sich einen Namen merken zu *wollen*. Hören Sie sich den Namen genau an, schreiben Sie ihn auf, und lassen Sie ihn unter Umständen auch buchstabieren. Versuchen Sie auch, sich bestimmte, äußerliche Eigenheiten des Tierhalters (z.B. Haare, Stimme, Bart und Augen) und des Tieres (z.B. Name, Rasse, besondere Kennzeichen) einzuprägen (siehe J5, Schreibweisen von Hunderassen). Sprechen Sie den Tierhalter während des Gesprächs mit seinem Namen an, und wiederholen Sie im Gespräch häufig seinen Namen und den des Tieres.
- Begegnen Sie dem Tierhalter mit der nötigen Ruhe. Fühlt er sich gut aufgehoben, wird sich das auf das Tier übertragen.
- Der Tierhalter muß das Gefühl bekommen, daß sich alles um ihn und sein Tier dreht.

B KOMMUNIKATION

- Ablenkungen durch den Chef, das Telefon oder andere Tierhalter sollen mit einer kurzen Entschuldigung so schnell wie möglich beseitigt werden.
- Widmen Sie sich dem Anliegen des Tierhalters in einer ruhigen und freundlichen Art, und konzentrieren Sie sich auf ihn.
- Nehmen Sie die Personalien auf, und befragen Sie den Tierhalter nach seinen Wünschen und den Beschwerden des Tieres. Achten Sie auf Diskretion bei den Angaben des Tierhalters.
- Achten Sie bei mehreren Tierhaltern an der Anmeldung immer auf die Reihenfolge ihres Eintreffens, um niemanden zu verärgern.
- Jede neu eintreffende Person wird zumindest mit Augenkontakt und einem kurzen Nicken oder Lächeln begrüßt.
- Warten ist für viele sehr unangenehm. Auch wenn die meisten Tierhalter trotz eines Termins heute Wartezeiten einplanen, sind Wartezeiten ein Zeichen mangelhafter Zeitplanung und werden den Tierhalter (also den Kunden) verärgern. Können Sie einen Grund für eine Verzögerung anführen, werden die meisten Wartenden sicher Verständnis dafür aufbringen. Allerdings müssen Sie einen solchen Grund dann auch mitteilen wie z.B. einen Notfall.
- Bitten Sie den Tierhalter dann, mit seinem Tier im Wartezimmer Platz zu nehmen oder draußen/im Auto bis zum Hereinrufen zu warten.
- Stellen Sie sich soweit wie möglich auf den Tierhalter ein. Es gibt z.B. Katzen, die in Panik geraten, sobald sie einen Hund sehen. Bei einer zuckerkranken Katze können dadurch z.B. die Zuckerwerte schon deutlich verfälscht werden. Katzenhalter möchten deshalb oft nur mit anderen Katzenhaltern zusammen warten. Das gleiche gilt eventuell für manche Hunde, die in Anwesenheit anderer Hunde nicht ruhig bleiben. Dies ist jeweils von Fall zu Fall unterschiedlich.
- Schaffen Sie für jeden Tierhalter einen Sitzplatz.
- Eine Spielecke für Kinder kann mancher Unruhe vorbeugen. Allerdings sollten Sie mit Kleinteilen vorsichtig sein, die von Hunden zerbissen und/oder verschluckt werden können.
- Vergessen Sie nicht, jeden Tierhalter, der die Praxis verläßt, zum Abschied zu grüßen.

TIPS UND TRICKS

- Um bestimmte Tiere voneinander fernzuhalten, sollte in der Praxis die Möglichkeit bestehen, einige Tierhalter von den anderen getrennt warten zu lassen. Hierzu eignen sich z.B. Röntgen-, Käfig- oder Futterraum.
- Die Anmeldung sollte von der besten und erfahrensten Tierarzthelferin geleitet werden, da diese Position entscheidend das Erscheinungsbild der Praxis nach außen und die Stimmung innerhalb der Praxis prägt (siehe A1, Erscheinungsbild der Praxis). Unzufriedene Tierhalter und unzufriedene Tierarzthelferinnen verstärken sich gegenseitig und schaffen ein schlechtes Klima.
- Wenn die Räumlichkeiten es zulassen, kann Kaffee für die Tierhalter bereitgehalten oder im Wartezimmer eine entsprechende Ecke eingerichtet werden.
- Wenn Sie einen schlechten Tag haben, sollten Sie versuchen, Ihren Dienst an der Anmeldung an eine Kollegin abzugeben, die besser gelaunt ist.
- Natürlich herrscht an einer Anmeldung (leider) oft Unruhe. Sie stehen unter Zeitdruck und dauernd klingelt das Telefon, Sie sind ungeduldig, oder die Atmosphäre ist gespannt. Der Tierhalter soll davon nichts mitbekommen. Sie müssen deshalb trainieren, sich in solchen Situationen nur auf den Tierhalter zu konzentrieren. Dies bedeutet nicht, daß Sie darüber die anderen Anforderungen vergessen. Allerdings ist die Konzentration auf den Tierhalter und das gute Zuhören auch wichtig, um die Unruhe und den Zeit-

druck zu beseitigen. Wenn Sie unkonzentriert sind, werden Sie viele Dinge vergessen, übersehen und überhören, was später einen erhöhten Zeitaufwand nach sich zieht und die Probleme an der Anmeldung verstärkt.
- Bemühen Sie sich auch im Gespräch um Kreativität. Vermeiden Sie die Verwendung immer gleicher Floskeln, damit Sie nicht wie eine Verkäuferin klingen, die zum zehnten Mal fragt „Darf es sonst noch etwas sein?" (siehe B2, Gespräch mit Tierhaltern).
- Wenn Sie einen Fehler begangen haben, dürfen Sie nicht zögern, dafür auch gegenüber dem Tierhalter die Verantwortung zu übernehmen und sich zu entschuldigen.
- Sprechen Sie nie mit mehreren Personen gleichzeitig.
- Wenn Sie Ihren Zeitplan beherrschen, wird es Ihnen möglich sein, den Tierhaltern eine gute Schätzung der Wartezeit zu geben. Die Tierhalter können sich dann evtl. überlegen, ob sie die Praxis noch einmal verlassen, um z.B. Einkäufe zu tätigen.
- Denken Sie immer an Ihre Körpersprache, an Ihre Gestik und Mimik. Sehen Sie den Tierhalter während des Gesprächs an, und versuchen Sie, von Zeit zu Zeit ein ehrliches Lächeln zustande zu bringen.
- Geben Sie einem neu eingetroffenen Tierhalter auch in einer hektischen Situation an der Anmeldung durch einen freundlichen Blick oder einen kurzen Gruß zu verstehen, daß Sie ihn wahrgenommen haben. Er weiß dann, daß Sie ihn registriert haben und sich um ihn kümmern werden, sobald Sie den anderen Tierhalter bedient haben.
- Bemühen Sie sich, private Dinge des Tierhalters im Gedächtnis zu behalten. Gelingt es Ihnen, ihn beim nächsten Besuch erneut auf etwas Privates anzusprechen (z.B. „Wie war der Urlaub in Italien?" oder „Geht es Ihrer Katze wieder besser?"), wird er es Ihnen – und damit der Praxis – hoch anrechnen.

- Hat ein Tierhalter das Gefühl, eigentlich zu stören, wird er sich bald nach einer anderen Praxis umsehen.
- Verschonen Sie besorgte oder trauernde Tierhalter mit nichtssagenden Floskeln wie „Es wird schon wieder." oder „Sicher ist alles gar nicht so schlimm". Kommen Sie tatsächlich mit solchen Tierhaltern ins Gespräch, wird es diesen viel mehr helfen, wenn Sie einfach nur zuhören und Mitgefühl ausdrücken. Wenn Sie dadurch wirkliches Interesse zeigen, wird der Kunde rasch Vertrauen zu Ihnen fassen. Erweisen Sie sich dann dieses Vertrauens auch würdig.
- Die Angst, im Wartezimmer vergessen zu werden, macht den Tierhalter nervös und reizbar. Verständlich ist dies allemal, da es tatsächlich vorkommt. Ersparen Sie sich und dem Tierhalter unnötigen Ärger, indem Sie ihm bei einer längeren Wartezeit gelegentlich Bescheid geben, wann er an der Reihe ist. Dies wird die Lage deutlich entspannen.
- Wenn Sie einmal die Karteikarte des Kunden nicht auf Anhieb finden, fragen Sie nach dem Datum des letzten Besuchs. Oft stellt sich dann heraus, daß dieser schon Jahre zurückliegt und sich die Karte längst im Archiv befindet.
- Erscheint Ihnen ein Tier zu unruhig oder bissig, sollten Sie den Tierhalter nicht vor den Kopf stoßen, sondern sagen:
„Vielleicht möchten Sie noch eine Runde mit Ihrem Hund spazieren gehen. Ich glaube, er fühlt sich hier etwas beengt. Wir rufen Sie dann herein."

PROBLEME UND SONDERFÄLLE

- **Euthanasie:** Achten Sie immer darauf, ob ein Tierhalter wegen der Euthanasie seines Tieres kommt. Es wäre peinlich, ihm unbeschwert und fröhlich gegenüberzutreten, allerdings dürfte auch ein zu mitleidvolles, trauriges Gesicht nicht Ihrer professionellen Einstellung entsprechen. Finden Sie die richtige Mischung für sich heraus.

B KOMMUNIKATION

- **Streit mit dem Kunden:** Es kann schon einmal an der Anmeldung zu Meinungsverschiedenheiten kommen, z.B. weil die Wünsche des Tierhalters nicht zu erfüllen sind. In jedem Fall sollten Sie ruhig bleiben und weiterhin freundlich und sachlich sprechen, auch wenn der Tierhalter sich aufregen sollte oder beleidigend wird. Beharren Sie nicht um jeden Preis (und schon gar nicht lautstark) auf Ihrem Recht. Suchen Sie immer nach einer Lösung, mit der auch der Tierhalter zunächst leben kann. Dies kann durch Hinzuziehen einer dritten Person, durch eine Vertagung des Problems oder durch einen Kompromiß geschehen, auch wenn Sie dabei eventuell zurückstecken müssen. Versuchen Sie immer, sich in die Lage des Tierhalters zu versetzen. Sie tun Ihre Arbeit, doch der Tierhalter hat eventuell große Sorgen.
- **Offene Anmeldung:** Denken Sie immer daran, daß Sie ständig gesehen und gehört werden können. Verhalten Sie sich dementsprechend. Eventuell können Sie auch mit Kolleginnen vereinbaren, sich gegenseitig auf Ihr Auftreten und unbemerkte Verletzungen der Privatsphäre aufmerksam zu machen. Üben Sie sich auch in Selbstbeobachtung.

B2 GESPRÄCH MIT TIERHALTERN

ALLGEMEINES

Der Tierhalter ist unverzichtbarer Vermittler zwischen Tierarzt und Tier. Seine Äußerungen über das Tier und seine Beschwerden sollten Sie aufmerksam verfolgen. Oftmals werden nämlich, vielleicht auch zufällig, wichtige Detailangaben zu der Erkrankung des Tieres geliefert. Zeigen Sie dem Tierhalter auch, daß jede Information, die er geben kann, möglicherweise wichtig ist. Helfen Sie ihm dabei, seine Unsicherheit über die Wichtigkeit seiner Angaben zu überwinden, indem Sie seine Äußerungen zusammenfassen und fachlich korrekt ergänzt wiedergeben. Dadurch wird er sich besser verstanden fühlen.

VORBEREITUNG

- Am Telefon: Blatt, Stift, Terminkalender
- An der Anmeldung: Blatt, Stift, Computer
- Im Behandlungsraum: alle Türen schließen, für Ruhe sorgen.

DURCHFÜHRUNG

- Ein Gespräch sollte grundsätzlich mit einer freundlichen Anrede wie „Guten Tag" beginnen.
- Tierhalter neigen dazu, die Gespräche über ihre Tiere sehr ausführlich zu gestalten. Da der zeitliche Spielraum jedoch begrenzt ist, müssen Sie den Tierhalter auf eine freundliche aber bestimmte Art bremsen. Stellen Sie gezielte Fragen, um eine möglichst präzise Beschreibung des Krankheitsbildes zu bekommen. Damit können Sie bereits einen Teil der Fragen des Tierarztes übernehmen (siehe C1, Anamnese).
- Versuchen Sie immer Verständnis für den Tierhalter aufzubringen. Dies entbindet Sie jedoch nicht von der Pflicht, den Tierhalter freundlich auf ein mögliches Fehlverhalten

KOMMUNIKATION B

beim Umgang mit seinem Tier aufmerksam zu machen. Hierzu einige Beispiele:
- Ein Hund mit Übergewicht hat Gelenkprobleme. Bei Wohlverhalten bekommt er weiterhin Extra-Futter.
- Ein Hund mit Zuckerkrankheit hat vermehrt Durst. Damit er jedoch nicht so oft nach draußen muß, bekommt er weniger zu trinken.
- Ein ängstlicher Hund wird an einem Würgehalsband in die Praxis gezerrt.
- Eine Katze mit einer Magendarminfektion erbricht in der Wohnung und auch in den Praxisräumen. Daraufhin wird sie jedesmal von ihrem Halter bestraft.
- Es wird immer wieder Tierhalter geben, die Ihnen nicht sympathisch sind. Lassen Sie es sich nicht anmerken, sondern behandeln Sie sympathische und auch unsympathische Kunden gleichbleibend freundlich.
- Ein Gespräch sollte auch immer mit einer freundlichen Verabschiedung wie „Ein schönes Wochenende" enden.

TIPS UND TRICKS

- Um das Gespräch aus tierärztlicher Sicht noch effektiver zu gestalten, können Sie mit dem Praxisinhaber eine Fragenliste erarbeiten, die Sie mit dem Tierhalter durchgehen können, bevor er mit dem Tierarzt spricht.
- Sprechen Sie den Tierhalter (besonders Stammkunden) auf seine Arbeit oder einen Urlaub mit dem Tier an. Damit zeigen Sie ihm deutlich, daß Sie beim letzten Besuch gut zugehört haben. Es ist durchaus keine Schande, wenn Sie sich zu diesem Zweck z.B. auf der Karteikarte oder einer separaten Liste ein paar Stichworte notieren.
- Sprechen Sie auch mit dem Tier z.B. wenn es auf dem Behandlungstisch steht und Angst hat. Darüber beruhigt sich manchmal nicht nur das Tier, sondern auch der Tierhalter, der dann das Tier nicht noch zusätzlich nervös macht.

PROBLEME UND SONDERFÄLLE

- **Unfreundliche Tierhalter:** Tierhalter sind oft gestreßt oder auch aus Sorge um ihr Tier gereizt und unfreundlich. Nehmen Sie es nicht persönlich, sondern begegnen Sie ihnen mit Ihrer stärksten Waffe – einem Lächeln.

B KOMMUNIKATION

B3 GESPRÄCHSFÜHRUNG AM TELEFON

ALLGEMEINES

Die Gesprächsführung am Telefon einer Tierarztpraxis unterscheidet sich grundlegend vom Telefonieren zu Hause. Wahrscheinlich arbeiten Sie an einer offenen Anmeldung, die sich praktisch im oder direkt neben dem Wartezimmer befindet. In solchen Fällen ist es an Ihnen, den Drahtseilakt zwischen Informationsvermittlung und Diskretion gegenüber dem Kunden am anderen Ende der Leitung zu meistern. Persönliche Angaben des Tierhalters sollten hier nicht laut wiedergegeben werden. Die wartenden Kunden haben meist ein natürliches Interesse an dem, was in der Praxis geschieht. Man kann nicht erwarten, daß der Kunde angestrengt weghört.

VORBEREITUNG

- Legen Sie gemeinsam mit dem Praxisinhaber fest, welche Absprachen Sie mit den Kunden treffen können und welche Informationen weitergegeben werden dürfen bzw. für welche Fragen der Tierarzt eingeschaltet werden muß.
- Legen Sie alles zurecht, was Sie für die Arbeit am Telefon benötigen:
  – Terminkalender
  – Preisliste der Medikamente
  – (Blei-)Stift
  – Radiergummi
  – Notizzettel
  – Karteikarte des Tierhalters (bei Rückruf).
- Ordnen Sie diese Utensilien immer so an, daß auch Ihre Kolleginnen alles auf Anhieb finden können.
- Sind Sie der Anrufer, überlegen Sie sich zuvor folgende Punkte:
  – Was ist der Grund für meinen Anruf?
  – Welche Uhrzeit ist dafür am besten geeignet? Manche Menschen essen z.B. um 12.00 Uhr, halten danach Mittagsschlaf.
  – Welche Unterlagen benötige ich für das Gespräch (Kalender, Kundenkarte, Befunde, Unterlagen für Bestellungen)?
  – Auf welche Rückfragen muß ich mich einstellen?
- Lassen Sie vor dem Melden einen Moment Ruhe aufkommen, und stürmen Sie nicht abgehetzt an den Hörer.

DURCHFÜHRUNG

- Lassen Sie das Telefon nicht zu lange klingeln.
- Versuchen Sie, Ihre Stimmung ausgeglichen und freundlich zu halten. Schlechte Laune oder Geringschätzung des Kunden wird vom diesem auch durch den Hörer schneller und stärker wahrgenommen, als Sie es für möglich halten. Ebenso hören Sie sich freundlicher an, wenn Sie lächelnd den Hörer abnehmen.
- Für die Meldung am Telefon sollten Sie mit Ihrem Chef eine Formel absprechen. Bedenken Sie dabei, daß z.B. in Gemeinschaftspraxen oder bei Tierärztinnen mit Doppelnamen und auch bei zusätzlichen Tierarzthelferinnen mit Doppelnamen usw. eine extrem lange Formulierung entstehen kann, die den (meist aufgeregten Tierhalter) kaum interessiert.
- Notieren Sie sich gleich zu Beginn des Gespräches den Namen des Tierhalters. Oft wird er sonst bis zum Ende des Gespräches wieder vergessen.
- Lassen Sie den Tierhalter zu Ende sprechen.
- Aktives Zuhören, d.h. dem Tierhalter das Gefühl vermitteln, daß man noch da ist und auch zuhört. Kein längeres Schweigen. Auch wenn es sich für Sie zunächst seltsam anhören mag: Mit regelmäßig eingestreuten *Ja, Ja, verstehe...*, *Hmm* oder *Alles klar* zeigen Sie dem Tierhalter, daß Sie noch da sind und auch zuhören. Mimik und Gestik entfallen beim Telefonieren als wichtige Kommunikationsmittel. Die Sprache muß dies alles ersetzen.

KOMMUNIKATION B

- Achten Sie darauf, daß Sie den Namen des Tierhalters und des Tieres selbst absolut richtig verstanden haben. Im weiteren kann eine Namensverwechslung, z.B. bei der Verwechslung von Befunden, ernste Folgen haben:
„Würden Sie Ihren Namen bitte noch einmal wiederholen?"
„Könnten Sie mir bitte Ihren Namen buchstabieren?"
- Sprechen Sie den Tierhalter regelmäßig mit seinem Namen an, damit er merkt, daß Sie im Moment nur für ihn da sind.
- Vermeiden Sie unnötige Fremdwörter oder eine bürokratische Sprache.
- Achten Sie auf eine angenehme Stimme beim Telefonieren. Je höher Ihre Stimme ist, um so eher klingt sie am Telefon verzerrt, wodurch besonders alte Menschen mitunter Verständnisprobleme bekommen. Sprechen Sie bei hoher Stimmlage am Telefon bewußt langsam.
- Sie können auch bereits erste Informationen zur Erkrankung des Tieres einholen.
- Fertigen Sie immer sorgfältig und leserlich Gesprächsnotizen an. Alle Daten müssen stimmen. Im Zweifel fragen Sie so lange nach, bis Sie alles genau verstanden haben.
- Nach einem längeren Gespräch sollten Sie die getroffenen Absprachen für den Tierhalter zusammenfassen und wiederholen. Damit zeigen Sie, daß Sie zugehört und alles verstanden haben und beugen möglichen Mißverständnissen vor:
„Wenn ich Sie richtig verstanden habe, möchten Sie also den Termin zur Kastration Ihres Hundes auf den 14. verlegen."
„Sie werden also morgen eine Urinprobe abgeben, können aber auf den Befund nicht warten, so daß der Doktor Sie dann morgen Nachmittag unter der Telefonnummer Ihres Arbeitsplatzes erreichen kann, um Ihnen den Befund mitzuteilen."
- Beenden Sie das Gespräch immer mit einer persönlichen Anrede:
„Vielen Dank für Ihren Anruf, Herr Schmitz."
„Wir erwarten Sie also morgen um 12.00 Uhr. Auf Wiederhören, Frau Meyer."
- Wird das Gespräch an den Tierarzt weitergeleitet, sollten Sie, wenn vorhanden, die Stummschaltungsfunktion des Telefons nutzen. Der Tierhalter hört dann meist eine kurze Pausenmusik und kann Ihre Rücksprache mit dem Tierarzt nicht mithören.
- Den Hörer nicht auf die Gabel werfen.
- Bei redseligen Kunden hängt es natürlich von Ihnen ab, das Gespräch rechtzeitig und in aller Freundlichkeit zu beenden:
„Gut, Herr..., ich habe verstanden, was Ihnen wichtig ist. Ich werde mich darum kümmern und Ihnen in Kürze Bescheid geben."
„Wenn ich hier einmal unterbrechen dürfte...Ich werde Ihnen den Befund umgehend zusenden."
„Wenn ich Sie richtig verstanden habe, meinen Sie, daß Ihnen ein weiterer Termin in zwei Wochen zu langfristig erscheint. Ich werde mit dem Doktor darüber reden und Sie anschließend zurückrufen."
- Die Führung des Gesprächs liegt bei Ihnen. Sie sollten in der Lage sein, die Wünsche des Tierhalters zu erfassen und auch für ihn zu verdeutlichen.

TIPS UND TRICKS

- Ein freundliches Wort zu viel ist immer besser als eines zu wenig und verschafft Ihnen mehr Anerkennung als ein geschliffener, spröde vorgetragener Satz. *Danke* und *Bitte* sollten Sie wie selbstverständlich in Ihre Aussagen einbauen.
- Vermeiden Sie lapidare und negative Sätze wie:
„Heute noch einen Termin? Das ist ganz schlecht!"
„Wer ist am Apparat?"
„Der Doktor hat jetzt keine Zeit. Rufen Sie später noch einmal an."
„Ich habe doch schon einmal gesagt, daß wir Ihnen damit nicht weiterhelfen können."

B KOMMUNIKATION

„Unmöglich. Das habe ich nie gesagt."
„Das kann nicht sein."
- Verwenden Sie statt dessen immer freundliche und positive Formulierungen, wie:
„Ich verbinde Sie gerne an Frau Doktor weiter."
„Dürfen wir Sie zurückrufen?"
„Würden Sie mir bitte noch einmal Ihren Namen und die Telefonnummer nennen?"
- Halten Sie einen Zettel neben dem Telefon bereit, auf dem alle Personen, die zurückgerufen werden müssen, mit Namen und Telefonnummer notiert sind. Am besten vermerken Sie auch den Grund des Anrufes mit wenigen Worten.
- Tierhalter lassen die Erkrankung ihres Tieres manchmal besonders ernst erscheinen und schmücken die Schilderung der Beschwerden stark aus. Mit einigen gezielten Fragen können Sie oft schon etwas mehr über die tatsächliche Dringlichkeit der Erkrankung in Erfahrung bringen:
„Wie lange hat Ihr Hund denn schon diesen Durchfall?"
„Wie hoch ist das Fieber Ihrer Katze denn genau?"
- Besteht der Tierhalter auch gegen Ihren persönlichen Eindruck auf der Dringlichkeit, sollten Sie mit dem Tierarzt Rücksprache halten. Auch wenn Ihr Eindruck schließlich bestätigt werden sollte, ist es auf diese Weise besser, als das Telefonat mit einem Streit über die Verfügbarkeit des Tierarztes enden zu lassen. Mit der Zeit werden Sie ein immer besseres Gefühl dafür bekommen, ob der „Notfall" auch wirklich einer ist.
- Teilen Sie dem Tierhalter schon zu Beginn der Behandlung mit, wann der beste Zeitpunkt für Rückfragen zu Untersuchungsbefunden ist (z.B. nach der Sprechstunde).
- Manche Tierarztpraxen richten eine Telefonsprechstunde ein, in der sich der Tierhalter mit seinen Fragen direkt an den Tierarzt wenden kann.

PROBLEME UND SONDERFÄLLE

- **Diskretionssicherung am Telefon:** Sollten Sie gezwungen sein, am Telefon mit dem Tierhalter über Erkrankung oder andere Privatangelegenheiten zu sprechen, müssen Sie (bei einer offenen Anmeldung) das Gespräch in einen ungestörten Raum legen oder vielleicht einen Rückruftermin vereinbaren, an dem ein Gespräch ohne Zuhörer möglich ist.
- **Unsympathische Tierhalter**: Es ist absolut normal, daß Sie nicht jeden Tierhalter mögen. Manche werden Ihnen vielleicht regelrecht abstoßend vorkommen. Der Kern eines professionellen Verhaltens ist jedoch, daß Sie persönliches Gefühl und Beruf trennen können. Jedem Tierhalter steht Ihre Aufmerksamkeit und Freundlichkeit im gleichen Maße zu. Lassen Sie auch nach dem Telefonat keinerlei Äußerungen über den Tierhalter fallen, kein Aufatmen und keine verächtlichen Blicke oder Gesten. Die anderen Tierhalter im Wartezimmer haben Sie immer im Visier.
- **Befundmitteilung am Telefon:** Grundsätzlich sollten Sie Befunde am Telefon nur nach Rücksprache mit dem Tierarzt weitergeben werden. Möglich, daß Sie nach einiger Zeit und Erfahrung Ihre Tierhalter kennen und wissen, daß bestimmte Befunde in diesem speziellen Fall am Telefon durchgegeben werden können. Bei neuen Tierhaltern sollten Sie jedoch immer zunächst Ihren Chef fragen.
- **Aufgeregte Tierhalter:** Vielleicht kennen Sie es von sich selbst: Bei einem Tierarztbesuch (oder dem Anruf bei einem Tierarzt) ist man meist aufgeregter als sonst. Besonders alte Menschen verzetteln sich dann leichter, vergessen, was sie eigentlich sagen oder fragen wollten. Übernehmen Sie in einer solchen Situation in aller Ruhe die Gesprächsführung, und stellen Sie kurze und gezielte Fragen, um den Tierhalter durch das Gespräch zu leiten und seine Anliegen herauszufinden.

KOMMUNIKATION B

- **Keine kurzfristige Verbindung mit dem Tierarzt möglich:** Rückrufe anbieten, damit der Tierhalter nicht zu lange in der Leitung hängt. Sie sollten sich jedoch vergewissern, ob es sich um einen medizinischen Notfall handelt, z.B.:

  „Die Situation ist leider im Moment so, daß der Doktor nicht zu sprechen ist. Aber wenn Sie mir Ihre Telefonnummer hinterlassen, wird er Sie etwa gegen 15.00 Uhr zurückrufen. Wäre Ihnen das recht?"

  „Worum geht es denn genau in Ihrem Fall? Wäre es möglich, daß der Doktor Sie am Nachmittag zurückruft oder lassen die Beschwerden Ihres Tieres keinen Aufschub zu?"

  „Verabreden Sie mit dem Kunden einen Zeitpunkt, den Sie für Ihren Chef abschätzen können. Dies kann natürlich in wenigen Minuten sein oder aber auch erst in einigen Stunden. Treffen Sie hierzu mit Ihrem Chef die erforderlichen Verabredungen."

- **Akute Erkrankung**: Der Tierhalter wird aufgeregt sein und sich außerdem Sorgen machen, ob Sie alles korrekt an den Tierarzt weitergeben. Sie sollten beim Kunden den Eindruck hinterlassen, absolut verstanden zu haben, worum es geht und ihm glaubhaft versichern, daß Sie genau die richtigen Schritte unternehmen werden:

  „Ich kann mir gut vorstellen, daß Sie sich Sorgen machen. Der Doktor ist gerade in einer Untersuchung, aber ich werde ihm sofort danach Bescheid geben."

  „Ich werde mich sofort darum kümmern, daß der Tierarzt das Rezept unterschreibt, um es Ihnen gleich anschließend zuzuschicken."

  „Wünschen Sie dem Tierhalter immer am Ende Glück für sein Tier, denn der letzte Eindruck wird haften bleiben. Der Tierhalter wird sich gut aufgehoben fühlen."

- **Bitte um Hausbesuch:** Bei der telefonischen Bitte um einen tierärztlichen Hausbesuch müssen Sie verschiedene Angaben in Erfahrung bringen:

  – Vollständige Anschrift des Kunden (evtl. exakte Beschreibung des Hauses oder der Wohnung, Name auf der Türklingel?)
  – Uhrzeit des Anrufs
  – Warum kann der Tierhalter nicht mit dem Tier kommen?
  – Hat das Tier vermutlich Schmerzen (Wie verhält es sich?), Fieber (Wie hoch?) oder Atemnot (Seit wann und wie stark?).

  „Weisen Sie den Tierhalter darauf hin, sich bei einer Befundänderung umgehend wieder zu melden. Auch sollten Sie den Tierhalter daran erinnern, daß ein Hausbesuch bei Tieren häufig wenig ergiebig ist, und die Vorstellung in der Praxis (z.B. wegen Röntgen-Aufnahmen, Blutentnahme, Verhalten des Tiers) meist ohnehin erforderlich sein wird. Die Mitschriften präsentieren Sie *sofort* dem Tierarzt."

B KOMMUNIKATION

B4 TEAMAUFBAU UND TEAMBESPRECHUNG

ALLGEMEINES

Es ist mittlerweile gebräuchlich, die Mitarbeiter einer Arbeitsgruppe als Team zu bezeichnen.

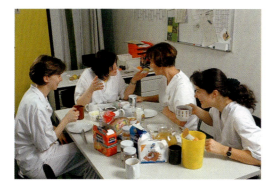

Doch macht die Einführung des Begriffes allein aus einer Gruppe noch kein Team. Ein Team kennzeichnet sich durch ein gemeinsames Ziel, eine gemeinsame Aufgabe und eine besondere Form der Gruppenzusammensetzung. In einem Team ist jedes Mitglied einerseits Experte für sein Aufgabengebiet, braucht aber die anderen Mitglieder als notwendige Partner in der Bewältigung der Aufgabe.

Diese Arbeitsform setzt Kommunikationswege voraus, die in vielen sogenannten Teams wenig oder gar nicht vorhanden sind. Um ein Team aufzubauen, müssen Sie bestehende Gruppenstrukturen und deren Organisation verändern.

Die Vorteile von Teamarbeit sind höhere Leistungsfähigkeit durch größere Abstimmung der Mitarbeiter, mehr Engagement, größere Kreativität, höhere Konstruktivität, offene Kommunikationsformen, weniger Konflikte. Das Herz der Teamarbeit ist die Teambesprechung, durch die ein Team sich gründet und fortbesteht.

VORBEREITUNG

- Benennen Sie einen Teamleiter. Dies muß nicht notwendigerweise der Chef sein, doch sollte es eine Person sein, die das Vertrauen der meisten Kollegen besitzt und die über genügend Erfahrung in der Gruppe verfügt.
- Legen Sie eine Struktur für die Teambesprechungen fest: Wie oft und wie lange trifft man sich? Worüber wird gesprochen und warum?

Wie oft?: Es sollte ein regelmäßiger Turnus festgelegt werden (z.B. an jedem 2. Freitag). Berücksichtigen Sie praxisrelevante Zeiten (z.B. Notdienste, feste OP-Tage). Der Termin sollte für alle günstig liegen, optimal wäre er während der gemeinsamen Arbeitszeit. Die Abstände zwischen den Teambesprechungen hängen von der Größe des Teams und der Zahl der anstehenden Probleme ab, in der Regel einmal wöchentlich bis einmal monatlich. Seltener sollte die Besprechung nicht stattfinden. Die Teambesprechung findet in den Arbeitsräumen statt und ist nicht zu verwechseln mit geselligen Zusammenkünften. Sie ist ein wichtiger Bestandteil der Teamarbeit.

Wie lange?: Bei der Einführung von Teambesprechungen werden diese oft zu lang terminiert. Es ist günstiger, sie eng umrissen zu gestalten und dafür weniger dringende Punkte auf die nächste Besprechung zu vertagen. Dies fördert auch die Disziplin, an den festgelegten Punkten zu arbeiten und die Besprechungszeit nicht zu verquasseln. Abhängig davon, wie oft man sich trifft, sollte eine Sitzung zwischen 30 und 60 min dauern.

Worüber?: Es gibt bestimmt viele Themen, über die Sie sich mit Ihren Kolleginnen austauschen möchten: Organisatorisches, Verwaltungstechnisches, Aufgabendelegation, Problemtierhalter, Fachliches. All diese Themen gehören in die Teambesprechung, aber nicht gleichzeitig. Machen Sie es sich zur Gewohnheit, eine The-

KOMMUNIKATION B

menliste anzufertigen, zu der jeder sein dringendstes Anliegen beitragen kann. Als hilfreich hat sich eine zentral zugängliche Tafel (*Flipchart*) erwiesen, auf der jeder seinen Besprechungspunkt festhalten kann. Somit steht für alle sichtbar die Tagesordnung der nächsten Besprechung bereit, und jeder kann sich zu bestimmten Punkten auch vorbereiten.

Warum?: Teambesprechungen sind eine Art Informationsbörse. Hier werden Probleme für alle hörbar vorgestellt und gemeinsam an deren Lösung gearbeitet. Das fördert die Durchsetzungsbereitschaft der erarbeiteten Lösungen. Schließlich sind es Lösungen, zu denen alle beigetragen haben und keine Anordnungen. Teambesprechungen erlauben eine offene Interaktion, so daß es viel weniger zu Gerüchten und Mißverständnissen kommen kann. Schließlich können hier auch personelle Probleme gemeinsam gelöst werden. Beispielsweise kann ein Konflikt zwischen zwei Mitarbeitern durch die Unterstützung des Teams einer Lösung zugeführt werden.

DURCHFÜHRUNG

- Legen Sie zuerst den Besprechungsleiter fest. Jedes Teammitglied sollte im regelmäßigen Turnus einmal für eine Besprechung zuständig sein, die Gesprächspunkte ansprechen, die Diskussion leiten und auf die Zeiteinhaltung achten.
- Ein zweites Teammitglied sollte stichpunktartig Protokoll führen und die Beschlüsse festhalten (siehe unten).
- Die Tagesordnung soll anhand der Vorschläge festgelegt werden, eventuell muß auch eine Prioritätenliste erstellt werden, so daß weniger dringende Punkte auf die nächste Sitzung vertagt werden.
- Jeder Punkt der Tagesordnung wird von demjenigen, der ihn vorgeschlagen hat, vorgestellt.
- Die Diskussion ist sachlich zu führen, worauf auch der Besprechungsleiter zu achten hat. Sie können wesentlich zur Sachlichkeit beitragen, indem Sie folgende Punkte beachten:
  - Üben Sie keine pauschale Kritik (*Das ist ja alles Quatsch. So geht es nun wirklich nicht*). Sie tragen dadurch überhaupt nicht zur Lösung des Problems bei, sondern fördern statt dessen Ressentiments.
  - Üben Sie konstruktive Kritik: Benennen Sie zuerst die positiven Aspekte des vorgebrachten Vorschlags (*An der Idee gefällt mir, daß...*). Erst dann schlagen Sie alternative oder ergänzende Vorgehensweisen vor, die Ihrer Meinung nach das anstehende Problem besser lösen können (*Darüber hinaus könnten wir doch .... Ich glaube, daß es noch besser wäre, wenn...*).
  - Sprechen Sie in der Ich-Form (anstatt *Wir sollten das so nicht machen*, lieber *Ich halte diese Lösung für weniger erfolgversprechend* oder statt *Man hat dabei ein ungutes Gefühl* besser *Ich habe dabei ein ungutes Gefühl.*).
- Beenden Sie jede Teamsitzung mit einer kurzen Zusammenfassung der Beschlüsse, was verändert werden soll und wer welche Aufgaben übernommen hat.

TIPS UND TRICKS

- Erarbeiten Sie einige Regeln für Besprechungen, in die die oben genannten Punkte eingehen sollten. Somit können Sie von Anfang an zu einer positiven Gesprächskultur beitragen.
- Fertigen Sie am Ende jeder Besprechung eine Kurzliste an, auf der festgehalten wird, welche Veränderungen oder Ergänzungen beschlossen wurden und wer dafür zuständig ist (Aktionsplan).
- Der erste Punkt Ihrer Besprechung sollte diese Liste sein. Wurden die Beschlüsse der letzten Besprechung durchgeführt, und gab es dabei Probleme oder Verbesserungsideen? Nur so können Sie gewährleisten, daß Ihre Teambesprechungen produktiv sind.
- Achten Sie darauf, daß alle Teammitglieder zu den Besprechungen beitragen.

B KOMMUNIKATION

B5 UMGANG MIT DEN KOLLEGEN

ALLGEMEINES

Nur wer Spaß an der Arbeit hat, arbeitet gut, aber der Umgang mit den Kolleginnen ist oft schwieriger als mit dem Chef.

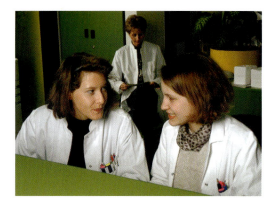

Es gibt Unterschiede zwischen der Erstkraft, anderen voll ausgebildeten Tierarzthelferinnen und Azubis in verschiedenen Ausbildungsjahren. Jede dieser Kolleginnen hat eine andere Stellung in der Praxis.

DURCHFÜHRUNG

- Wenn Sie als Neuling in eine Praxis kommen, fragen Sie den Chef, welche Tierarzthelferinnen Ihnen gegenüber weisungsbefugt sind.
- Lassen Sie sich auf keinen Machtkampf ein. Nur durch Wissen und Können kommen Sie weiter.
- Freundlichkeit untereinander ist das oberste Gebot.
- Falls doch einmal Differenzen mit einer Kollegin auftreten, regeln Sie diese bitte nie vor den Tierhaltern. Es würde ein schlechtes Bild auf die ganze Praxis werfen. Die Tierhalter bekommen weitaus mehr mit, als Sie glauben.
- Wenn Sie mit einer Kollegin Probleme haben und diese nicht mit ihr selbst regeln können, vertrauen Sie sich dem Chef an.
- Vergessen Sie im Umgang mit den anderen nicht die Worte *Bitte* und *Danke*. Selbstverständlich können Sie Ihre Kolleginnen auch darauf hinweisen, daß es sich besser anhört, wenn man z.B. sagt *Gibst Du mir bitte die Karteikarte?* anstatt *Gib mal die Karte her*.
- Hinter dem Rücken zu tratschen ist immer falsch. Wenn Ihnen etwas an einer Kollegin nicht gefällt, sagen Sie es Ihr selbst. Nur so lassen sich Dinge verbessern.
- Bemühen Sie sich, je nach Können, eigenständig zu arbeiten.
- Die Kolleginnen werden es schätzen, wenn Sie selbst sehen, wo noch Arbeiten zu erledigen sind, anstatt Sie immer darauf hinweisen zu müssen.
- Falls man Ihnen ein eigenständiges Arbeitsgebiet zuweist, sollte es für Sie selbstverständlich sein, den Kolleginnen zu helfen, wenn dies erforderlich ist.
- Denken Sie immer an Ihre eigene Ausbildungszeit oder an Ihr erstes Lehrjahr und haben Sie Verständnis für die anderen Azubis. Was Ihnen (mittlerweile) leicht von der Hand geht, ist für andere vielleicht sehr schwierig.
- Nehmen Sie bei unsicheren Mitarbeiterinnen (z.B. Auszubildende) ruhig auch mal die Schuld auf sich (*Wahrscheinlich habe ich nicht gut genug erklärt, wie die Laborprobe richtig verpackt wird*).
- Kritisieren Sie immer höflich in der Form und sachlich im Inhalt, nie persönlich.
- Bringen Sie mehr Lob als Tadel. Lob motiviert und hebt die Stimmung, Kritik kann, wenn sie ungeschickt vorgetragen wird, sehr verletzend und entmutigend sein. Loben Sie die Kollegin für sauber getippte Briefe, die Reinigungskraft für einen besonders gut hergerichteten Raum, die Auszubildende für das selbständige Vorbereiten einer schwierigen Untersuchung, den Chef für die erfolgreiche Zusammenarbeit und die stete Bereitschaft zu-

KOMMUNIKATION B

zuhören und auch den Tierhalter für sein Verständnis.
- Stehen Sie selbst zu Fehlern und Wissenslücken, und bitten Sie Kolleginnen oder den Chef um Rat. Vorgetäuschte Kompetenz kann unter Umständen ernste Folgen haben.
- Kritisieren Sie nicht jeden Fehler, sondern belobigen Sie die richtigen Arbeiten.
- Organisieren Sie regelmäßige Verabredungen mit den Kolleginnen in lockerer Atmosphäre wie z.B. Stammtisch, gemeinsamer Hundespaziergang oder Kinobesuche. Hierbei (oder anschließend) läßt sich vieles leichter besprechen.
- Bei der Neubesetzung einer Stelle sollten alle Kolleginnen gehört werden, um sicher zu sein, daß die neue Kollegin ins Team paßt.
- Wenn es in Ihrer Praxis einen Schichtdienst gibt, sollte bei jedem Schichtwechsel eine Übergabe stattfinden, um alle über wichtige Vorkommnisse zu informieren. Für eine Übergabe ist Zeit zu reservieren.

B6 UMGANG MIT PHARMA- UND FUTTERMITTEL-REFERENTEN

ALLGEMEINES

Pharmareferenten sind die Vertreter der Pharma-Firmen. Sie besuchen regelmäßig die Praxen in ihrem Einzugsgebiet und informieren Tierärzte (und Personal) über Neuerungen auf dem Medikamentenmarkt, stellen ihre neuen Produkte vor, informieren über Sonderaktionen, bieten eventuell Sonderrabatte und verteilen manchmal Werbegeschenke! Außerdem verfügen sie meistens über ein hochqualifiziertes Hintergrundwissen, was Wirkung und Nebenwirkung der Medikamente anbelangt. Darüber hinaus organisieren sie oft Fortbildungsveranstaltungen, die sich nicht immer nur um das eigene Produkt drehen. Letztendlich sind sie jedoch Verkäufer, die eine Ware präsentieren mit dem Ziel, daß die Tierärzte sie häufiger verkaufen.

In manchen Praxen werden Pharmareferenten als störend empfunden, doch wird dabei ihre wichtige Funktion als Produktberater übersehen. Außerdem kann das Störende am Besuch eines Pharmareferenten auch damit zusammenhängen, daß die Praxis auf den Besuch nicht eingestellt ist.

Die folgenden Punkte sollen dazu beitragen, den Besuch eines Pharmareferenten vielleicht sogar zu einer gern gesehenen Abwechslung zu machen.

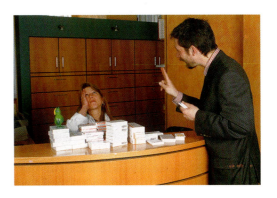

B KOMMUNIKATION

VORBEREITUNG

- Vorab sollten Sie und auch alle anderen Tierarzthelferinnen in der Praxis mit dem Chef eine Vereinbarung darüber treffen, wie weit Pharmareferenten willkommen sind.
- Im Sinne aller Beteiligten ist, daß Pharmareferenten einen Termin bekommen. Dies erspart Ihnen die Mühe, die Viertelstunde für den Vertreter noch irgendwo einzuschieben, und es erspart dem Pharmareferenten unnötige Wartezeiten.

DURCHFÜHRUNG

- Vielfach werden Geschenke jeder Art mitgebracht. Dabei kann es sich um nützliche Utensilien für die Tierarzthelferinnen handeln, aber auch um eine CD mit Weihnachtsliedern, eine Flasche Sekt oder eine Packung Kaffee (über die man sich ja immer freut).
- Auch für den Tierarzt sind oft spezielle Präsente im Gepäck. So z.B. Einladungen zu Kongressen oder Fortbildungen, die der betreffende Pharmakonzern organisiert und mitfinanziert. Auch hierfür bedarf es genauer Absprachen zwischen dem Chef und den Tierarzthelferinnen, wie in solchen Fällen verfahren werden soll. Vielleicht kann ein Pharmareferent mit derartigen Angeboten mit einer bevorzugten Behandlung rechnen (sofern es nicht auf Kosten der Kunden und Tiere geht).
- Oft haben die Pharmareferenten, die regelmäßig Ihre Praxis besuchen, eine genaue Vorstellung davon, was in Ihrer Praxis benötigt wird, und mit welchen Geschenken Ihnen wirklich eine Freude gemacht werden kann.
- Zu manchen Pharmareferenten kann sich natürlich auch ein angenehmes, persönliches Verhältnis entwickeln, das gar nichts mit der vertretenen Firma zu tun haben muß. Man ist sich entweder grün oder nicht. Bei gegenseitiger Sympathie kann ein solcher Besuch, verbunden mit einer Tasse Kaffee und einem Stück Kuchen, auch Spaß machen.
- Die Termine für Pharmareferenten sollten Sie am besten in die Zeiten vor oder nach der Sprechstunde bzw. in absehbare Freiräume innerhalb des Praxisablaufes legen. Termine für Pharmareferenten während einer vollbesetzten Sprechstunde stoßen bei den wartenden Tierhaltern auf wenig Verständnis, da sie die Behandlung natürlich weiterhin verzögern. Hinzu kommt der Gedanke, daß ein Pharmareferent, der ohne Wartezeit zum Chef geführt wird, scheinbar mehr wert ist als ein gewöhnlicher Tierhalter.
- Natürlich gibt es auch unter den Pharmareferenten schwarze Schafe, die sich nicht an Termine halten, die die Tierarzthelferinnen übergehen oder die es für selbstverständlich halten, bevorzugt behandelt zu werden. Lassen Sie sich von dieser Art nicht überrumpeln, sondern bleiben Sie immer bei den in Ihrer Praxis gültigen Absprachen. Vergessen Sie nicht, daß der entscheidende Wirtschaftsfaktor im Unternehmen Tierarztpraxis der Tierhalter und sein Tier sind.

TIPS UND TRICKS

- Machen Sie den Pharmareferenten unter Umständen auf den bestehenden Zeitdruck aufmerksam. Meist wird hierfür Verständnis da sein, zumal die Pharmareferenten naturgemäß an einem guten Kontakt interessiert sind. Die erfahrene Helferin kann nach dem Gespräch mit dem Tierarzt immer noch die üblichen Bestellungen mit dem Pharmareferenten durchgehen. Sie dürfen sich jedoch dabei in Abwesenheit des Tierarztes nicht über Praxisinterna oder andere Praxen ausfragen lassen! Auch sollten Sie sich nicht bei den Bestellungen unter Druck setzen lassen oder sich durch sehr große Naturalrabatte unter der Bedingung eines Großeinkaufs überrumpeln lassen. Im Zweifel besprechen Sie lieber einmal zuviel ein Angebot mit dem

Chef und vertrösten den Pharmareferenten auf später.
- Heben Sie die Visitenkarten in einem separaten Kästchen oder Ordner auf. Dies kann bei Nachfragen jeder Art z.B. zum Einsatz bestimmter Medikamente bei verschiedenen Tierarten für den Tierarzt nützlich sein.
- Sagen Sie Termine mit Pharmareferenten rechtzeitig ab, sofern keine Möglichkeit der Einhaltung besteht. Oftmals reisen Pharmareferenten nämlich von weit her an.

B7 UMGANG MIT VORGESETZTEN

ALLGEMEINES

In der Tierarztpraxis arbeiten Tierarzt und -helferin den größten Teil des Tages eng zusammen. Dabei kommt es immer wieder zu Problemen und Konflikten. Angesichts des klassischen Verhältnisses zwischen Arbeitgeber und Arbeitnehmer bleiben Auseinandersetzungen hier nicht aus. Ein wesentlicher Unterschied zu anderen Angestelltenverhältnissen besteht jedoch darin, daß der Chef keinen kaufmännischen Beruf erlernt hat, dieser Bereich jedoch eine wesentliche Rolle bei der erfolgreichen Gestaltung einer Praxis spielt. Diesen Teil muß oft die (erfahrene) Tierarzthelferin übernehmen. Für viele Praxisinhaber stellt diese Unsicherheit auf einem wesentlichen Gebiet der Praxisführung einen erheblichen Streßfaktor dar, in dessen Folge Konflikte mit der Tierarzthelferin, die einen im Grunde kaufmännischen Beruf erlernt hat, vorprogrammiert sind.

Eine weitere Konfliktquelle besteht darin, daß ein niedergelassener Tierarzt über wenig Erfahrung in Führungsfragen verfügt. Um so wichtiger ist es, daß sich auch die Tierarzthelferin diesen Umstand klar macht und in jedem Fall bei auftretenden Problemen konstruktive Lösungen anstrebt und ihren Teil dazu beiträgt, der Verschärfung eines Konflikts aktiv entgegenzuwirken. Der Königsweg besteht sicherlich immer in der rechtzeitigen, offenen Ansprache aufgetretener Probleme.

DURCHFÜHRUNG

- Vergessen Sie jedoch nie, daß der Chef das letzte Wort hat, sofern das Arbeitsverhältnis fortdauert. Auch Anweisungen, die Ihnen unsinnig erscheinen, müssen eventuell nach eingehender Diskussion ohne Lösung des Problems ausgeführt werden.

B KOMMUNIKATION

- Gewähren Sie Ihrem Chef, wie auch sich selbst, gute und schlechte Tage, ohne sofortige Beschwerden.
- Vermeiden Sie immer großspuriges, rechthaberisches und lärmendes Auftreten, auch wenn Sie sich einmal absolut im Recht fühlen.
- Das Gefühl, ungerecht behandelt worden zu sein, verlangt nach einem klärenden Gespräch unter vier Augen. Anderenfalls besteht die Gefahr, daß ein solches Erlebnis (oft genug nur durch ein Mißverständnis ausgelöst) hängenbleibt und einen nicht mehr losläßt. Dies kann zu dauerhaften Trübungen der Praxisatmosphäre führen, die keiner gewollt hat, die aber jeden und damit die Qualität der Arbeit belasten.
- Klärende Gespräche sollten nicht während des Praxisbetriebs gesucht werden. Am besten eignet sich der gemeinsame Feierabend oder die Mittagspause. Passen Sie eine Gelegenheit ab, die ein Gespräch unter vier Augen ermöglicht.
- Bei großem Ärger empfiehlt es sich manchmal, eine Nacht darüber zu schlafen. Dies läßt manches in einem anderen Licht erscheinen und hilft einem selbst, die richtigen Worte zu finden. Mit Wut im Bauch läßt sich kein sachliches Gespräch führen. Dies ist jedoch wichtig, wenn man in Zukunft weiterhin (besser) zusammenarbeiten möchte.
- Befolgen Sie auch Ihrem Chef gegenüber die Minimalregeln eines Gesprächs:
- Schauen Sie Ihren Gesprächspartner an, und signalisieren Sie damit aufmerksames Zuhören.
- Versetzen Sie sich gerade bei Problemen immer in die Situation Ihres Gesprächspartners, und überlegen Sie, was Sie an seiner Stelle tun würden.
- Lassen Sie Ihren Gesprächspartner immer aussprechen, und machen Sie gegebenenfalls deutlich, daß auch Sie das Recht haben, zu Ende zu sprechen.
- Prüfen Sie, ob Sie eine wichtige Aussage Ihres Gesprächspartners verstanden haben, indem Sie sie mit eigenen Worten wiedergeben:
„Also, wenn ich Sie richtig verstanden habe, sind Sie der Ansicht, daß ich meine Kompetenzen beim Telefonieren überschreite."
Dies hat den Vorteil, daß auch Ihr Gegenüber erkennt, daß Sie verstanden haben, worum es geht. Drohende Mißverständnisse können dann sofort ausgeräumt werden.
- Bleiben Sie immer ehrlich, auch wenn Sie einen Fehler gemacht haben. Nur wer nichts tut, macht keine Fehler. Gestehen Sie Ihre Fehler ein. Sie werden sich besser fühlen, wenn Sie nicht versuchen, etwas unter den Teppich zu kehren oder gar anderen in die Schuhe zu schieben. Das Eingeständnis von Fehlern und Irrtümern setzt eine gewisse Charakterstärke voraus, die Ihnen jeder hoch anrechnen wird.
- Nicht zu tolerieren ist es, wenn der Chef Sie in Anwesenheit von Tierhaltern maßregelt. Auch ein grober Fehler Ihrerseits erlaubt es Ihrem Chef nicht, Sie wie eine Leibeigene zu behandeln. Öffentliche Maßregelungen sind herabsetzend und entwürdigend. Versuchen Sie, ruhig zu bleiben und sich in keine Diskussion verstricken zu lassen. Im Notfall verlassen Sie den Raum oder die Anmeldung. Nutzen Sie jedoch die nächste sich bietende Gelegenheit, um Ihrem Chef deutlich zu machen, daß dieses Verhalten von Ihnen in Zukunft nicht geduldet wird.

PROBLEME UND SONDERFÄLLE

- **Keine Lösung:** Sollten wider Erwarten die Probleme am Arbeitsplatz oder das Arbeitsverhältnis zum Chef und/oder den Kolleginnen nicht zu lösen bzw. zu verbessern sein, sollten Sie ernsthaft über einen Wechsel des Arbeitsplatzes nachdenken.

RUND UM DAS TIER

Notizen

RUND UM DAS TIER   C

C1 ANAMNESE

ALLGEMEINES

Die Anamnese ist die Krankengeschichte eines Tieres. Sie können in einem Vorgespräch mit dem Tierbesitzer bereits Näheres über das vorgestellte Tier und seine möglichen Beschwerden erfahren und dadurch diese wichtige Routinearbeit ein Stück weit alleine bewältigen. Sprechen Sie jedoch mit den Praxisbesitzern ab, inwieweit Sie ihnen die Arbeit erleichtern dürfen, indem Sie auch die weitere Anamnese übernehmen und sich nach Impfungen, Entwurmungen, bisherigen Erkrankungen und eventuellen Vorbehandlungen erkundigen, damit nicht manche Dinge mehrfach und andere gar nicht abgefragt werden.

DURCHFÜHRUNG

- Beginnen Sie immer mit der Begrüßung des Tierbesitzers und erkundigen Sie sich nach dem Grund des Besuches: „Guten Tag, Frau Müller, was fehlt Ihrem Kater denn?".
- Wenn Sie die Aufgabe haben, schon an der Anmeldung oder im Behandlungsraum einen Anamnesebogen auszufüllen, der die folgenden Untersuchungen einleitet, halten Sie sich an den Vordruck. Haben Sie keinen Vordruck, gewöhnen Sie sich eine bestimmte Reihenfolge der Fragestellung an, damit Sie nichts vergessen.
- Notieren Sie die Daten des Tierbesitzers (Vor- und Nachname, Anschrift) und das Signalement des Tieres (Name, Rasse, Geschlecht, kastriert ja/nein, Täto-Nummer). Versuchen Sie in der Zwischenzeit einen Blick auf das Tier zu werfen: Wie verhält es sich? Wie ist sein Ernährungs- und Pflegezustand? Lahmt es beim Gang ins Wartezimmer?
- Anschließend stellen Sie Fragen wie:
  - „Wie lange hat Ihr Tier diese Beschwerden?"
  - „Wie hat die letzte Behandlung angeschlagen?"
  - „Wie wird das Tier gehalten?" (Zwinger, Wohnung)
  - „Kann es ohne Aufsicht ins Freie?" (Garten)
  - „Ist es Familienmitglied oder auch „Gebrauchstier?" (Zucht, Jagd, Wettkämpfe)
  - „Gibt es noch andere Tiere im Haushalt? Wenn ja, welche und sind auch sie erkrankt?"
  - „Wann wurde es zuletzt geimpft und entwurmt?"
  - „Wie sieht es mit Floh- und Zeckenbefall aus?"
  - „War das Tier schon einmal im Ausland? Wenn ja, wo?"
  - „Was bekommt es zu fressen?" (Trocken- oder Naßfutter, selbstgekocht)
  - „Wie häufig zeigt es diese Symptome?" (mehrmals täglich, nur nachts)
  - „Ging es dem Tier in der Zwischenzeit auch einmal besser oder schlechter?"
  - „Wurde es deswegen schon behandelt, vielleicht mit einem „Hausmittel"?"
  - „Hatte es so etwas schon einmal?"
  - „Zeigt es momentan Leistungsabfall?" (schläft viel, keine Lust zum Spielen)
  - „Frißt und trinkt es normal oder mehr oder weniger als üblich?"
  - „Sind Harn- und Kotabsatz in Ordnung?"
- Tasten Sie sich dabei langsam in eine bestimmte Richtung vor, wenn Sie einen Krankheitsverdacht haben. Ein Beispiel: Es wird eine unkastrierte Hündin vorgestellt, die viel trinkt. Sie denken, daß eine Pyometra vorliegen könnte und erkundigen sich u.a. auch nach dem Zeitpunkt der letzten Läufigkeit.
- Vielleicht hilft es Ihnen und Ihren Kolleginnen, für bestimmte Krankheitskomplexe bereits im Vorfeld Fragengruppen zu erstellen, die zu bestimmten Symptomen gehören und immer zusammen abgefragt werden. Das erspart lästiges Nachfragen im Behandlungszimmer.
- Manche Tierbesitzer neigen dazu, Ihnen mehr Informationen als nötig zu geben.

C RUND UM DAS TIER

Hier müssen Sie den Redefluß kanalisieren, indem Sie viele Fragen stellen, auf die mit „ja" oder „nein" geantwortet werden kann. Andere Tierhalter sind sehr sparsam mit Auskünften. Solche Personen müssen zum Berichten ermuntert werden: „Erzählen Sie doch mal, wann Sie zum ersten Mal das Gefühl hatten, daß er sich nicht wohl fühlt".

- Dokumentieren Sie alle Informationen in der Kartei oder auf dem Anamnesebogen.

C2 RASSEKUNDE UND SIGNALEMENT

ALLGEMEINES

Bei der Vielzahl von Hunde- (über 300) aber auch Katzenrassen, ist es manchmal schwer, den Überblick zu behalten und sicherlich gehört es auch nicht in den Aufgabenbereich einer Tierarzthelferin oder eines Tierarztes, alle Hunde- und Katzenrassen zu kennen. Dennoch empfiehlt es sich, die bekanntesten Rassen zuordnen zu können und vor allem deren Rechtschreibung zu beherrschen. Häufig steht der Rassename leider schon falsch geschrieben im Impfpaß und wird dann kritiklos übernommen. Mit einer allgemeinen Rassekenntnis fällt es z.B. auch leichter, Mischlinge zuzuordnen. Mancher Tierbesitzer ist sehr geschmeichelt, wenn die Tierarzthelferin seinen Exoten erkennt oder seinen Mischling determinieren kann. Ebenso kann man Tierhalter für immer beleidigen, wenn man seinen Shar Pei für eine Englische Bulldogge oder seine Maine Coon für eine Perserkatze hält. Weiterhin ist es notwendig, das Signalement des Tieres aufnehmen zu können, vor allem im Zuge der zunehmenden Nachfrage nach Registrierung der Tiere bei Haustierzentralregistern. „Schwarz-braun" reicht da nicht aus, und auch bei getigerten Katzen gibt es Unterschiede. Vor allem bei Mischlingen und Hauskatzen ist die Tierarzthelferin auf sich selber gestellt. Unten finden Sie die gängigen Bezeichnungen verschiedener Fellzeichnungen und -farben, sowie die Namen der häufigsten Abzeichen (siehe auch J 5, Schreibweisen von Hunderassen).

DURCHFÜHRUNG

- Fragen Sie Neukunden immer nach dem Impfbuch, auch wenn das Tier gar nicht zur Impfung erscheint.
- Kontrollieren Sie den Eintrag im Paß. Wenn Sie sich nicht sicher sind, kontrollie-

ren Sie anhand der in den meisten Praxen vorhandenen Rasseenzyklopädie oder anhand der Liste am Ende dieses Buches die Rechtschreibung. Bei Katzen ist die Frage nach der Rasse weniger problematisch, da sie meist in einem Korb gebracht werden und dann die Frage nach der Rasse logisch ist, weil die Katze im Korb kaum zu erkennen ist. Das Feststellen des Signalements kann bei Hunden direkt an der Rezeption erfolgen, bei Katzen sollte damit gewartet werden, bis sie im Behandlungszimmer aus dem Korb geholt wird.

- Wenn Sie absolut nicht wissen, um welche Rasse es sich handelt, sollten Sie dies im Gespräch feststellen. Fragen Sie nicht plump „Und welche Rasse ist das?" sondern eher „Ich sehe, daß Ihr Hund ein Vertreter der Herdenschutzhunde ist. Welche Rasse ist es genau?" oder „Diese Windhundrasse sehen wir in der Praxis sehr selten. Bitte helfen Sie mir, ich komme nicht auf den Namen."

RASSEGRUPPENEINTEILUNG

Hunde

Herdenschutzhunde
Hierzu gehören alle großen, meistens weißen, Hütehundrassen wie z.B. der Tatrahund (Owczarek Podhalanski), der Pyrenäenberghund und der Kuvacz. Denken Sie stets daran, daß Vertreter dieser Rassen einen starken Beschützerinstinkt besitzen und nur ungern Fremde in die Nähe ihrer Besitzer und sich selber kommen lassen.

Schäferhunde
Es handelt sich um eine große und im allgemeinen leicht zu identifizierende Gruppe. Ihr bekanntester Vertreter ist der deutsche Schäferhund. Auch alle Collies gehören in diese Gruppe aber auch kleine Treib- und Hütehunde wie der Puli und der Polski Owczarek Nizinny. Bei den Vertretern der Verteidigungsrassen (deutsche, belgische, französische und holländische Schäferhunde sowie Bouvier) kann ein Maulkorb nötig sein.

Pinscher und Schnauzer
Die größten Vertreter sind Dobermann und Riesenschnauzer, besonders die kleinen Pinscher sind oft mit Vorsicht zu behandeln.

Molosser
Es ist eine leicht zu identifizierende Hundegruppe. Sie sind groß und tragen viel Haut wie z.B. alle sogenannten „Kampfhunde" ohne Terrierblut: Mastino Napolitano, Fila Brasileiro, Dogo Argentino aber auch Neufundländer und Leonberger sowie die Englische Bulldogge. Rottweiler, Hovawart, Dogge und Boxer gehören ebenfalls in diese Gruppe, wenngleich die typischen Merkmale hier nicht alle zutreffen. Bei den großen Molossern ist immer Vorsicht geboten, da auch hier der Beschützerinstinkt sehr gut ausgeprägt ist.

Berg- und Sennenhunde
Die Vertreter dieser Gruppe sind alle schwarz mit weißen und rostbraunen Abzeichen. Am bekanntesten ist in der Praxis sicher der oft zurückhaltende Berner Sennenhund.

Terrier
Die Gruppe der Terrier ist groß und umfaßt viele bekannte Vertreter, und auch viele Mischlinge tragen sichtbar Terrierblut. Die meisten haben kurze Haare oder aber zu trimmendes Rauhaar. Die Rute ist hoch angesetzt. Terrier, und besonders die ganz kleinen, sind oftmals schwer auf dem Behandlungstisch zu handhaben. Die Vertreter der Bullterrier (Staffordshire Bullterrier, American Staffordshire Terrier und Bullterrier) dagegen sind häufig die angenehmsten Patienten.

Lauf- und Schweißhunde (inkl. Teckel)
Alle Vertreter dieser großen Gruppe haben lange Schlappohren, z.B. der Beagle, der Bluthund, der Bassethound und die Teckel. Laufhunde sind besonders friedfertige Patienten. Teckel hingegen sind meist mit Vorsicht zu behandeln.

C RUND UM DAS TIER

Vorstehhunde
Alle diese Hunde haben Schlappohren. Die meisten sehen sich sehr ähnlich, z.B. die Deutschen Vorstehhunde, der englische Pointer, der Weimaraner, der Vizla. Die langhaarigen Varianten sowie die Setter (Irish, Englisch und Gordon Setter) und Münsterländer zählen auch hier hinzu. Die meisten sind freundliche Patienten. Wenn auch nie als Jagdhund verwendet, gehört auch der Dalmatiner in diese Gruppe, obwohl er offiziell ein „Gesellschaftshund" ist.

Spaniel
Die Spaniel sind leicht zu identifizieren. Am bekanntesten ist der englische Cockerspaniel aber auch die größeren, unbekannteren Vertreter wie Springer, Field und Clumber erkennt man leicht als Spaniel. Die allermeisten Spaniel sind gut zu handhaben.

Retriever
Bekannteste Vertreter sind Golden Retriever, Flat Coated Retriever und Labrador. Sie sind meistens brave Patienten. Auch die Retriever haben alle Schlappohren. Die unbekannteren Varianten sind nicht unbedingt als Retriever, sicher aber als Jagdhunde zu identifizieren.

Spitze und Schlittenhunde
Bei dieser großen Gruppe sehen die unbekannteren Vertreter sehr oft wie Mischlinge aus. Sie verfügen alle über eine über den Körper gerollte Rute und meist dichtes Fell mit viel Unterwolle. Bekannte Vertreter sind die deutschen Spitze, der Husky, der Samojede und der Akita Inu. Auch der Chow Chow und der Shar Pei sind Spitzartige. Auf dem Behandlungstisch gilt, daß alle Spitze sehr eigenständige Hunde sind, die sich meist nur ungern anfassen lassen.

Gesellschaftshunde
Hierzu gehören alle sogenannten „Schoßhunde", die meisten sind Miniausführungen von Rassen aus allen anderen Rassegruppen. Dementsprechend unterschiedlich ist der Charakter der einzelnen Vertreter. Bekannt sind Pudel, Malteser, Shih Tzu, Pekingese, Chihuahua und Cavalier King Charles Spaniel.

Urtypen
Sie sind nur selten in der Tierarztpraxis zu sehen. Es handelt sich um sehr ursprüngliche Rassen die oftmals noch ein sehr wildhundartiges Äußeres haben, z.B. Basenij, Kanaan Hund und die windhundartigen Podenco Ibicencos und Pharaohunde.

Windhunde
Sie sind leicht zu identifizieren. Bekannte Vertreter sind Greyhound, Whippet, Irischer Wolfshund und Afghane. Die meisten sind sehr liebe Patienten, doch gibt es Ausnahmen.

Katzen

Wir unterscheiden zwischen Langhaar-, Halblanghaar-, Kurzhaar- und Rexkatzen. Anders als in der Hundezucht werden viele Katzenrassen ständig verändert. Das Äußere einer Perserkatze war beispielsweise vor 10 Jahren noch ein ganz anderes als heute.

Langhaar
Die Perserkatze ist die einzige echte Langhaarkatze. Es gibt sie in vielen verschiedenen Farbklassen.

Halblanghaar
Hierzu zählen alle Varianten von Kurzhaarkatzen mit längerem Fell, die Heilige Birma und die Ragdoll, außerdem die Naturrassen wie Maine Coon, Norwegische und Sibirische Waldkatze und Türkisch Van und Angora. Auch Hauskatzen kommen ab und zu mit längeren Haaren zur Welt (ohne damit direkt „Persermischlinge" zu sein.)

Rex
Rexkatzen haben ein ganz kurzes Fell mit einer Wellenstruktur. Es gibt verschiedene Rassen, z.B. Cornish Rex, Devon Rex, German Rex und American Wirehair.

RUND UM DAS TIER   C

Kurzhaar
Bei der Vielzahl von Kurzhaarkatzen unterscheidet man verschiedene Typen. Die östlichen Kurzhaarrassen wie Siamesen, Orientalisch Kurzhaar, Abessiner und Ocikat haben einen feineren Knochenbau als z.B. Britisch Kurzhaar, Bengalkatze, Scotisch Fold oder die Hauskatze.

Auch bei Katzen unterscheiden sich die Charaktere, dies ist jedoch, anders als bei den Hunderassen, für die Tierarztpraxis weniger wichtig. Wichtig ist jedoch, vor allem bei der Vielzahl von Hauskatzen in der Tierarztpraxis, eine korrekte Bestimmung von Farbe und Zeichnung.

Tabby
Es gibt vier verschiedene Tabbyzeichnungen:
– gestreift (getigert); auch „mackerel tabby" genannt (a)
– gestromt, Schmetterlingsmuster; auch „classic tabby" genannt (b)
– gefleckt, die Streifen sind unterbrochen; auch „spotted tabby" genannt (c).

Diese drei sind für die Tierarztpraxis wichtig, die vierte, „ticked tabby" kommt nur bei wenigen Katzen vor, wie z.B. bei der Abessinerkatze.

Farben
Die Grundfarbe bei Katzen ist immer Schwarz und/oder Rot, mit oder ohne Weiß. Ohne jedes Pigment ist sie ganz weiß. Wenn aufgrund bestimmter Erbanlagen diese Farben verdünnt werden, sprechen wir von Blau und Creme. Eine „schwarzbraun gestreifte Katze" ist also eine „schwarz mackerel tabby" – das „Braun" ist eine dem Kaninchen ähnliche Wildfarbe und wird weiter nicht erwähnt. Eine rot/schwarze Katze (immer weiblich oder unfruchtbar männlich) ist „schildpatt" oder „tortoise". Weist sie auch eine Zeichnung auf, handelt es sich um eine „tortois tabby". Ein silberweißes Unterfell nennt man bei Katzen mit Zeichnung „Silber", bei Katzen ohne Zeichnung „Smoke". Die Farbe von Siamkatze, Heiligen Birma und Ragdoll nennt man Colourpoint, der Körper ist weiß (oder beige). Lediglich an Kopf, Beinen und Schwanz findet sich die Farbe, die dann die erwähnten Farben und Zeichnungen haben kann. Weitere Mutationen der Farben Schwarz und Rot kommen in der Katzenzucht vor, sind jedoch für die Tierarztpraxis weniger interessant. Das oft in Impfpässen und Karteikarten bei Farbe angegebene „Grau" gibt es nicht. Die Katze ist dann entweder blau oder schwarz silber tabby.

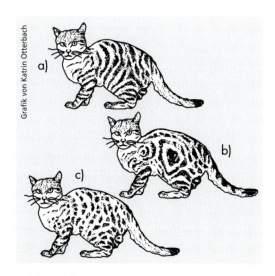

Tabbyzeichnungen

C RUND UM DAS TIER

C3 MELDEPFLICHT UND ANZEIGEPFLICHT

Das Auftreten bestimmter seuchenhafter Erkrankungen muß bei dem zuständigen Veterinäramt gemeldet bzw. angezeigt werden. Bei den anzeigepflichtigen Krankheiten muß bereits der Krankheitsverdacht „angezeigt" werden. Anzeigen müssen der Besitzer oder dessen Vertreter bzw. die Aufsichtsperson der Tiere sowie Personen, die von Berufs wegen mit Tierbeständen zu tun haben (z.B. auch der Tierarzt). Nachgewiesene Erkrankungen werden vom Tierarzt (meist einmal im Monat) zu statistischen Zwecken an das zuständige Veterinärreferat der Bezirksregierung gemeldet. Die betreffenden Erkrankungen sind auszugsweise in folgender Tabelle wiedergegeben:

Meldepflichtig	Anzeigepflichtig
Leptospirose	Aujeszkysche Krankheit
Listeriose	Newcastle Krankheit
Ornithose außer Psittakose	Psittakose
Säugerpocken	Tollwut
Geflügelpocken	
Toxoplasmose	
Tuberkulose des Geflügels	
Tularämie	

(nach der entsprechenden Verordnung in der Fassung vom 13.3.97)

Notizen

RUND UM DAS TIER C

C4 TIERSCHUTZ IN DER TIERARZTPRAXIS

ALLGEMEINES

Tierarzthelferinnen und Tierärzte können in der Praxis aktiven Tierschutz betreiben. Nach Auskunft der Tierärztekammer besteht Anzeigepflicht bei Tiermißhandlung, die eine strafbare Tat darstellt. Bei einem offensichtlichen Fall von Tiermißhandlung sollten Sie nach der Behandlung mit dem Tierarzt über Ihren Verdacht sprechen. Gegebenenfalls wird er dann die Straftat beim Veterinäramt anzeigen. Sie sollten nicht an ihm vorbei handeln, er könnte es als Verletzung der Schweigepflicht auslegen.

Ein gesundes Tier, das der Besitzer einschläfern lassen will, darf der Tierarzt laut Tierschutzgesetz nicht einschläfern. Oftmals werden Gründe wie Aggressivität oder Unsauberkeit genannt, um das Tier dennoch einzuschläfern. Andere Praxen schicken solche Tierbesitzer fort, ohne jedoch zu bedenken, daß dem Besitzer in der nächsten Praxis sein Wunsch wahrscheinlich erfüllt wird, oder er sein Tier evtl. aussetzt. Der Tierarzt ist letztlich verpflichtet, alles zu tun, um das Tier zu retten. Hier werden Ihnen einige einfache aber sinnvolle Möglichkeiten zum Tierschutz genannt, die Sie durchführen können.

DURCHFÜHRUNG

- Verweisen Sie auf das Tierheim. Am besten, Sie rufen selbst an und vergewissern sich, ob das Heim das Tier nehmen wird. Das erleichtert dem Tierbesitzer den Weg dorthin.
- Führen Sie ein „schwarzes Brett" mit Tieren, die ein neues Zuhause suchen, und achten Sie darauf, daß dieses immer aktuell bleibt. Helfen Sie Tierhaltern, die Abstand von ihrem Tier nehmen wollen oder müssen bei der Vermittlung. Dies gilt insbesondere für Gelegenheitswürfe von Katzen und Mischlingshunden.
- Informieren Sie sich evtl. beim örtlichen Tierheim über die dort untergebrachten Vierbeiner. Manche Tierheime stellen gerne Fotomaterial zur Verfügung.
- Besorgen Sie sich Informationsbroschüren zu verschiedenen Themen des Tierschutzes zur Auslage im Wartezimmer. Legen Sie solche Broschüren z.B. in die Impfbücher, die Ihnen vorgelegt werden.
- Stellen Sie Sparbüchsen der örtlichen Tierschutzorganisationen auf. Keine Angst – die Kaffeekasse der Mitarbeiter leidet unter einer solchen Aktion nicht, da viele Kunden Einsatz für den Tierschutz häufig extra belohnen.
- Nehmen Sie sich Zeit für Fragen von Kunden, die Sie beim Hunde- oder Katzenkauf um Rat fragen. Hierbei ist es nützlich, die aktuelle Tierheimliste (falls vorhanden) und die Informationen des schwarzen Brettes hinzuzuziehen. Geben Sie nur Adressen von seriösen Züchtern weiter, auch wenn andere ebenfalls zum Praxisklientel zählen. Verweisen Sie den Kunden ansonsten an den *Verein für das deutsche Hundewesen* oder die größeren Katzenvereine wie 1. DEKZV (siehe J4, Adressen).
- Informieren Sie sich über die örtlichen Zoofachgeschäfte: Wo werden Kleinnager und Kaninchen tiergerecht zum Kauf angeboten, wo sitzen Papageien in zu kleinen Käfigen? Ihr Tip für Kaufwillige: Das Tierheim vermittelt auch Kleintiere und Vögel.
- Informieren Sie sich über Namen und Adressen von bekannten Hundehändlern in Ihrer Umgebung. Kaufwillige Kunden können Sie dann diskret auf die dortigen Mißstände aufmerksam machen. Hunde und Katzen dürfen in Deutschland nicht in Tierhandlungen verkauft werden.
- Beraten Sie Tierbesitzer über die Größe und Beschaffenheit von Kleintier- und Vogelkäfigen. Oftmals sind diese viel zu klein oder zu rund. Die meisten Ratschläge werden dankend angenommen, da eine sol-

C RUND UM DAS TIER

che Beratung im Zoofachhandel leider oft fehlt.
- Informieren Sie sich über hundefreundlich trainierende Hundeschulen und -vereine in Ihrer Umgebung, an die Sie interessierte Hundebesitzer verweisen können. Auch ist es nützlich, die Adressen von Verhaltensberatern für Hunde und evtl. Katzen mit Problemverhalten zur Hand zur haben, wenn die Praxis selber in dieser Hinsicht nicht tätig ist. Schnelle Hilfe bei Verhaltensproblemen verhindert häufig ein überstürztes Einschläfern des Tieres.
- Klären Sie Kinder über den richtigen Umgang mit Tieren auf, besonders wenn sie selbst mit ihren Kleinnagern oder Kaninchen vorstellig werden. Erklären Sie den richtigen Haltegriff, die richtige Einstreu, die korrekte Futtermenge und geben Sie Hinweise zur Haltung. Aufgeklärte Kinder werden aufmerksame Erwachsene.
- Erscheinen bei Ihnen zur Nachbehandlung Hundebesitzer, die trotz Verbotes Tiere zum Kupieren ins Ausland gebracht haben, sprechen Sie den Praxisinhaber in einem günstigen Augenblick darauf an, damit er den Tierhalter auf den Verstoß gegen das Tierschutzgesetz aufmerksam machen kann. Werden bei Ihnen in der Praxis Jagdhundwelpen an den Schwänzen kupiert, was die einzige Ausnahme des Verbotes darstellt, bitten Sie eventuell Ihren Chef, Ihnen das Assistieren zu ersparen. Sie haben das Recht dazu.
- Die meisten exotischen Vögel und Reptilien müssen CITES-Papiere haben, eine Artenschutzbescheinigung, die den Besitz dieses Tieres erlaubt. Viele Tiere haben so etwas nicht. Auf illegalem Wege werden tatsächlich noch immer geschützte Tiere ohne CITES verkauft, obwohl dies verboten ist. Andere Besitzer übernehmen solche Tiere aus Privatbestand und wissen wenig vom Artenschutz. Auch hier sollten Sie, nach Rücksprache mit dem Tierarzt, aufklärend tätig werden, damit es bei tatsächlicher Unkenntnis wenigstens bei diesem illegalen Ankauf bleibt. Weitere Hinweise dazu erhalten Sie bei Ihren Landschaftsbehörden, Veterinär- und Umweltämtern.

Notizen

C5 HANDLING VON HAUSTIEREN

ALLGEMEINES

Die Tierhalter und Tiere, die in Ihre Praxis kommen, sind oft unsicher und verängstigt. Sie wissen nicht was ihnen bevorsteht oder ob eine Erkrankung leicht oder schwer ist. Ihre Aufgabe ist es, die Untersuchung bzw. Behandlung vorzubereiten und zu ermöglichen. Gefahren durch Kratzen und Beißen müssen weitestmöglich ausgeschlossen werden. Dabei wird Ihre Erfahrung im Umgang mit Tieren die entscheidende Rolle spielen. Wie begegne ich einem ängstlichen Hund? Wie lege ich einen Maulkorb an? Wie entgehe ich einem hackenden Vogel? Sie müssen die Methoden zur Bändigung auch zu Ihrem eigenen Schutz beherrschen. Je sicherer und entschlossener Sie mit dem Tier umgehen, desto eher wird es sich bei der Untersuchung oder Behandlung ruhig verhalten. Die Arbeit des Tierarztes wird dadurch erst ermöglicht. Außerdem werden Ihnen die meisten Tierhalter dankbar sein, wenn sie diese Aufgabe nicht übernehmen müssen. Die meisten können (oder wollen) ihre Tiere während einer Untersuchung oder Behandlung nicht halten. Auch aus Versicherungsgründen muß man klären, wer das Tier während der Untersuchung führt. Ohne ausdrückliche Aufklärung des Tierhalters bleibt der Tierarzt verantwortlich, auch wenn der Tierhalter z.B. während der Untersuchung von seinem eigenen Tier gebissen wird.

VORBEREITUNG

* Lernen Sie die Verteidigungsmöglichkeiten der jeweiligen Tiere, z.B.:
  – Hunde können beißen
  – Katzen können kratzen und beißen
  – Kaninchen können beißen und kratzen
  – Papageienvögel können beißen
  – Vögel können hacken
  – Greifvögel können krallen
  – Meerschweinchen können beißen.

* Tisch decken:

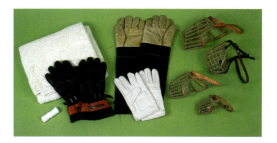

  – *Maulkörbe in verschiedenen Größen*
  – *Handschuhe in verschiedenen Stärken (Arbeitshandschuhe z.B. für Nymphensittiche und Katzen, Falknerhandschuhe z.B. für Papageien)*
  – *Decken (z.B. Katzen einwickeln)*
  – *Mullbinde (z.B. Umwickeln einer Hundeschnauze).*

DURCHFÜHRUNG

* Klären Sie vor Behandlungsbeginn mit dem Tierhalter, ob das Tier oft kratzt oder beißt.
* Bei Heim- und exotischen Tieren sollten Sie stets mit aggressiver Verteidigung rechnen, sobald sich eine für das Tier fremde Person nähert.
* Halten Sie immer die Türe zum Behandlungsraum geschlossen, sobald sich alle Beteiligten im Raum befinden. Bei Vögeln und Katzen müssen auch sämtliche Fenster geschlossen sein.
* Halten Sie die Zahl der anwesenden Personen möglichst gering. Unnötiges Betreten oder Verlassen des Raumes wird vermieden.
* Wird Ihnen eine Katze bereits fauchend vorgestellt, sollten Sie nicht zögern, sich die Handschuhe anzuziehen. Reagieren die Tierhalter darauf mit Unverständnis, sollten Sie sie darauf hinweisen, daß dies zum persönlichen Schutz gehört, jedoch keinesfalls die Sorgfalt und Vorsicht behin-

C RUND UM DAS TIER

dert, mit der Sie dem Tier begegnen. Lassen Sie sich auf keine Diskussion ein.
- Lassen Sie das Tier nicht vom Tierbesitzer alleine tragen. Bei einer Verletzung des Tierhalters z.B. wenn das Tier bei Verabreichung einer Spritze beißt, wird es schwer zu beweisen sein, daß Sie den Tierhalter zuvor über diese Gefahr informiert haben. Außerdem lassen die meisten Tierhalter in einer solchen Situation das Tier los, und alle Anwesenden geraten unnötig in Gefahr.
- Das Anlegen eines Maulkorbs wird hingegen am besten dem Tierhalter überlassen, während Sie den Hund nur fixieren. Bei einer fremden Hand in Kopfnähe beißt der verängstigte Hund vielleicht zu.
- Vögel werden meistens in ihren Käfigen gebracht. Bevor Sie einen Vogel aus seinem Käfig nehmen, ziehen Sie sich entsprechende Handschuhe an oder verwenden ein Tuch. Auch der Biß eines Wellensittichs schmerzt. Bei großen Sittichen und Papageien arbeiten Sie nie ohne Handschuhe. Eine Vogelleiter oder -schaukel wird zuvor herausgenommen, um den Vogel sicherer greifen zu können.
- Meerschweinchen sind im Gegensatz zu anderen Heimtieren relativ einfach zu handhaben. Auf der Abbildung können Sie erkennen, wie Sie sie am besten tragen.

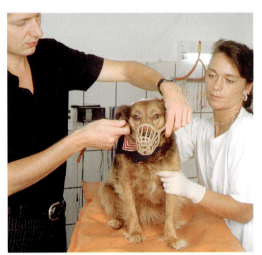

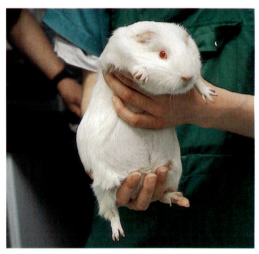

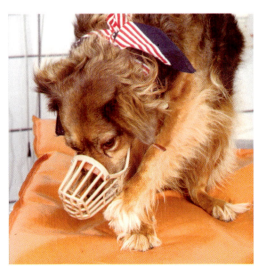

TIPS UND TRICKS

- Wenn bei einem bissigen Hund die Zähne oder das Zahnfleisch untersucht werden sollen, und somit die Anlage eines Maulkorbes nicht möglich ist, kann zumindest eine Mullbinde um das Maul gewickelt werden, um ihn am Beißen zu hindern (a). Das Zahnfleisch und ein Großteil der Zähne kann dennoch auf diese Weise untersucht werden, indem Sie die Lefzen herauf- bzw. herunterziehen (b+c).

RUND UM DAS TIER   C

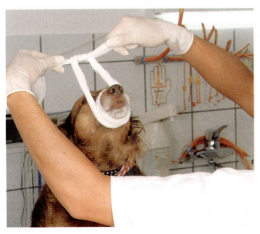

a

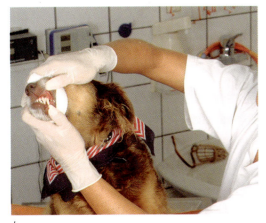

b

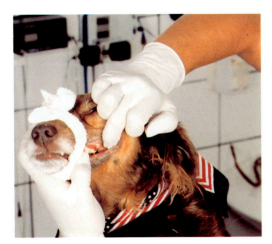

c

- Ein in der Praxis entflogener Vogel kann z.B. mit einem leichten Handtuch eingefangen werden. Oft sitzt der Vogel an einem Platz, auf dem er nur auf sein Einfangen zu warten scheint. Jetzt kann man das Tuch von oben leicht über ihn werfen. Hilfreich dabei ist es, den Raum etwas zu verdunkeln. Auch möglich, aber schwieriger, ist das Wiedereinfangen mit einem Käscher.
- Holen Sie eine unwillige Katze aus einem Katzenkorb, indem Sie den Deckel abheben. Wenn Sie die Katze durch die Türe ergreifen möchten, wird sie sich wahrscheinlich eingeengt fühlen und sich kratzend und beißend verteidigen.
- Vermerken Sie die Maulkorbgröße eines Hundes auf seiner Karteikarte.
- Vögel sind sehr empfindlich. Vermeiden Sie es, das Tier länger als nötig in der Hand zu halten. Bei einer Nachbehandlung oder Vitamininjektion ziehen Sie die Spritze bereits vor dem Herausnehmen des Vogels nach Anweisung des Tierarztes auf.
- Bestimmte Hunde (brachiozephale Hunderassen, Pekingesen, Shih Tzus, Bulldoggen, Mops) sollten Sie nicht am Nackenfell fassen, da die Gefahr des Augapfelvorfalls besteht.

PROBLEME UND SONDERFÄLLE

- **Nicht zu beruhigende Tiere:** Es kommt gelegentlich vor, daß sich das Tier überhaupt nicht untersuchen bzw. behandeln läßt. In diesem Fall sollten weder die Nerven des Tiers noch der Beteiligten unnötig strapaziert werden. Es ist allen viel mehr damit gedient, wenn der Tierarzt das Tier sediert oder dem Tierhalter ein Beruhigungsmittel (z.B. Azepromazin = Vetranquil®) mitgegeben wird, das dieser dem Tier vor dem nächsten Tierarztbesuch verabreicht. Berücksichtigen Sie dies auch bei den folgenden Terminvergaben, indem Sie dem Tierhalter jedesmal eine Dosis des Beruhigungsmittels für den nächsten Tierarztbesuch mitgeben. Sedalin-Gel® wirkt etwa 30 min nach oraler Gabe.

C RUND UM DAS TIER

C6 HANDLING VON WILDTIEREN

ALLGEMEINES

In der Bundesrepublik Deutschland sind im Zusammenhang mit Jungvögeln, Igeln und anderen Wildtieren, vor allem zwei Bestimmungen des Bundesnaturschutzgesetzes wichtig.

So ist es verboten „wildlebenden Tieren der besonders geschützten Arten nachzustellen, sie zu fangen, zu verletzen, zu töten oder ihre Entwicklungsformen Nist-, Brut-, Wohn- oder Zufluchtsstätten der Natur zu entnehmen, zu beschädigen oder zu zerstören."

Somit gilt grundsätzlich, daß das Halten von Tieren der besonders geschützten Arten, – hierzu zählen fast alle einheimischen, wildlebenden Tiere – verboten ist, ebenso wie ihr Fangen, Verletzen und Töten. Im Zweifel kann von der unteren Landschaftsbehörde eine entsprechende Liste angefordert werden. Diese wird wiederum eingeschränkt durch einen weiteren Paragraphen, welcher unter Beachtung jagdrechtlicher Vorschriften besagt, daß verletzte oder kranke Tiere aufgenommen werden dürfen, um sie gesund zu pflegen.

Die Tiere werden unverzüglich in die Freiheit entlassen, sobald sie sich dort selbständig erhalten können.

Auch in der Tierarztpraxis treffen Sie gelegentlich auf Wildtiere. Besonders im Frühjahr werden oft von Kindern oder Spaziergängern verwaiste Wildvögel oder im Herbst Igel jeden Alters gefunden und in die Tierarztpraxen gebracht.

- Nicht alle Vögel oder Igel, die verlassen erscheinen, sind Waisen, und nicht alle Tiere, die einen kranken Eindruck machen, sind wirklich krank. Deshalb gilt „Nicht jeder Vogel oder Igel braucht Hilfe, aber jede Hilfe muß richtig sein", d.h., sie muß von fachkundigen Personen durchgeführt werden.

- Bedenken Sie immer, daß besonders ein Wildvogel, den Sie in Pflege nehmen oder geben, unter Umständen nie mehr in der Lage ist, in die Wildnis zurückzukehren, und ständig Fürsorge benötigt. Der Unterschied in der Betreuung und Versorgung des Tieres liegt darin, daß diese Tiere herrenlos sind. Deshalb sollte von Ihnen im Vorfeld abgeklärt werden, ob der Finder das Tier selber pflegen möchte oder ob es in fachkundige Hände weitergegeben werden soll. Dies kann auch Ihre Praxis oder Ihr Zuhause sein.

- Viele Finder fragen zunächst nach den Behandlungskosten. In einen Vorgespräch können Sie erklären, daß Medikamente, die abgegeben werden, von dem „Pfleger" übernommen werden müssen. Die Behandlungskosten trägt im allgemeinen die Tierarztpraxis.

Vögel

Bei Wildvögeln müssen Sie die Art bestimmen. Das ist für die korrekte Unterbringung und Ernährung des Tieres und somit für seine Überlebenschancen wichtig. Die Fütterung richtet sich danach, ob es sich um einen Insekten – oder Körnerfresser handelt. Die Unterbringung von Jungvögeln hängt davon ab, ob es Nestflüchter oder Nesthocker sind.

Insektenfresser	Körnerfresser
Amsel (auch Früchte)	Finken
Dompfaff	Sperlinge
Drosseln (auch Früchte)	Zeisig
Heckenbraunelle	
Kleiber	
Meisen	
Rotkehlchen	
Rotschwänzchen	
Schwalben	
Star (auch Früchte)	
Stelzen	
Zaunkönig	

RUND UM DAS TIER C

Igel

Auch für die Aufzucht und Pflege verwaister Säugetiere ist die richtige Ernährung entscheidend. Igelmuttermilch ist sehr energie- und fettreich. Bewährt hat sich hier das Präparat Esbilac®, Albrecht.

VORBEREITUNG

- Bevor der Vogel ins Behandlungszimmer kommt (oder parallel dazu) bereiten Sie eine Traubenzuckerlösung zu (10 g Traubenzucker auf 100 ml lauwarmem Wasser), da das Tier wahrscheinlich geschwächt und/oder krank ist. Sie können auch Elektrolytlösungen oder Boviserin® benutzen.
- Tisch decken:

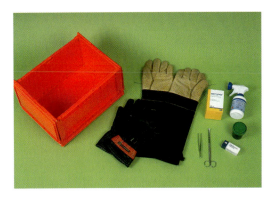

- geeignetes Insektizid (z.B. Wellcare-Puder, Frontline-Spray, Jacutin-Spray für junge, und schwache Igel)
- Wunddesinfektionslösung
- antibiotische Augensalbe (z.B. Terramycin AS®)
- injizierbares Parasitikum für Igel
- feine Schere
- Pinzette
- Karton oder Kiste
- Lederhandschuhe für Igel
- evtl. Gummihandschuhe als Infektionsschutz bei Vögeln (Chlamydien)
- Röhrchen zur Kotprobenentnahme.

Vögel

- Fertigen Sie ein bequemes, höhlenartiges Nest mit leicht zu wechselnder Einlage, das Sie dann zur Sicherheit in einen Käfig befestigen oder legen.
- Noch völlig oder teilweise unbefiederte Vögel müssen Tag und Nacht warmgehalten werden, z.B. durch Rotlicht.

Igel

Als Igelnest eignet sich ein Pappkarton, oder ein Käfig mit hoher Bodenwanne, der mit Zeitungs- und Küchenpapier ausgelegt wird. Weiterhin gehört ein kleines Papphäuschen hinein, in dem sich der Igel sicher fühlt, sowie Fress- und Trinknäpfe. Igelsäuglinge brauchen konstante Wärme.

DURCHFÜHRUNG

- Ziehen Sie sich je nach Tierart Gummi- bzw. Lederhandschuhe an.
- Wenn zeitlich möglich, nehmen Sie den Vogel bzw. Igel aus dem Behältnis und wiegen ihn.
- Untersuchen Sie das Tier auf Verletzungen oder Parasiten, um die Behandlungszeit zu verkürzen.
- Entnehmen Sie eine Kotprobe zur Untersuchung auf Endoparasiten.
- Prüfen Sie den Ernährungszustand.
- Nach der Behandlung bringen Sie es in die vorbereitete Box und kümmern sich um Fütterung und die Gabe von Flüssigkeit.
- Berücksichtigen Sie auch eventuelle tierärztliche Sonderanweisungen.

Vögel

- Füttern Sie Vögel mit einer 1 ml Spritze und einer stumpfen Pinzette.
- Wenn die Vögel den Schnabel anfangs noch nicht aufsperren, öffnen Sie ihn vorsichtig mit den Fingern, ohne ihn zu verbiegen oder zu verletzen. Träufeln Sie dann flüssige Nahrung tröpfchenweise

C RUND UM DAS TIER

hinein. Achten Sie darauf, daß der Vogel nicht aspiriert.
- Bald erlernen die verwaisten Vögel, daß die Nahrung nur von Ihnen kommt und werden den Schnabel weit aufsperren. Füttern Sie möglichst häufig kleine Mengen, damit der Kropf nicht überladen wird.
- Die erste Mahlzeit erhalten die Vögel um 7:00 Uhr und die letzte um 22:00 Uhr.

Igel

- Nachdem der Igel auf das Gramm genau gewogen wurde, mischt man einen gestrichenen Teelöffel Esbilac mit zwei Teelöffeln ungesüßten Fencheltee.
- Fügen Sie Vitamin B-Komplex-Tropfen und etwas Futterkalk einmal am Tag der frisch zubereiteten Ersatzmilch hinzu.
- Ab einen Gewicht von 90–110 g (ca. 19 Tage alt) sind Igel in der Lage, einige Tropfen Ersatzmilch selbständig zu schlecken.

- Wenn weder Sie (die Praxis) noch der Finder sich um das verwaiste Tier kümmern können, benachrichtigen Sie einen Tierschutzbeauftragten, der sich mit dem entsprechenden Tier auskennt (Tierschutzvereine). Besonders bei größeren Vogelarten ist die Benachrichtigung von Vogelparks oder Vogelwarten möglich, die das Tier sicher gerne bei Ihnen abholen.

TIPS UND TRICKS

Vögel

- Futter sollte mehrmals täglich frisch zubereitet werden. In den „matschigen" Futtermischungen können sich in wenigen Stunden krankmachende Bakterien vermehren, wodurch es rasch zu Durchfällen kommt, die in kurzer Zeit zum Tode führen.
- Achten Sie auf absolute Sauberkeit des Nestes. Ausscheidungen werden sofort entfernt. Gegebenenfalls wird die Nesteinlage mehrmals täglich erneuert.

- Eine Auswilderung erfolgt erst, wenn die Vögel vollständig allein fressen.
- Wenn der Finder das Tier betreuen und pflegen möchte, bereiten Sie ihn auf das Wesentliche vor. Dazu geben Sie ihm z.B. eine vorbereitete Liste mit Tips zu Fütterung und Unterbringung mit. Gleichzeitig bitten Sie ihn, das Tier zunächst alle 2 Tage in der Praxis vorzustellen.
- Mauersegler benötigen zur Unterbringung, ein leicht schräggestelltes, mit griffigem Stoff (Frottee) bespanntes Brett um sich mit den kleinen Stummelfüßen daran festzuhalten.

Igel

- Füttern Sie in Gefangenschaft nie Regenwürmer oder Schnecken (Endoparasitengefahr).
- Igelbabys dürfen nicht mit Ersatzmilchpräparaten für Menschensäuglinge oder Kuhmilch aufgezogen werden. Der hohe Laktosegehalt führt zu Durchfall und Blähbauch, woran die Tiere meist sterben.
- Zur Zwangsfütterung bei älteren Igeln eignen sich z.B. Hill`s Prescription Diet canine/feline a/d®, Concentration Instant Diet Feline®, Clincare feline Powdered® oder Liquid Diet, Reanimyl®.
- Zur Fütterung eignet sich am ehesten eine 2 ml Spritze, auf deren Konus ein langes Stück eines Fahrradventilschlauchs gestülpt wird. Auch die weichen Gummiaufsatzstücke mancher Ohrensalben passen auf den Luer-Ansatz der Spritzen.
- Zur Untersuchung und Geschlechtsbestimmung streicheln Sie den Igel sanft über den Rücken, bis er sich ausrollt. Bringen Sie ihn dann mit der flachen Hand in Seitenlage. Das entspannte Tier kann auch behutsam an den Hinterbeinen gefaßt und angehoben werden.
- Infos gibt es bei Pro Igel e.V. (siehe J4, Adressen).

RUND UM DAS TIER   C

PROBLEME UND SONDERFÄLLE

Vögel

- **Unbekannte Vogelart:** Falls Sie eine Vogelart nicht bestimmen können, fragen Sie einen Ornithologen (Vogelparks), Vogelzüchter, Fachtierarzt für Ziergeflügel oder eine fachkundige Tierschutzperson.
- **Verletztes Tier:** Können Sie direkt erkennen, daß das Tier z.B. am Flügel schwer verletzt ist, bereiten Sie den Finder behutsam auf eine mögliche Euthanasie seines Schützlings vor. Gerade Kindern ist es oft schwierig begreifbar zu machen, daß ein Vogel fliegen muß und sich sonst nicht wohl fühlen wird.
- **Flügelverletzungen:** Gerade bei Flügelverletzungen muß sorgfältig überlegt werden, ob der Vogel später wieder voll flugfähig ist, denn nur dann kann er wieder in die Natur entlassen werden.

C7 UMGANG MIT JUNGTIEREN

Welpen

ALLGEMEINES

Der Junghund durchläuft ähnlich wie der junge Mensch verschiedene Phasen der sozialen Entwicklung. Man unterscheidet im wesentlichen vier Phasen:
- vegetative Phase (- 3 Wochen)
- primäre Sozialisationsphase (3.–12. Woche)
- sekundäre Sozialisationsphase (12. Woche – 5. o. 6. Monat)
- Pubertät (endet mit dem Erwachsenenalter, rasseabhängig nach 1–2,5 Jahren).

Die meisten Welpen kommen im Alter von 6–8 Wochen zur ersten Impfung in die Praxis. Diese Zeit fällt in die primäre Sozialisationsphase, in der sowohl positive als auch negative Erfahrungen besonders stark erlebt werden. Wenn in dieser Zeit z.B. keinerlei Kontakt zu Menschen besteht, wird sich der Hund auch in Zukunft kaum noch an Menschen gewöhnen können. Gleiches gilt für den ersten Besuch in der Praxis während dieser Entwicklungsphase. In der sekundären Sozialisationsphase stehen andere Dinge im Vordergrund: Er lernt nun welche Rolle er in der Rangordnung spielt. Das bedeutet für sein Verhalten häufige Unsicherheitsgefühle und Flucht vor ihm bedrohlich erscheinenden Situationen. Macht der Hund in diesen Phasen gute Erfahrungen, wird er in der Zukunft wesentlich leichter zum Besuch einer Tierarztpraxis zu bewegen sein.

TIPS ZUM UMGANG MIT WELPEN

- Bei sehr ängstlichen Hunden und solchen, die bereits schlechte Erfahrungen gemacht haben, kann dem Tierhalter geraten werden, z.B. bei Spaziergängen für einige Minuten in der Praxis vorbeizukommen

C RUND UM DAS TIER

und sich einfach mit dem Hund ins Wartezimmer zu setzen. So kann dem Hund Schritt für Schritt die Angst abtrainiert werden.
- Viele Tierhalter trösten ihre Hunde, wenn diese ängstlich sind, indem sie sie auf den Schoß nehmen und verhätscheln. Das Trösten wird vom Tier als Belohnung bzw. Zuwendung erfahren. Dadurch wird das ängstliche Verhalten des Tieres verstärkt. Besser ist es, sich normal zu verhalten und nicht auf die Angst des Hundes einzugehen. Bei extremer Angst mit ausgeprägter Fluchtneigung kann Körperkontakt jedoch beruhigend wirken, denn in einer solchen Situation verhindert die Angst eine Verstärkung des Verhaltens.
- Bieten Sie eine Welpenspielstunde an (siehe A1, Erscheinungsbild der Praxis).
- Während der Behandlung sollten Sie sich dem Tier gegenüber ebenfalls nicht tröstend verhalten, sondern betont fröhlich. Die Gabe einer Spritze wird dem Hund als normales Erlebnis präsentiert und sofort durch spielen oder Gabe von Futter belohnt.
- Bei der Injektion in eine bestimmte Körperpartie sollten Sie die gegenüberliegende Seite durch starkes Kraulen betonen und die Aufmerksamkeit des Tieres dadurch zu dieser Seite hin ablenken.
- Ein stationäres Tier benötigt in diesem Alter natürlich besondere Zuwendung. Der Aufenthalt in der Praxis sollte ihm so angenehm wie irgend möglich gemacht werden. Das bedeutet, daß Sie sich mehrmals am Tage eingehend spielerisch mit dem Tier befassen, sofern sein Zustand es erlaubt.
- Wenn der Hund bereits Angst davor hat, die Praxis zu betreten, sollte kein Zwang ausgeübt werden. Versuchen Sie statt dessen, das Tier durch Ihre positive Stimmung und aufmunternde Körpersprache in die Praxis zu locken. Erklären Sie dies gegebenenfalls auch dem Tierhalter.
- Halten Sie für die unsicheren Welpen schon an der Anmeldung Spielzeug bereit (z.B. einen Ball oder ein „Quietscheentchen").

Kätzchen (Katzenwelpen)

ALLGEMEINES

Wie bei Hundewelpen ist es auch bei der Jungkatze wichtig, den Tierarztbesuch so positiv wie möglich zu gestalten. Eine unangenehme Erfahrung beim ersten Besuch der Tierarztpraxis kann die Katze noch stärker für das restliche Leben prägen, als das bei Hunden der Fall ist. Bei Kätzchen dauert die vegetative Phase von der 1.–3. Woche, die primäre Sozialisationsphase von der 3.–7. Woche und die sekundäre Sozialisationsphase von der 7.–16. Woche. Kätzchen müssen länger bei der Mutter bleiben als junge Hunde, im Idealfall bis zur 12. Woche. Andererseits können Bauernhofkätzchen ohne Menschenumgang gar nicht früh genug ins Haus genommen werden.

TIPS ZUM UMGANG MIT KÄTZCHEN

- Halten Sie auch für Kätzchen geeignetes Spielzeug bereit, z.B. Federwedel, Glöckchen oder eine Fellmaus. Die Spielzeuge müssen gegenüber Desinfektionsmitteln beständig sein.
- Auch eine rasch zerknüllte Papierkugel ist für das Tier ein Spielzeug.
- Sie können durch Aufsprühen eines synthetischen Lockstoffes (Feliway®) auf Hände, Tisch und Kittel einen für das Tier vertrauten Geruch und somit eine angenehmere Atmosphäre erzeugen.
- Auch bei Kätzchen ist das Trösten eine ungeeignete Antwort, die ängstliches Verhalten verstärkt. Ebenso kann bei Panik und übermäßiger Fluchtneigung Körperkontakt beruhigend wirken.
- Kätzchen von einem Bauernhof hatten bislang wahrscheinlich nur wenig Kontakt zu verschiedenen Menschen. Sind sie älter als

7 Wochen, wird es schwer sein, sie überhaupt noch an ein Leben als Hauskatze zu gewöhnen. Daher sollte der Umgang mit ihnen beim Tierarzt – also mit neuen Menschen – ganz besonders behutsam erfolgen.

C8 UMGANG MIT (ANGST)-AGGRESSIVEN HUNDEN

ALLGEMEINES

In der Tierarztpraxis gibt es einige Hilfsmittel zur Bändigung unwilliger Tiere – sicherlich mit Berechtigung, denn Beißen und Kratzen der Tiere soll natürlich verhindert werden (siehe C5, Handling von Haustieren). Es soll jedoch nicht vergessen werden, daß jede Zwangsbehandlung in der Tierarztpraxis vom Tier nicht vergessen wird und die Abwehrreaktion bei der nächsten Behandlung deutlich stärker sein kann. Oft ist es dem Praxispersonal nicht möglich, diesen Umstand zu vermeiden, denn die Tiere müssen behandelt werden. Bei Hunden kann man jedoch oft anhand der Körpersprache den Gemütszustand erkennen und eine evtl. Angstaggression abfangen oder es gar nicht soweit kommen zu lassen.

DURCHFÜHRUNG

- Ein ängstlicher Hund ist nicht schwer zu erkennen: Seine Körperhaltung ist unsicher geduckt, seine Ohren liegen im Nacken und sein Schwanz wird tief getragen oder unter den Bauch geklemmt. Zeigt er die Zähne, so sind auch die Backenzähne zu sehen. Viele Hunde zeigen auf dem Behandlungstisch Zeichen von Angst, nicht alle sind gleichzeitig aggressiv. Im Kapitel *Umgang mit Jungtieren* (C7) finden Sie Anregungen, um den Aufenthalt in einer Tierarztpraxis für einen Welpen so positiv wie möglich zu gestalten, und die gleichen Hinweise gelten auch für ängstliche Hunde.
- Das Trösten des Tieres durch den Besitzer sollte unterbleiben, da dies die Angst des Hundes festigt und verstärkt.
- Bei jedem ängstlichen Hund ist mit Beißreaktionen zu rechnen. Einem solchen Tier ist die Prozedur der Maulkorbanlage kaum zuzumuten. Die meisten Besitzer sind in

C RUND UM DAS TIER

der Lage, den Kopf ihres Hundes so festzuhalten, daß dieser nicht nach hinten schnappen kann. Da dies jedoch versicherungstechnisch eine heikle Situation ist, kann ein kleiner bis mittelgroßer Hund durch fixierenden Griff links und rechts hinter den Ohren meist auch durch eine

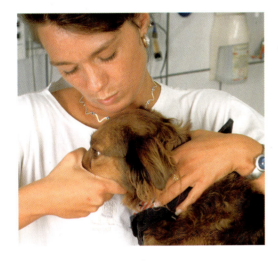

Tierarzthelferin festgehalten werden, ohne daß gleich ein Maulkorb nötig ist (Vorsicht bei kurzschädeligen Rassen!)

- Ist die Aggression des Hundes nicht in erster Linie angstinduziert, ist der Umgang ein anderer, wobei selbst bei sehr selbstsicheren Hunden die Körpersprache nicht immer eindeutig ist. Man spricht dann von ambivalenter Körperhaltung, weil der Hund gleichzeitig dominante und untergeordnete Signale zeigt. Ein Beispiel sind viele Rottweiler und Mastinos, unter diesen Rassen ist reine Angstaggression selten.
- Ein dominanter Hund läuft selbstsicher ins Wartezimmer und in den Behandlungsraum. Seine Körperhaltung ist aufgerichtet, sein Schwanz wird hoch oder neutral getragen. Ein dominanter Hund der Aggression zeigt, ist immer gefährlich. Wenn er beißt, handelt es sich nicht um Zuschnappen, sondern um Festbeißen. Wir können bei einem solchen Hund trotz seiner selbstsicheren Haltung oftmals doch Zeichen von Unsicherheit und Stress erkennen, etwa zurückgelegte Ohren oder das Ablecken der Schnauze (züngeln). Das Abtrainieren einer derartig motivierten Aggression ist in einer Tierarztpraxis nicht möglich. Daher sollte hierbei immer ein Maulkorb angelegt werden.

Notizen

RUND UM DAS TIER   C

C9 UMGANG MIT HILFSMITTELN

ALLGEMEINES

Jede Tierarzthelferin muß regelmäßig Fragen zur Haustierhaltung beantworten. Viele Fragen drehen sich um die Hundeerziehung, aber auch unerwünschtes Verhalten bei Katzen ist kein seltenes Thema. Deshalb ist es nützlich, die verschiedenen Erziehungshilfen zu kennen und die Tierbesitzer darüber informieren zu können. Es muß individuell entschieden werden, welche Methode zum Einsatz kommt. Um hierbei rascher Übung und Erfahrung zu bekommen, ist es günstig, wenn Ihre Tierarztpraxis mit einer guten Hundeschule zusammenarbeiten kann, oder über entsprechend interessierte und fachkundige Tierärzte und Tierarzthelferinnen verfügt.

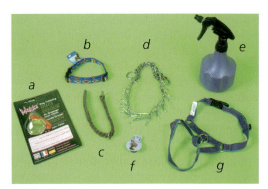

Hilfsmittel

a Fisher-Disc
b Nylonhalsband
c Lederhalsband
d Stachelhalsband
e Pflanzensprüher
f Clicker
g Halti

Für alle genannten Hilfen gilt, daß die Basis einer harmonischen Mensch-Hund-Beziehung immer eine gut organisierte Rangordnung im „Rudel" der Familie ist. Wenn der Besitzer und die übrigen Familienmitglieder zu Hause nicht deutlich die ranghohen Positionen bekleiden, helfen die besten Hilfsmittel auf lange Sicht nicht. Daher gehört zu jedem Hilfsmittel immer auch eine Veränderung im Umgang mit dem Hund, die meistens für den Besitzer eine Umorganisierung des gesamten Haushaltes mit sich bringt.

Diese Zusammenfassung erhebt keinen Anspruch auf Vollständigkeit. Ständig kommen neue Hilfsmittel auf den Markt. Es ist daher wichtig, immer auf dem neuesten Stand zu bleiben. Die Tierarzthelferin kann hiermit eine für die Praxis wichtige Aufgabe übernehmen.

HUNDE

Stachelhalsband

Das Stachelhalsband ist eine Erziehungshilfe, die den Hundebesitzern nicht empfohlen werden sollte. Die Anwendung von Schmerzreizen paßt nicht mehr ins heutige Bild von Hundeerziehung.
- Es verursacht Schmerzen beim Ziehen an der Leine und korrigiert das unerwünschte Verhalten durch einen Ruck am Halsband.
- Nachteilig ist die Korrektur durch Schmerz, die immer vermieden werden sollte.
- Nicht zuletzt leidet das Fell.
- Eine zu harte Korrektur kann trotz dicker Nackenhaut zu Schädigungen an Wirbelsäule und Luftwegen führen.
- Häufiger Einsatz gewöhnt das Tier und vermindert die Wirkung.
- Wird das Stachelhalsband falsch herum angelegt (Stacheln außen), können sich Menschen und auch andere Hunde (beim Spielen) daran verletzen. Gegebenenfalls müssen Sie einen Hundebesitzer darauf aufmerksam machen.

Ketten-, Leder- oder Nylonhalsband

Diese Bänder sollten stets mit einer Stopvorrichtung gegen Würgen ausgestattet sein.

C RUND UM DAS TIER

Gerade Halsbänder ohne Würgestop sind jedoch leider sehr beliebt. Machen Sie Tierbesitzer, die ihre Hunde an einem solchen Halsband zur Türe herein zerren (vorsichtig) darauf aufmerksam, daß sie auf diese Weise erheblich dazu beitragen, daß der Hund die Praxis in Zukunft noch weniger gerne besuchen wird. Der Hund lernt, daß der Eintritt in die Tierarztpraxis unangenehm ist, denn er empfindet dabei Schmerzen oder wird gewürgt.

Kettenhalsbänder sind in Trainingsituationen durchaus einsetzbar, der Hundebesitzer sollte jedoch darauf hingewiesen werden, daß diese Halsbänder keineswegs für den täglichen Spaziergang mit dem Hund zu benutzen sind.

- Halsbänder aus Nylon oder Leder ohne „Stop" sind durchweg abzulehnen, weil sie keinerlei korrigierende Wirkung entwickeln können und sich nach der Korrektur nur manuell wieder öffnen lassen. Die korrekt angelegte Kette öffnet sich dagegen automatisch wieder.
- Richtig angelegt und angewandt korrigiert ein kurzer fester Ruck mit der Kette unerwünschtes Verhalten.
- Korrektur durch Schmerz sollte wenn möglich vermieden werden
- Falsch angelegt und ohne Stop hat ein solches Halsband keinerlei korrigierende Wirkung. Gleiches gilt für zu große oder zu kleine Halsbänder.
- Eine zu harte Korrektur kann zu Schädigungen an Wirbelsäule und Luftwegen führen, zu sanfte Korrektur führt zur Gewöhnung und kann das ungewünschte Verhalten sogar verschlimmern.
- Die Fellqualität leidet.

Halti, Gentle Leader und andere Kopfhalfter

Diese Erziehungshilfen werden vor allem in den USA und England hauptsächlich über Tierarztpraxen verkauft. Auch in Deutschland steigt dieser Trend. Der Hundebesitzer wird von Ihnen im Umgang mit dem Halfter angelernt und erfährt so eine stärkere Praxisbindung. So hundefreundlich Kopfhalfter erscheinen, auch hier ist zu erwähnen, daß es sich um eine Trainingsmaßnahme handelt. Hund und Tierhalter müssen letztendlich lernen, auch ohne Hilfsmittel durchs Leben zu gehen. Wenn es aber nicht ohne Erziehungshilfe geht, ist ein hundefreundliches Halfter allen anderen Führhilfen vorzuziehen.

- Der Hundekopf ist leicht unter Kontrolle zu bringen und kann normalerweise ohne viel Kraftaufwand in Besitzerrichtung gezogen werden. So kann unerwünschtes Verhalten auf eine dem Hund instinktiv verständliche Art und Weise verhindert werden: Der Augenkontakt mit dem Besitzer wird erzwungen und dem Hund hiermit seine rangtiefere Position verdeutlicht ohne ihm dabei Schmerzen zuzufügen. Außerdem imitiert das Halfter das „Über-die-Schnauze-beißen" des Ranghohen, was in der Hundesprache eine freundlich-dominante Handlung ist.
- Das Kopfhalfter wird oft mit einem „Maulkorb" verwechselt, obwohl es auch schon in bunten Farben erhältlich ist.
- Bei zu hartem und plötzlichen Zug kann die Wirbelsäule beschädigt werden, vor allem in Kombination mit einer Ausrollleine ist der Zug auf das Halfter unkontrollierbar mit u.U. fatalen Folgen.
- Kopfhalfter müssen angelernt werden, was ihre Verwendung oft für den Tierhalter unattraktiv erscheinen läßt.

Lupi

Lupis werden auch in Tierarztpraxen vertrieben, sind jedoch aus hundepsychologischer Sicht nicht empfehlenswert. Es handelt sich dabei um eine Art Geschirr mit zwei dünnen Schnüren, die von der Brust aus die Achselhöhlen des Hundes umschließen und sich beim Leinenziehen schmerzhaft zusammenziehen.

- Auch hier dient Schmerz als Korrekturmittel, denn die Achseln sind sehr schmerz-

empfindlich. Somit ist dieses Mittel abzulehnen.
- Ist nach einiger Zeit in den Achseln dickere Haut entstanden, entfaltet der Hund über das Brustgeschirr eine spürbar größere Ziehkraft als bei einem normalen Halsband.
- Die Fellqualität leidet auch hier.

Elektroschockhalsbänder

Beim normalen Training zum gehorsamen Haushund hat diese Methode nichts zu suchen, es sei denn, der Tierarzt ist auch Verhaltenstherapeut. Aber auch dann sind die Anwendungsmöglichkeiten nur sehr begrenzt. Alles andere wäre Tierquälerei. Diese Halsbänder wirken auf zweierlei Arten: Unerwünschtes Verhalten wird durch einen Stromschlag bestraft, und unerwünschtes Verhalten wird solange „unter Strom gesetzt", bis der Hund erwünschtes Verhalten zeigt. Ganz gleich wie es eingesetzt wird – es gehört auf keinen Fall in die Hand des Hundebesitzers. Ein Verbot dieses Hilfsmittels ist seit langem im Gespräch.

Aboi Stop, Master Plus

Diese Hilfsmittel sind auch über den Tierarzt zu beziehen von daher gilt rein wirtschaftlich dasselbe, wie bei den Kopfhaltern. Sicherlich ist es falsch, Grundgehorsam mit derart massiven Hilfsmitteln zu erzwingen. Diese Hilfsmittel sind daher sicherlich nicht bei Welpen einzusetzen. Unerwünschtes Verhalten älterer Hunde, bei denen sich bestimmte Angewohnheiten (z.B. Dauerbellen aus Langeweile) schon verfestigt haben, sind mit Aboi Stop und Master Plus jedoch hervorragend zu durchbrechen. Ein weiterer interessanter Aspekt ist das Vermieten dieser Hilfsmittel über die Praxis, natürlich unter Begleitung eines hundepsychologisch geschulten Tierarztes oder einer Tierarzthelferin.
Durch unangenehmen Duft, bzw. einen Stoß gepresster Luft wird das unerwünschte Verhalten korrigiert bzw. durchbrochen. Die Box mit Citronellageruch (Aboi Stop) oder Pressluft (Master Plus) ist ins Halsband integriert und wird automatisch (etwa durch Bellen) oder durch den Besitzer per Fernsteuerung ausgelöst. Durch eine Düse entweicht dann der Geruch oder die Pressluft ins Hundegesicht. Die Pressluft verursacht zusätzlich ein unangenehmes Geräusch.

- Diese Methoden sind nur bei einem speziellen unerwünschten Verhalten einsetzbar (etwa Dauerbellen). Erwiesenermaßen läßt die Wirkung bei gleichzeitiger Korrektur verschiedener Verhaltensweisen nach.
- Die Wirkung kann auch gegenteilig sein, so daß aufgeregte Hunde sich weiter in ihre Erregung hineinsteigen.
- Diese Hilfsmittel ähneln äußerlich sehr den Elektroschockgeräten und werden deshalb von den Tierhaltern oft vorschnell abgelehnt.

Dog Stop Alarm, Wurfkette und Co.

Der „Dog Stop" kann über die Praxis vertrieben werden. Er sollte aber niemals in der Praxis demonstriert werden, da alle anwesenden Tiere fürchterlich erschrecken würden und in Zukunft noch weniger gern die Praxis besuchen. Die anderen genannten Dinge sind leicht selbst zu basteln oder in jedem Haushalt vorhanden. Für Hunde z.B., die heimlich in Mülleimern wühlen, ist eine Vorrichtung mit einer Konservendose am Mülleimerdeckel hervorragend geeignet. Für solche Tips sind Hundebesitzer oft sehr dankbar.
- Diese Hilfsmittel wirken über ein durchdringendes Geräusch aus einer Sprayflasche, eine geworfene Kette, eine mit Steinchen gefüllte, alte Blechdose oder einen ganz einfachen Schlüsselbund. Das unerwünschte Verhalten wird durch eine Schreckreaktion durchbrochen.
- Nachteilig ist, daß es sich bei mehreren Hunden in einem Haushalt nur schwer einsetzen läßt.
- Werden mehrere Verhaltensweisen auf Dauer korrigiert, läßt die Wirkung bald

C RUND UM DAS TIER

nach. Deshalb sollte nur ein bestimmtes Verhalten damit korrigiert werden.
- Ängstliche Hunde können in Panik geraten.

Fisher Discs

In einer Anlernphase lernt der Hund, daß das Geräusch der Kupferscheiben eine unangenehme Bedeutung hat: Immer wenn die Scheiben rasseln, wird Futter weggenommen. Im späteren Stadium wird unerwünschtes Verhalten korrigiert, indem der Besitzer mit den Discs rasselt. Mit den Scheiben wird *nicht* nach dem Hund geworfen. Da die Discs am besten von einer fremden Person ankonditioniert werden müssen und ebenfalls über den Tierarzt zu beziehen sind, muß auch hier ein gewisses Verständnis für die Hundepsychologie gegeben sein.
- Nachteilig ist, daß dieses Hilfsmittel nicht bei Hunden einzusetzen ist, die schlechte Fresser sind.
- Für die meisten Tierhalter ist der Umgang damit zu komplex.
- Die Fisher Discs sind vorzugsweise nur gegen ein unerwünschtes Verhalten einsetzbar, da die Wirkung sonst nach kurzer Zeit nachläßt.

Clicker

Im Gegensatz zu allen anderen Erziehungshilfen ist der Clicker kein Korrekturmittel sondern ein Hilfsmittel zum Belohnen des Hundes. In einer Anlernphase lernt der Hund, daß das Geräusch des Clickers eine angenehme Bedeutung hat: Er bekommt eine Futterbelohnung oder es wird mit ihm gespielt. Im späteren Stadium ersetzt der Clicker dann die Belohnung und wird zu einem Symbol für „Was du gerade tust ist OK." Der Clicker wird vorzugsweise angewendet, um gewünschtes Verhalten zu belohnen, ohne dabei unerwünschtes Verhalten zu korrigieren. Eine Kombination der genannten Korrekturmittel mit dem Clicker ist zwar nicht vorgesehen aber sicherlich möglich. Eigentlich wird in Kombination mit dem Clicker unerwünschtes Verhalten immer ignoriert oder – je nach Problem – mit dem Weggehen der Bezugsperson bestraft.
- Von Nachteil ist am Clicker, daß er für die meisten Hundebesitzer zu komplex ist. Kinder können den Clicker leicht mißbrauchen, so daß er seine Wirksamkeit verliert.
- Viele Arzneimittelfirmen verschenken Clicker mit Werbeemblemen. Das Praxispersonal sollte sich also mit dem Clicker auskennen.

KATZEN

Wasserpistole/Pflanzensprüher oder lautes Geräusch/Hände klatschen

Zeigt die Katze unerwünschtes Verhalten, wird sie plötzlich mit Wasser besprizt bzw. hört ein lautes Geräusch. Allerdings sollte sie nicht bemerken, wer dafür verantwortlich ist. Diese Methode ist wohl die Bekannteste und sicher auch die, die in den meisten Tierarztpraxen empfohlen wird, weshalb sie auch hier genannt wird.
- Nachteilig ist, daß diese Methode nicht bei allen Katzen wirkt. Manche Katzen lieben es sogar mit Wasser besprizt zu werden.
- Es ist sehr schwierig, die Katze nicht merken zu lassen, wer die Pistole bedient oder in die Hände klatscht.
- Es ist es fast unmöglich, immer im richtigen Moment zur Stelle zu sein, und Verhalten, das nicht konsequent korrigiert wird, kann sogar verstärkt werden.

Clicker

siehe unter Hund

RUND UM DAS TIER   C

C10 TIERKENNZEICHNUNG

ALLGEMEINES

Vieles spricht für eine Tätowierung oder das Einsetzen eines Identifizierungs-Mikrochips zur Tierkennzeichnung: Aufgegriffene Tiere kommen mit höherer Wahrscheinlichkeit zum Tierhalter zurück, verwilderte, kastrierte Katzen können von nichtkastrierten unterschieden werden. Viele Züchterverbände verlangen derartige Kennzeichnungen, und für die Einreise in manche Länder sind sie u.a. Voraussetzung dafür, die Quarantäne zu umgehen.

VORBEREITUNG

- Tisch decken:

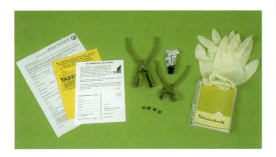

- Tätowierzange
- Zahlen und Buchstaben für die Tätowierzange
- Tatowierbuch
- Anmeldeformular Haustierregister
- Fingerling/Handschuh
- Tätowierfarbe.

DURCHFÜHRUNG

Tätowierung

- Die Tätowierung wird in Vollnarkose und meist zusammen mit der Kastration durchgeführt.
- Die Tätowierzange wird mit der durchlaufenden Buchstaben-/Zahlenkombination der Praxis oder mit den Wunschkombinationen der Tierhalter bestückt. Praktisch ist es, in einem Ohr die Abkürzung für den Ort und die Jahreszahl (z.B.: *AC99*), in das andere Ohr das Praxiskürzel und die Nummer (z.B. *K54*) zu tätowieren.
- Kontrollieren Sie zunächst, ob die Buchstaben und Zahlen richtig in die Zange eingelegt wurden. Dazu kneifen Sie zur Probe mit der Zange in ein Stück Papier oder in eine Kunststofffolie, die Sie dann gegen das Licht halten.
- Legen Sie ein Papiertuch unter den Kopf des Tieres, denn die Tätowierfarbe färbt alles ein – auch den Tisch.
- Legen Sie das Ohr in die Zange, wobei die „Zähne" der Zange sich im Inneren des Ohres befinden

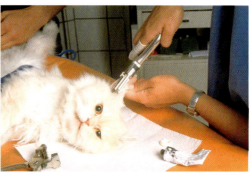

- Prüfen Sie die Position, und drücken Sie kräftig zu. Das beste Ergebnis liefert nicht langes sondern kräftiges Zudrücken.
- Entfernen Sie die Zange rasch, und streifen Sie sich einen Fingerling über, auf den Sie dann eine linsengroße Menge Tätowierfarbe geben

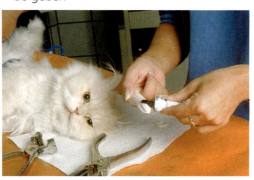

C RUND UM DAS TIER

- Reiben Sie die Farbe mit Druck in die Haut ein.

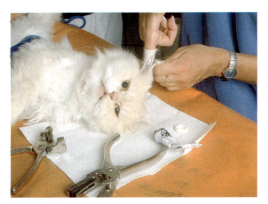

- Dann wird die nächste Kombination in die Zange eingelegt und entsprechend am anderen Ohr verfahren.
- Entfernen Sie abschließend die Buchstaben und Zahlen aus der Zange. Reinigen und desinfizieren Sie sie, und trocknen Sie sie gut ab, weil sie sonst schnell rosten.

TIPS UND TRICKS

- Erklären Sie dem Tierhalter, daß die Tätowierfarbe nicht abgewaschen werden soll, sondern trocknet und dann abbröckelt.
- Die Praxis sollte ein eigenes Tätowierbuch führen. Ideal ist ein Din-A5 Ringbuch mit kariertem Papier, in das die Tätowiernummern mit zugehörigem Tier, Tierhalter und Datum eingetragen werden:

AC99 K54	Sabine Müller	„Susi"
19. Mai 99	Rabenweg 3	EKH
	11111 Stadt	schwarz
	Tel. 0000/ 88888	weiblich

- Es ist sehr praktisch, zwei Tätowierzangen zu benutzen, um die Tätowierung an beiden Ohren zügiger durchführen zu können.
- Lassen Sie Anmeldungen für das Haustierregister (siehe J4, Adressen) in der Praxis fertig ausfüllen und von den Tierhaltern nur noch unterschreiben. Schicken Sie diese dann gesammelt z.B. wöchentlich fort.

Identifikation per „Mikrochip"

Der Identifikations-Mikrochip liegt in der spritzenförmigen Halterung und wird mittels einer daran befestigten sehr scharfen Kanüle wie eine subkutane Injektion links in Schulterhöhe oder an der linken Halsseite plaziert. Das Tier benötigt dazu keine Narkose.

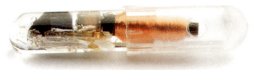

Stark vergrößerter Indexel-Transponder

Der implantierte Mikrochip sendet bei Aktivierung durch ein Lesegerät seinen Identifikationscode aus. Dieser ist als Strichcode und mit der zugehörigen Zahlenkombination als abziehbarer Aufkleber in meist vierfacher Ausführung auf die Verpackung geklebt. Ein Aufkleber kommt in den Impfpaß, die anderen sind z.B. für Tiermelderegister wie *TASSO* bestimmt.

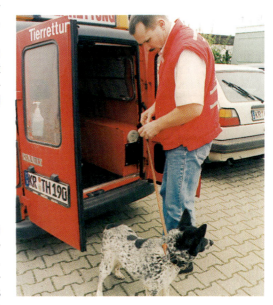

Herrenlos aufgefundene Tiere werden meist in ein Tierheim gebracht.

RUND UM DAS TIER C

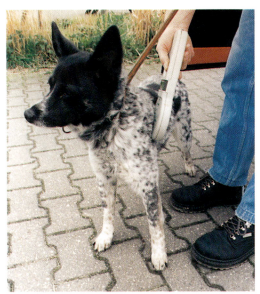

Mit einem Lesegerät kann dort die Identifikationsnummer abgelesen werden.

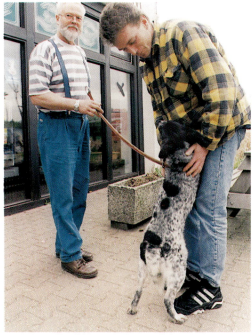

Bereits nach kurzer Zeit kann das Tier wieder dem Tierbesitzer übergeben werden.

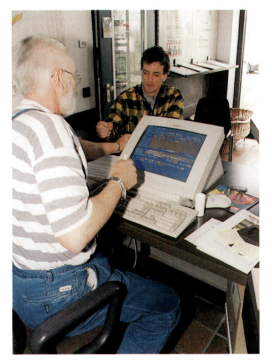

In der Datenbank der Registrierungsstelle kann die Herkunft des Tieres ermittelt werden.

Die Abbildungen zum Mikrochip-System wurden uns freundlicherweise von der Firma Merial zur Verfügung gestellt.

C RUND UM DAS TIER

C11 VERSORGUNG VON STATIONÄREN TIEREN

ALLGEMEINES

In den meisten Fällen können die Tiere nach einer Behandlung wieder nach Hause mitgenommen werden. Allerdings sind sie besonders nach operativen Eingriffen zum Zwecke der Überwachung noch für einige Zeit in der Praxis besser aufgehoben. In den meisten Fällen beläuft sich der erforderliche Überwachungszeitraum auf maximal 6–7 Stunden. Ein stationärer Aufenthalt des Tieres in der Praxis über Nacht ist nur in sehr seltenen Fällen nötig. Die erforderliche medizinische Versorgung und Überwachung kann durch den stationären Aufenthalt sichergestellt werden, und das postoperative Risiko für das Tier wird auf ein Minimum reduziert. So ist z.B. nach vielen Eingriffen die ausreichende Versorgung mit Flüssigkeit sehr wichtig, um die Genesung des Tieres nicht zu gefährden. Hier kann das Tier dann über den gesamten Zeitraum beispielsweise über eine Infusion Flüssigkeit erhalten. In der häuslichen Umgebung wäre das Tier hingegen zum selbständigen Trinken nach der Operation und unter Restnarkose kaum in der Lage. Spezielles Futter oder Medikamente können verabreicht und die Ausscheidungen des Tieres kontrolliert werden. So ist eine adäquate Reaktion auf eventuelle Komplikationen jederzeit möglich.

VORBEREITUNG

- In den meisten Tierarztpraxen befinden sich Käfigräume, wo Tiere nach einem Eingriff zur stationären Überwachung und Versorgung untergebracht werden können. Sie sind leicht zu reinigen und mit einem Gitter zu verschließen.

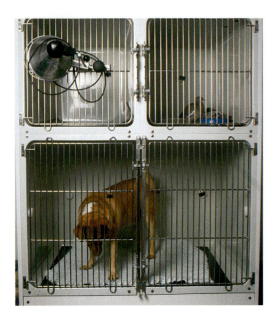

- Tisch decken:

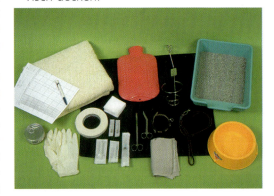

– Vlies oder Gummituch als Unterlage (zum Auffangen von Körperflüssigkeiten)
– Wolldecke (bei Nagern evtl. Heizdecke; s.u.) oder Wärmflasche zur Erhaltung der Körperwärme
– Zellstoff
– Tupfer
– Infusionsständer
– Klebeband
– Schere
– Überwachungsbogen und Stift (beschriften mit Namen des Tieres und des Tierhalters)

RUND UM DAS TIER C

– ggf. *Futter und Wassernapf (wenn das Tier nur überwacht wird)*
– *Einmalspritzen und -kanülen*
– *Handschuhe (bei infektiösen Tieren)*

zusätzlich bei Katzen:
– *Katzentoilette*
– *Katzenstreu*

zusätzlich bei Hunden:
– *passendes Halsband mit Namensschildchen an der Leine*
– *Leine.*

- Der Raum sollte ruhig und leicht abgedunkelt sein, da Tiere beim Aufwachen aus der Narkose durch helles Licht leicht irritiert und verängstigt werden können.
- Tiere, die zur Beobachtung stationär aufgenommen werden, benötigen einen größeren Käfig, als frisch operierte Tiere.

DURCHFÜHRUNG

- Bringen Sie das operierte Tier in den Käfig. Achten Sie dabei darauf, daß Sie z.B. die Schläuche laufender Infusionen nicht abreißen.
- Ohne grob zu sein, sollten Sie kleine Hunde, Katzen und Nager im Nackenfell fassen und den Körper mit der anderen Hand unterstützen. Dadurch halten Sie das Risiko niedrig, von dem ängstlichen Tier gebissen oder gekratzt zu werden.
- Beschriften Sie das Namensschild mit dem Tiernamen und dem Namen des Tierhalters am Käfig, damit Verwechslungen ausgeschlossen sind.
- Legen Sie das Tier auf das Vlies, und decken Sie es mit der Wolldecke zu, damit es nicht auskühlt. Nager legen Sie auf eine Heizdecke, die Sie mit einem Vlies oder Baumwollüberzug bedecken, um Verbrennungen beim Tier durch übermäßige Hitzeeinwirkung zu verhindern. Vögel werden in ihren eigenen Käfig oder in einen kleinen, evtl. mit Rotlicht vorgewärmten Transportkäfig gelegt, bis sie sich wieder regen. Dann werden sie wieder in ihren gewohnten Käfig gesetzt.
- Operationswunden werden regelmäßig etwa alle 15 min auf Nachblutung kontrolliert.
- Hunde werden in aller Regel nach 1–2 Stunden an der Leine ausgeführt und danach wieder in den Käfig zurückgebracht.
- Bei Tieren, die nicht fressen können oder wollen, muß die Ernährung über Infusion oder Magensonde sichergestellt werden. Bei kleinen Tieren kann eine Zwangsfütterung über eine großlumige Einmalspritze direkt ins Maul vorgenommen werden. Dazu geht man mit der Spritze (ohne Kanüle!) seitlich vor den Backenzähnen in das Maul und gibt vorsichtig die flüssige Nahrung in kleinen Portionen in das Maul. Meistens nehmen die Tiere die Nahrung dann auf. Unterschätzen Sie jedoch nie die Gefahr der Aspiration (Verschlucken), was einem Tier das Leben kosten kann.
- Notieren Sie je nach Absprache in Ihrer Praxis die gefütterte Menge Nahrung und/oder Flüssigkeit in der Karteikarte oder auf dem Überwachungsbogen an der Käfigtür, damit auch andere Mitarbeiter immer informiert sind.
- Kontrollieren Sie bei allen stationären Tieren die Verdauung. Schätzen Sie dabei zum einen die Menge und die Frequenz der Verdauung ein. Nicht zuletzt besteht der Sinn in dieser Kontrolle auch einfach darin, das Tier nach der Verdauung im Käfig wieder trocken zu legen und zu säubern. Tauschen Sie dabei Vlies und/oder Streu aus.

TIPS UND TRICKS

- Nähern Sie sich immer vorsichtig noch leicht narkotisierten Tieren oder Tieren mit Schmerzen. Sie sind in diesem Zustand grundsätzlich unberechenbar!
- Käfige können für Katzen mit einem synthetischen Lockstoff (z.B. Feliway®) eingesprüht werden, der bei Katzen die Angst reduziert.

C RUND UM DAS TIER

- Sie können kleine Tiere auch zwischen mit Warmwasser gefüllte und verknotete Einmalhandschuhe oder Wärmflaschen legen.

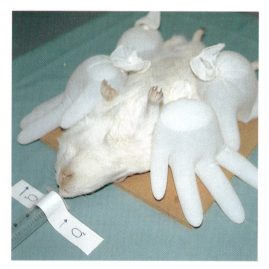

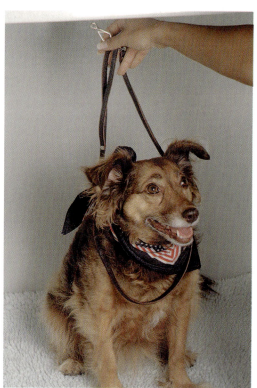

- Nicht alle Tiere dürfen nach der Operation automatisch Futter oder Wasser bereitgestellt bekommen. Ist das Tier von der Narkose noch schläfrig, besteht immer die Gefahr der Aspiration.
- Legen Sie sich einen Tupfer und passendes Klebeband zurecht (oder schneiden Sie ihn passend, ca. 5 x 5 cm), um eine eventuell auftretende Nachblutung aus der Einstichstelle des venösen Zugangs gleich versorgen zu können.

PROBLEME UND SONDERFÄLLE

- **Aggressive Hunde:** Muß ein aggressiver Hund aus dem Käfig geführt werden, können Sie sich einer Lederschlinge bedienen (siehe Abb.). Die Schlinge schützt Sie jedoch nicht vor den möglichen Bissen des Hundes. Wenn Sie einen Baskerville-Maulkorb verwenden, können Sie Wasser und Futter dennoch seitlich in das Maul geben.
- **Enge Überwachung:** Nach bestimmten Operationen und verschiedenen Erkrankungen muß das Tier engmaschig überwacht werden. Dies kann bedeuten, daß

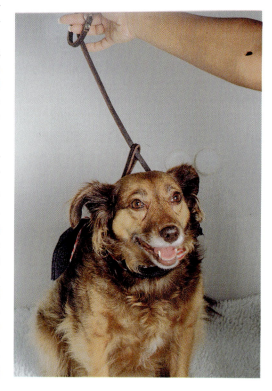

RUND UM DAS TIER   C

in genau bestimmten Abständen Puls, Atmung und Temperatur gemessen werden müssen. Ein laufender Tropf muß ebenso regelmäßig überprüft werden: Läuft er noch? Liegt das Tier auf dem Schlauch? Ist der Zugang abgerissen? Ist die Flasche leer?

- **Erbrechen:** Operierte Tiere erbrechen (wie auch Menschen) häufig nach Operationen. Da hier Erstickung droht, muß dem Tier das Maul ausgeräumt werden und der Rachen nach eventuell verbliebenen Futterresten abgesucht werden. Verwenden Sie hierzu eventuell Einmalhandschuhe, und achten Sie darauf, nicht gebissen zu werden. Dazu können Sie dem Tier zunächst auch eine Maulsperre einsetzen.
- Kontrollieren Sie sorgfältig, ob die Käfigtüren richtig verschlossen sind. Ein Stück Decke im Türspalt kann schon bewirken, daß die Käfigtüre nicht richtig schließt und das Tier entfliehen kann.

C12 EUTHANASIE

ALLGEMEINES

Wenn der Tierhalter von seinem meist jahrelangen Begleiter Abschied nehmen muß, kommt auf das Praxisteam eine besondere Aufgabe zu. Auch wenn das Tier noch so unheilbar krank und alt ist, wird die Euthanasie doch oft zur Zerreißprobe für den Tierhalter und sein Verhältnis zu der Praxis seines Vertrauens. Offenbar wechseln etwa 40% der Tierhalter nach einer Euthanasie mit einem neuen Tier in eine andere Tierarztpraxis. Ein möglicher Grund dafür mag sein, daß der Tierhalter unbewußt die Praxis für den Tod des Tieres verantwortlich macht und dabei verdrängt, daß es aus tiermedizinischer Sicht die Lösung war, die Leiden und Schmerzen am besten verhindert. Auch die Mitarbeiter in einer Tierarztpraxis bekommen oft Probleme durch unverarbeitete Gefühle, wenn eine Euthanasie im Praxisalltag „untergeht".

Aber das Gegenteil ist auch richtig: Mit einer sensibel und kompetent durchgeführten Euthanasie, die den Umgang mit dem Tierhalter einschließt, kann der Tierhalter sehr eng an die Praxis gebunden werden. Hierfür ist es wichtig, daß der Tierhalter nicht nur zustimmt, sondern auch von der Notwendigkeit des Schrittes innerlich überzeugt ist. Die medizinische Seite, d.h. die Aussichtslosigkeit einer Therapie, die Schwere einer Erkrankung oder das Ausmaß des Leids, das dem Tier droht, wenn an seinem Leben festgehalten wird, müssen vom Tierarzt vermittelt werden. Überschreiten Sie hier nie Ihr Wissen und Ihre Kompetenzen, auch wenn Sie es gut meinen. Sie können jedoch mit dem Tierhalter die Symptome besprechen, die deutlich machen, daß sein Tier leidet.

Bei der Euthanasie merkt das Tier den Tod nicht. Es wird zunächst narkotisiert und erhält dann eine Überdosis Barbiturat, d.h. Atmung und Herztätigkeit setzen ohne Agonie (Todeskampf) aus. Erstickung, Krämpfe und andere schwere Symptome, die früher den Euthanasietod begleiteten, kommen heute nicht mehr vor. Besonders ältere Tierhalter haben eventuell noch schreckliche Szenen in Tierarztpraxen erlebt. Hier können Sie den Tierhalter jedoch beruhigen, daß diese Zeiten vorbei sind.

VORBEREITUNG

- Nach Möglichkeit sollte so früh wie möglich mit dem Tierhalter der gesamte Ablauf einer Euthanasie besprochen werden.
- Fragen Sie vorsichtig nach, ob der Verbleib des Tierkörpers schon überdacht wurde. Manche Tierhalter wissen gar nicht, daß sie unter Einhaltung bestimmter Vorschriften ihr totes Tier mitnehmen dürfen, was oft dankbar angenommen wird.
- Lassen Sie dem Tierhalter die Möglichkeit, sein Tier zu einem späteren Zeitpunkt selbst abzuholen, um es zu begraben. Bieten Sie dem Tierhalter auch an, das tote Tier noch ein oder zwei Tage in der Praxis zu halten, bis er eine Entscheidung getroffen hat. Das Tier wird solange in einer Kühltruhe gelagert.
- Tisch decken:

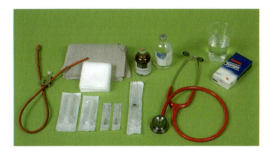

– Spritzen
– Kanülen
– Stauschlauch
– Tupfer
– Zellstoff
– zusätzliche Barbiturate
– Stethoskop
– Taschentücher
– ein Glas Wasser.

- Weisen Sie auch darauf hin, daß es sinnvoll ist, sich von einem Angehörigen oder Freund begleiten oder abholen zu lassen.
- Halten Sie einen Tierkörperbeseitigungssack zur Entsorgung des Kadavers bereit, den Sie jedoch nicht zu den anderen Utensilien legen, sondern für den bei der Euthanasie anwesenden Tierhalter unsichtbar halten.
- In dem Raum, wo die Euthanasie durchgeführt wird, sollte sich eine Sitzmöglichkeit befinden, falls sich der trauernde Tierhalter setzen muß. Auch sollte der Tierhalter dort ungestört sein, wenn er nach dem Einschläfern noch eine Zeit alleine bei dem Tier sein möchte. Dunkeln Sie dazu den Raum bereits vorher etwas ab, und hängen Sie ein Schild „Bitte nicht stören" von außen an die Türe.

DURCHFÜHRUNG

- Zunächst erhält das Tier vom Tierarzt eine Narkosespritze. Der Tierhalter darf (und sollte) das Tier dabei auf dem Arm halten oder eine andere Position nahe am Tier einnehmen.
- Durch die Narkose kann es zum Brechreiz kommen. Wenn das Tier also z.B. ein letztes Salamibrot bekommen hat, kann durch die Wahl eines entsprechenden Narkosemittels Erbrechen vermieden werden, denn der Tierhalter ist verständlicherweise bei jedem Anzeichen von Leid sehr erregt.
- Wenn das Tier nach einigen Minuten schläft, legen Sie es sanft auf den Tisch.
- Die Erschlaffung der Schließmuskeln kann zum Absatz von Urin und Kot führen. Halten Sie deshalb Zellstoff bereit, und säubern Sie das Tier diskret und zügig.
- Bereiten Sie jetzt einen Vorder- oder Hinterlauf für die i.v.-Injektion vor. Rasieren Sie die Punktionsstelle, und feuchten Sie sie an, da die Vene dadurch besser sichtbar wird. Verwenden Sie dazu das Desinfektionsmittel. Auch wenn eine Desinfektion aus tiermedizinischer Sicht bei der Eu-

RUND UM DAS TIER   C

thanasie nicht mehr nötig ist, wirkt sie auf den Tierhalter als Zeichen von Sorgfalt und Gewissenhaftigkeit.

- Legen Sie dann den Stauschlauch an. Das todkranke Tier hat oft einen sehr niedrigen Blutdruck, der das Auffinden einer Vene sehr erschwert.
- Die gestaute Vene wird jetzt vom Tierarzt punktiert. Wenn Sie sehen, daß Blut in die Spritze zurückgesogen wird (Aspiration), wurde die Vene getroffen. Lösen Sie nun den Stauschlauch.
- Jetzt wird das hochdosierte Barbiturat injiziert. Atem- und Herzstillstand treten meistens noch während der Injektion ein.
- Das Tier wird nun vom Tierarzt abgehört, um den Herzstillstand zu bestätigen.
- Versuchen Sie, auf den Tierhalter angemessen zu reagieren. Halten Sie Taschentücher bereit, wenn Tränen fließen. Wenn Sie Zeichen von Schwäche oder Übelkeit bemerken, reichen Sie ein Glas Wasser, sorgen für frische Luft und bieten eine Sitzgelegenheit an.
- Wenn das tote Tier nicht mit nach Hause genommen wird, kann der Tierhalter noch eine Weile bei seinem Tier bleiben, um sich zu verabschieden.
- Wenn der Tierhalter fragt, was mit dem Tier nun geschieht, sollten Sie vorsichtig und ehrlich antworten. Sprechen Sie innerhalb des Teams ab, welche Formulierungen gewählt werden.
- Wenn der Tierhalter das Tier in einem von Ihnen zur Verfügung gestellten Karton mitnimmt, sollten Sie das tote Tier in einer natürlichen, leicht eingerollten Position positionieren.
- Im Gegensatz zu allen anderen Leistungen sollten Sie nach einer Euthanasie den Kunden nicht gleich „zur Kasse" bitten. Schicken Sie ihm eine Rechnung. Am besten ist es jedoch, wenn Sie bereits so früh wie möglich diese Dinge besprochen haben und somit im Rahmen der Euthanasie kein Wort darüber verloren werden muß.
- Bei Hunden muß für das Steueramt und die Versicherungsgesellschaft eine Euthanasiebescheinigung ausgestellt und vom Tierarzt unterschrieben werden. Sie kann dem Tierhalter direkt mitgegeben oder der Rechnung beigelegt werden.
- Wenn der Tierhalter alleine gekommen ist, fragen Sie ihn eventuell, wen Sie anrufen können, um ihn abzuholen.
- Falls das Tier in der Praxis bleibt, achten Sie darauf, daß die Steuermarke und das Halsband an den Tierbesitzer ausgehändigt werden. Die Steuermarke muß dann vom Tierhalter der Abmeldebescheinigung an das Steueramt beigelegt werden.

TIPS UND TRICKS

- Diskretion ist äußerst wichtig. Sorgen Sie dafür, daß kein anderer Kunde mitbekommt, daß eine Euthanasie durchgeführt wird. Wenn Sie den Tierkadaver beseitigen, müssen Sie sicherstellen, daß Sie dem Tierhalter nicht mit dem Tierkörperbeseitigungssack über den Weg laufen.
- Sorgen Sie nach Möglichkeit dafür, daß der Tierhalter bereits vorher alles bezahlt, da viele auf eine später zugestellte Rechnung empfindlich reagieren, weil sie auf diese Weise noch einmal an alles erinnert werden.
- Wenn die Räumlichkeiten es zulassen, ist es für den Tierbesitzer angenehm, die Praxis durch eine „Hintertür" verlassen zu können, statt aufgelöst und voller Tränen mit einem leerem Körbchen durchs Wartezimmer gehen zu müssen.
- Viele Tierhalter werden es begrüßen, wenn sie ihr Tier selber begraben können. Eine Bestattung auf Privatgrundstücken ist erlaubt (wenn der Garten nicht in einem Wasserschutzgebiet liegt). Weisen Sie den Tierhalter auf diese Möglichkeit hin. Im Zweifel können Umweltamt oder Ordnungsamt kontaktiert werden, um diese Frage zu klären. Für diesen Fall sollten Sie einige ordentliche Kartons bereithalten.
- In Deutschland gibt es rund 30 Tierfriedhöfe, auf denen kleine Parzellen für einige Zeit gemietet werden können. Die Betrei-

C RUND UM DAS TIER

ber sind meist Idealisten, die den trauernden Tierhaltern bei der Beerdigung helfen. Auch die Verbrennung in Haustierkrematorien nimmt zu. Die Ausstreuung der Asche oder die Rückgabe in einer Urne sind Möglichkeiten. Eine aktuelle Liste aller Tierkrematorien können Sie beim Deutschen Tierschutzbund kostenlos anfordern (siehe J4, Adressen).

- Die Wortwahl ist alles andere als unbedeutend. „Euthanasie" bedeutet „guter Tod" und könnte somit ein positiver Begriff sein, wäre er nicht in Deutschland im sog. „3. Reich" zur Massenermordung von Menschen mißbraucht worden. „Einschläfern" ist auch ein geeigneter Begriff, doch kann dies bei kleineren Kindern auch Ängste schüren, da sie selber oft noch Angst vor dem Einschlafen haben.
- Versuchen Sie zu verdeutlichen, daß die Praxis nicht über Leben und Tod des Tieres entscheidet, sondern daß diese Entscheidung bereits gefallen ist und Ihnen lediglich die Möglichkeit bleibt, dies zu erkennen und unnötiges Leiden zu verhindern.
- Machen Sie den Tierhalter vorsichtig auf Symptome einer schweren Erkrankung aufmerksam, wie z.B. ein deutlicher Gewichtsverlust, glasige Augen, Inkontinenz, fehlende Ansprechbarkeit, Rückzug.
- Achten Sie bei zukünftigen Praxisbesuchen des Tierhalters darauf, daß er nach Möglichkeit nicht mehr in den Raum geführt wird, in dem damals die Euthanasie durchgeführt wurde.
- Nicht vergessen, auf der Karteikarte/in der Datei des Kunden zu vermerken, daß das Tier tot ist, denn es ist meist sehr schrecklich für einen Tierhalter, wenn er, oft sehr stolz, mit einem „neuen" Tier in die Praxis kommt, und dieses dann mit dem Namen des „Vorgängers" angesprochen wird.
- Ein kleines Gespräch über das verstorbene Tier tut Tierhaltern mit „neuen" Tieren oft gut. Sie freuen sich darüber, daß ihr altes Tier auch in der Praxis nicht vergessen wurde.
- Es ist sehr hilfreich, ein kleines Lager mit geeigneten Pappkartons anzulegen, um tote Tiere den Tierhaltern mitgeben zu können.
- Oft scheuen Tierhalter davor zurück, ihr totes Tier anzufassen. Ein „natürlicher" Umgang mit der Leiche durch die Helferin hilft hierbei. Das Streicheln des toten Tieres und die Frage, ob sie das Tier in den Karton legen oder in die Decke einwickeln sollen und das Angebot, es in den Wagen zu tragen, löst oft die Starre des Trauernden.
- Keine toten Katzen in Katzenkörbe legen, die nur ein kleines Türchen haben! Bis die Tierhalter zu Hause sind, ist das Tier meist schon steif und nicht mehr problemlos herauszubekommen.
- Ein Umarmen und Trösten des Tierhalters ist nicht angebracht. Körperlicher Kontakt in dieser Situation ist vielen Menschen unangenehm, vor allem, wenn sie nach einiger Zeit den Schock überwunden haben.
- Falls das tote Tier von einem Bestatter oder einem Haustierkrematorium abgeholt werden soll, muß ein Aufkleber mit den Daten des Tierhalters und des Tieres auf den Sack geklebt werden.
- Ein in der Nähe befindliches Institut oder Forschungslabor ist eventuell an toten Tieren zu Ausbildungszwecken interessiert. Falls der Tierbesitzer von sich aus nicht gesagt hat, daß das Tier zwar in der Praxis bleibt, aber nichts an ihm „getan werden soll", ist die Weitergabe des toten Tiers an eine Hochschule möglich, um dort der Tierarztausbildung zu dienen. Allerdings müßte sich die Hochschule schon in Ihrer Nähe befinden, damit der Aufwand gerechtfertigt ist.

PROBLEME UND SONDERFÄLLE

- **Vorwürfe des Tierhalters:** Wenn die Entscheidung zur Euthanasie gefallen ist, oder auch erst danach, kann es sein, daß der Tierhalter der Praxis oder sogar Ihnen persönlich Vorwürfe macht. So kann die

RUND UM DAS TIER

Ansicht herrschen, daß erst die Behandlungsfehler in der Praxis oder vielleicht Ihre persönlichen Versäumnisse diese Situation geschaffen hätten. Nehmen Sie solche Angriffe nicht persönlich, sondern verstehen Sie sie als psychische Abwehrreaktion des trauernden Tierhalters. Reagieren Sie also zurückhaltend und verständnisvoll. Es ist durchaus möglich, daß der Tierhalter sich später, wenn er seine Trauer besser verarbeitet hat, bei Ihnen entschuldigt.

- **Tödlich verletztes Tier:** Wenn ein Tierhalter z.B. mit seiner soeben angefahrenen Katze kommt, wird der Tierarzt rasch feststellen können, ob ihr Leben zu retten ist oder sie eingeschläfert werden sollte. Dem Tierhalter bleiben häufig nur wenige Minuten, um diese Entscheidung zu treffen. Geben Sie ihm Raum, in Ruhe darüber nachzudenken oder mit anderen Betroffenen Rücksprache zu halten. Auch Sie selbst können sich für ein Gespräch anbieten, doch seien Sie sehr aufmerksam: Beim geringsten Verdacht, daß der Tierhalter lieber alleine wäre oder mit jemandem anderen darüber sprechen möchte, sollten Sie ihr Angebot nicht wiederholen oder gar beleidigt reagieren.

Notizen

C RUND UM DAS TIER

Notizen

ALLGEMEINE AUFGABEN IN DER PRAXIS   D

Notizen

ALLGEMEINE AUFGABEN IN DER PRAXIS   D

D1 HYGIENE IN DER PRAXIS

ALLGEMEINES

Hygieia war die griechische Göttin der Gesundheit. Die Erkenntnis, daß sich bestimmte Krankheiten durch Einhaltung hygienischer Regeln vermeiden lassen, setzte sich jedoch erst Mitte des 19. Jahrhunderts siegreich durch. Der österreich-ungarische Arzt Semmelweis konnte das oft tödliche Wochenbettfieber vieler Frauen nach der Geburt durch einfache hygienische Maßnahmen deutlich reduzieren. Heute ist daraus der Krieg gegen Krankheitserreger geworden. Auch in der Tierarztpraxis ist jedes Tier als Keimträger anzusehen. Durch den Kontakt mit Tieren, ihre Untersuchung und Behandlung besteht die Gefahr der Verschleppung von Krankheitserregern. Dies gilt besonders für infizierte Instrumente, Geräte, Tische, Bodenflächen und Käfige, aber auch für das Praxispersonal selbst.

VORBEREITUNG

- Die regelmäßige Reinigung von Fußboden, Waschbecken, Toilette, Anrichten und Arbeitsflächen erfolgt durch die Reinigungskraft. Allerdings müssen Verunreinigungen mit Blut oder anderen – möglicherweise infektiösen – Substanzen sofort von der Tierarzthelferin beseitigt werden und dulden keinen Aufschub bis zum Eintreffen der Reinigungskraft.

DURCHFÜHRUNG

Toilette

- Kontrollieren Sie in regelmäßigen Abständen den Zustand der Toilette. Es macht für Ihre Praxis keinen guten Eindruck, wenn Kunden sich über den unsauberen Zustand der Toilette beklagen müssen.
- Die Toilette ist auch ein wichtiger Übertragungsort von Keimen von einem Tierhalter auf den anderen (z.B. Salmonellen, Rota-Viren, Hepatitis A). Gewöhnlich besitzt jede Praxis eine eigene Kundentoilette. Hier wäre eine Sprühdesinfektion (z.B. mit Sagrotan®) sinnvoll, so daß zumindest in regelmäßigen Abständen die Toilettenbrille desinfiziert werden kann.
- Richten Sie auch das Waschbecken für die Besucher mit Seifenspender, Einmalhandtüchern, Mülleimer mit Fußhebeln und Desinfektionsmittelspender ein.
- Die normale, regelmäßige Reinigung der Toilette und des Waschbeckens erfolgt durch die Reinigungskraft.
- Stellen Sie Hygienebeutel zum Wegwerfen von Damenbinden auf. Auch Hinweisschilder an Männer mit der Bitte, sich immer zu setzen und an Frauen „Bitte keine Hygieneartikel in die Toilette werfen" sind sinnvoll.
- Toilettenpapier und Einmalhandtücher sollten ebenfalls immer in ausreichenden Mengen vorrätig sein.

Wartezimmer

- Oft entleert sich ein Tier vor lauter Aufregung im Wartezimmer. Entfernen Sie Urin, Kot oder Erbrochenes sofort. Desinfizieren Sie die Stelle gut, und reinigen Sie sie danach großflächig.
- Bei Regen oder Schneefall können leicht kleine Pfützen im Wartezimmer entstehen. Manch ein Tierhalter könnte diese für Urin halten und sich entsprechend unwohl fühlen. Halten Sie deshalb besonders bei entsprechender Witterung einen Aufnehmer bereit, ohne ihn jedoch direkt ins Wartezimmer zu stellen.

Behandlungstisch

- Meist besteht der Behandlungstisch aus einer glatten, leicht zu reinigenden Edelstahl- oder Kunststofffläche. Oft wird noch eine rutschfeste Matte auf den Tisch gelegt, damit die Oberfläche für das Tier nicht zu kalt oder zu rutschig ist. Achten Sie darauf, daß nach der Behandlung nicht nur

D ALLGEMEINE AUFGABEN IN DER PRAXIS

die Matte sondern auch die darunterliegende Fläche desinfiziert und dann gereinigt wird. Besonders im Übergangsbereich von Matte und Tischoberfläche sammeln sich gerne Haare, Krallen und Flüssigkeiten.
- Nehmen Sie regelmäßig z.B. in den Pausen und über Nacht die Auflage vom Behandlungstisch, damit beides trocknen kann.

Bodenpflege

- Der Bodenbelag einer tierärztlichen Praxis sollte leicht und gründlich zu reinigen und zu desinfizieren sein. Ein Teppichboden ist in dieser Hinsicht wenig geeignet, auch wenn er gemütlich aussieht. Labor- und Untersuchungsräume müssen über einen abwaschbaren und desinfizierbaren Belag verfügen. Diese Arbeit wird in aller Regel von der angestellten Reinigungskraft erledigt. Allerdings ist es wichtig, diese durch eine kompetente Tierarzthelferin einweisen zu lassen. Man verfolgt das sogenannte Zwei-Eimer-System, wobei ein Eimer mit einer Desinfektionslösung gefüllt ist, während der andere ein normales Reinigungsmittel enthält.
- Das Tragen von Einmalhandschuhen ist für die Reinigungskraft erforderlich.
- Der erste Reinigungsschritt ist immer das Saugen oder sehr gründliche Fegen des gesamten Fußbodens. Damit beseitigt man insbesondere die reichlich anfallenden Haare vor der Naßreinigung. Der Staubsauger muß allerdings über einen Schwebstoff-Filter verfügen.
- Als zweites wird der Boden mit der Desinfektionslösung bearbeitet. Erst im dritten Durchgang erfolgt der Reinigungsgang mit einem Reinigungsmittel. Es gibt jedoch auch kombinierte Reinigungs- und Desinfektionsmittel.

Anrichten und Arbeitsflächen

- Desinfizieren Sie täglich die Anrichten im Labor und im OP mit den dafür vorgesehenen Lösungen.
- Andere Arbeitsflächen wie Anmeldung, Schreibtische und Zeitschriftenablagen werden nach dem Staubwischen mit einem herkömmlichen Reinigungsmittel behandelt. Diese Arbeit wird von der Reinigungskraft übernommen.

Abfalltrennung und Abfallentsorgung

- Sorgen Sie für verschiedene Müllbehältnisse, über die sich der Müll einer tierärztlichen Praxis sinnvoll verteilen läßt:
  - Verpackungsmaterialien (in den gelben Sack)
  - sauberes Papier zum Altpapier
  - Spritzen und Infusionsbestecke in einen Sack, der verschlossen dem Hausmüll zugeführt werden kann
  - Kanülen, Butterflies und Skalpellklingen kommen in sogenannte Kanülensammler (z.B. Safebox) oder in ein Glas mit Deckel. Wichtig ist, daß ein solches Behältnis nicht von den Kanülen durchstochen werden kann. Volle Safeboxen oder Gläser werden im Hausmüll entsorgt.

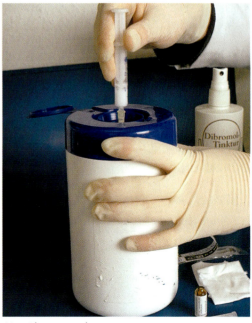

Kanülensammler

ALLGEMEINE AUFGABEN IN DER PRAXIS   D

- Infektiöse Materialien (z.B. Tupfer, Kompressen, Körpergewebe, bebrütete Nährböden) können, soweit die in ihnen vorhandenen Keime nicht pathogen sind (§ 10 BseuchG) über den Hausmüll entsorgt werden. Fallen die Erreger unter das Bundesseuchengesetz, sind die Abfälle vor der Entsorgung über den Hausmüll zu desinfizieren, ansonsten müssen sie verbrannt werden. Das dürfte jedoch in einer normalen Kleintierpraxis kaum vorkommen.
- Infusionsflaschen und Ampullen müssen dem Hausmüll zugeführt werden, da diese Glasgefäße einen anderen Schmelzpunkt als Normalglas besitzen (Rückholsysteme gibt es zwar, doch meist nur für Krankenhäuser).

D2 DESINFEKTION UND STERILISATION

ALLGEMEINES

Desinfektion bedeutet, daß man die Keimzahl eines Gegenstandes oder der Haut so weit reduziert, daß eine Übertragung dieser Keime nicht mehr möglich ist. Eine Desinfektion wird meist mit Lösungen wie Formalin, Alkohol (70%, reiner Alkohol desinfiziert nicht) oder jodhaltigen Mitteln (Betaisodona, z.B. VetSept®) erreicht.

Sterilisation ist die vollständige Beseitigung sämtlicher Keime und deren Sporen.

VORBEREITUNG

- Die Reihenfolge der Behandlung eines benutzten Instrumentes ist immer gleich: Desinfektion – Reinigung – Sterilisation.
- Eine exakte Dosierung der Desinfektionslösung, wie sie vom Hersteller vorgegeben wurde, ist wichtig, da nicht nur eine zu geringe, sondern auch eine zu hohe Konzentration den Desinfektionseffekt schwächen kann. Eine zu hohe Dosierung belastet außerdem unnötig die Umwelt. Das genaue Abmessen gemäß der Verdünnungsvorgaben des Herstellers erfolgt meist mit einem Meßbecher:

Desinfektionsmittel
0,5%-Lösung:
5 ml Desinfektionsmittel mit Wasser auf
1 Liter auffüllen oder
50 ml Desinfektionsmittel mit Wasser auf
10 Liter auffüllen,
1%-Lösung:
10 ml Desinfektionsmittel mit Wasser auf
1 Liter auffüllen oder
100 ml Desinfektionsmittel mit Wasser auf
10 Liter auffüllen,
2%-Lösung:
20 ml Desinfektionsmittel mit Wasser auf
1 Liter auffüllen oder
200 ml Desinfektionsmittel mit Wasser auf

D ALLGEMEINE AUFGABEN IN DER PRAXIS

10 Liter auffüllen,
5%-Lösung:
50 ml Desinfektionsmittel mit Wasser auf 1 Liter auffüllen oder
500 ml Desinfektionsmittel mit Wasser auf 10 Liter auffüllen.

Trockensubstanz
0,3%-Lösung:
3 g Trockensubstanz mit Wasser auf 1 Liter auffüllen oder
30 g Trockensubstanz mit Wasser auf 10 Liter auffüllen,
0,5%-Lösung:
5 g Trockensubstanz mit Wasser auf 1 Liter auffüllen oder
50 g Trockensubstanz mit Wasser auf 10 Liter auffüllen,
1%-Lösung:
10 g Trockensubstanz mit Wasser auf 1 Liter auffüllen oder
100 g Trockensubstanz mit Wasser auf 10 Liter auffüllen,
2%-Lösung:
20 g Trockensubstanz mit Wasser auf 1 Liter auffüllen oder
200 g Trockensubstanz mit Wasser auf 10 Liter auffüllen,
5%-Lösung:
50 g Trockensubstanz mit Wasser auf 1 Liter auffüllen oder
500 g Trockensubstanz mit Wasser auf 10 Liter auffüllen.

- Setzen Sie das Mittel niemals mit Warmwasser an, sofern es nicht ausdrücklich vorgeschrieben ist. Die Verdampfung des Desinfektionsmittels verdünnt die Lösung und kann den Anwender beim Einatmen schädigen.

DURCHFÜHRUNG

- Tragen Sie beim Umgang mit gebrauchten Instrumenten immer Gummihandschuhe, ebenso beim Herausnehmen der Instrumente aus einem Desinfektions- und Reinigungsbad.

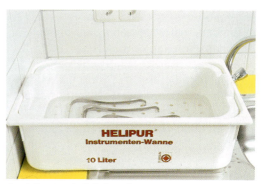

Bad für Desinfektionslösung

- Gebrauchte Instrumente werden in eine desinfizierende und reinigende Lösung gegeben.
- Zangen, Scheren und ähnliche Instrumente werden geöffnet in die Lösung gelegt.
- Metallspritzen werden vor der Reinigung in die Einzelteile zerlegt.
- Der Reinigungseffekt stellt sich nach etwa 10 min, die Desinfektion nach etwa 30 min (Herstellerangaben beachten).
- Stärker verschmutzte Instrumente werden im Desinfektions- und Reinigungsbad mit einer weichen Bürste gereinigt.
- Anschließend werden die Instrumente mit klarem Wasser gespült und dann mit einem sauberen Tuch abgetrocknet.
- Instrumente mit Scharnieren und Gelenken wie Scheren oder Zangen werden mit einem Anti-Rost-Spray besprüht.
- Zur Sterilisation müssen die desinfizierten und gereinigten Instrumente vollständig trocken sein.
- Die Instrumente werden in einen Heißluftsterilisator oder in einen sogenannten Autoklav gegeben. Die Instrumente müssen gleichmäßig verteilt sein. Das Gerät darf nicht überfüllt werden. Im Heißluftsterilisator werden die Erreger bei einer Temperatur von mindestens 180° über 90 min ausgetrocknet. Im Autoklav entsteht durch Überdruck Wasserdampf, der die Erreger inaktiviert. Bei 121° und einem Druck von 1,1–1,3 bar läuft das Gerät etwa 45 min. In jedem Fall müssen jedoch

ALLGEMEINE AUFGABEN IN DER PRAXIS   D

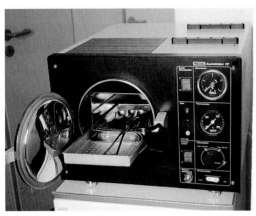

Autoklav

die Herstellerangaben beachtet werden. Die erreichte Temperatur kann außen am Gerät abgelesen werden.
- Wichtig ist das Einhalten der sogenannten Ausgleichszeit, da die Temperatur des Thermometers nicht notwendigerweise die Temperatur im ganzen Gerät anzeigt. Daher muß die vom Hersteller des Gerätes vorgegebene Zeit unbedingt eingehalten werden.
- Einhalten der Abtötungszeit und des Sicherheitszuschlags (Herstellerangaben beachten):
  - *Heißluft*: Abtötungszeit bei 180°C: 30 min (bei 200°C: 10 min),
  - *Autoklav*: Abtötungszeit bei 121°C, 1,1–1,3 bar: 20 min (bei 134°C, 2,0 bar: 5 min).
- Nach der Sterilisation bleiben die Instrumente entweder im Sterilisator oder im sterilen Behälter im Instrumentenschrank.
- Sterilisierte Instrumente werden grundsätzlich mit einer Instrumentenfaßzange, die sich in einem Standzylinder befindet, aus dem Behälter genommen. Dieser Behälter und die Faßzange werden nach Möglichkeit täglich sterilisiert. Der Standzylinder darf nicht mit Desinfektionsmittellösung gefüllt werden.

TIPS UND TRICKS

- Skalpelle werden nicht gebürstet, da sie dadurch ihre Schärfe einbüßen.
- Sondern Sie beschädigte Instrumente direkt aus.
- In dem weniger heißen Autoklav können auch empfindliche Materialien wie Kittel, Verbandsmaterial, OP-Wäsche und Plastikteile sterilisiert werden.
- Mischen Sie nie verschiedene Desinfektionsmittel. Dies kann zu einer erheblichen Wirkungsverringerung führen.
- Das Verpacken und Einschweißen in Kunststoffhüllen hilft, eine Keimbesiedlung der Instrumente bei Entnahme aus dem Sterilisator und bei der Lagerung bis zum nächsten Gebrauch zu vermeiden. Notieren Sie auch immer das Datum auf der Packung.
- Beachten Sie immer, im Sterilisator keine Gegenstände übereinander zu stapeln, da dies die Sterilisation ungünstig beeinflußt. Am besten verwenden Sie spezielle Tabletts, die eine optimale Raumausnutzung des Sterilisators ermöglichen. Kontrollieren Sie die Sterilisatorwirkung des Heißluftsterilisators regelmäßig z.B. durch Thermoindikatoren.
- Die Funktion des Autoklaven läßt sich z.B. prüfen, indem Sie Bakteriensporenstreifen hineinlegen, die dann von einem Labor auf einen Nährböden gegeben werden, um zu kontrollieren, ob es zu einem unzulässigen Wachstum kommt.

PROBLEME UND SONDERFÄLLE

- **Nachträgliches Bestücken des Sterilisators:** Während einer laufenden Sterilisation dürfen Sie das Gerät nicht nachträglich beladen. Sie müssen warten, bis der Sterilisationsvorgang abgeschlossen ist und einen neuen beginnen.
- **Endoskope und Katheter:** Instrumente, die die Hitze nicht vertragen wie z.B. Endoskope und Katheter werden nach den Vorgaben des Herstellers desinfiziert.

D ALLGEMEINE AUFGABEN IN DER PRAXIS

D3 INFEKTIONS-PROPHYLAXE

ALLGEMEINES

Die Erreger von Infektionen, ganz gleich, ob Bakterien oder Viren, treten über die Schleimhaut in den Organismus über. Demnach sind also leicht zugängliche Schleimhäute wie die Atemwege, die Bindehaut der Augen und der Urogenitaltrakt bevorzugte Eintrittspforten. Geschädigte Haut ist ebenfalls ein willkommener Zugangsweg für Infektionserreger. Hierzu bedarf es keiner offenen Wunde, sondern es reichen mitunter Schürfungen, Pickel, ekzematöse Veränderungen und Reizungen. Bei Selbstverletzung mit infizierten Materialien kann es auch bei gesunder Haut zu Infektionen kommen (siehe D1, Hygiene in der Praxis).

DURCHFÜHRUNG

- Sorgen Sie dafür, daß an den Stellen, an denen Sie mit infektiösen Materialien arbeiten, auch die Mittel zur Desinfektion stehen, also z.B. Einmalhandschuhe, Desinfektionsmittelspender, Seifenspender und Einmalhandtücher neben dem Waschbecken.
- Kanülen werden nie in ihre Hülsen zurückgesteckt. Fast die Hälfte aller Stichverletzungen in der Medizin entstehen durch diesen leicht zu vermeidenden Fehler. Gebrauchte Kanülen werden in dafür vorgesehenen Behältern entsorgt.
- Nehmen Sie Ihre Arbeit mit Kanülen, Skalpell, Spritzen und Ampullen ernst und schaffen Sie optimale Arbeitsbedingungen für diese Tätigkeiten. Sorgen Sie für eine weitestgehend ungestörte Umgebung sowie gute Licht- und Sichtverhältnisse.
- Unterlassen Sie es, sich während der Arbeit in der Praxis zu kratzen, an den Nägeln zu kauen, an Stiften zu knabbern oder sich ins Gesicht zu fassen, da dadurch die Infektionsgefahr steigt.
- Tragen Sie während der Arbeit im Labor, in der Praxis oder im OP nach Möglichkeit keinen Schmuck an den Händen und auch keine Armbanduhr. Unter Ringen und Armreifen können sich leicht Krankheitserreger sammeln, die bei der Händedesinfektion nicht erreicht werden. So können z.B. auch die Handschuhe durch den Schmuck geschädigt werden.
- Offiziell ist der Praxisinhaber für die Ausstattung mit Schutzkleidung und deren Pflege und Reinigung verantwortlich.
- Tragen Sie Ihre Schutzkleidung immer geschlossen und nicht, wie oft im Fernsehen, offen. Bei kurzen Ärmeln ist das Waschen und Desinfizieren von Händen und Unterarmen einfach durchzuführen.
- Falls Sie selbst mit Erbrochenem oder Blut verschmutzt wurden, sichern Sie zuerst das Tier (Lagerung, Stauschlauch lösen, Nadel entfernen).
- Verschmutzte Kleidung muß gleich nach der Sicherung des Tieres gewechselt werden, damit die unterliegende Kleidung nicht ebenfalls verunreinigt wird.
- Tragen Sie die Berufskleidung nicht in Speise- oder Aufenthaltsräumen.
- Bewahren Sie Ihre Schutzkleidung nicht mit der privaten Kleidung zusammen auf.
- Aerosole sind feste und flüssige Schwebstoffe in der Luft, wie sie z.B. beim Reinigen infektiöser Instrumente oder beim Verschütten von (Körper-)Flüssigkeiten entstehen können. Vor dem Einatmen dieser möglicherweise infektiösen Stoffe schützen Sie sich durch das Tragen eines Mundschutzes.
- Stellen Sie sicher, daß Sie gegen Tetanus geimpft sind. Dies gilt im übrigen für alle Mitarbeiter einer tierärztlichen Praxis einschließlich der Reinigungskräfte. Gerade diese können sich leicht an einer achtlos weggeworfenen Kanüle in einem Müllsack verletzen. Die Kosten trägt die Krankenkasse. Tollwutschutzimpfungen sind sehr kostenintensiv und belasten den Impfling u.U. sehr. Sie sind nur sinnvoll in Praxen, die wirklich exponiert sind, da im

ALLGEMEINE AUFGABEN IN DER PRAXIS   D

Verdachtsfall einer Infektion eines Tieres immer noch nachträglich geimpft werden kann.
- Metallische Instrumente wie Spekulum-Blätter, Scheren und Pinzetten müssen nach Tierkontakt in ein Bad mit Desinfektionslösung gegeben werden. Beachten Sie hierbei die jeweilige Gebrauchsanweisung des Herstellers für das Desinfektionsmittel. Je nach Einsatz wird auch eine Sterilisation erforderlich.

TIPS UND TRICKS

- Schützen Sie auch im Alltag die Haut Ihrer Hände, z.B. durch vorsichtige Maniküre, Handschuhe bei Haus- und Gartenarbeit und Vermeidung von Sonnenbrand.
- Auch wenn selten befolgt, bleibt es doch sinnvoll, auch bei gesunden Augen eine Schutzbrille oder eine normale Brille mit Fensterglas aufzusetzen, um Spritzer in die Augen beim Umgang mit Körperflüssigkeiten z.B. im OP und im Labor zu vermeiden.
- Nehmen Sie an einer arbeitsmedizinischen Vorsorgeuntersuchung teil, die zunächst nach 12 und dann nach 36 Monaten angesetzt wird. Befürchten Sie einen Zusammenhang zwischen einer Erkrankung und Ihrer Arbeit, können Sie eine arbeitsmedizinische Untersuchung verlangen, deren Kosten die Praxis trägt.
- Lassen Sie sich bei der Reinigung der Geräte im Zweifel vom Hersteller beraten, der natürlich die jeweils beste Pflege für das Gerät kennt.
- Benutzen Sie nach dem Händewaschen ein Handpflegemittel.

PROBLEME UND SONDERFÄLLE

- **Transportkäfige:** Entliehene und zurückgebrachte Transportkäfige für Tiere müssen, auch wenn sie augenscheinlich sauber sind, desinfiziert werden.

Notizen

D ALLGEMEINE AUFGABEN IN DER PRAXIS

D4 EINKAUF UND LAGERUNG VON MEDIKAMENTEN UND FUTTERMITTELN

ALLGEMEINES

Medikamente werden bei der herstellenden oder vertreibenden Pharmafirma oder bei Großhändlern eingekauft. Kataloge (und CD-ROMs) mit Informationen über die Firma, Produktbeschreibungen der Medikamente, Ergänzungsfuttermittel und Praxisbedarf und die aktuellen Preislisten mit den Verkaufsbestimmungen werden niedergelassenen Tierärzten nach Anforderungen zugeschickt. Wenn man bereits Kunde ist, kommen die aktuellen Kataloge automatisch. Bestellt wird per Telefon, Fax, E-Mail oder über den Pharmareferenten. Nur noch selten erfolgt eine Bestellung über die Bestellkarte. Es gibt Veterinär-Pharmafirmen und Humanmedizin-Firmen. Liefern darf die Firma nur, wenn eine sog. „Apothekenbescheinigung" vorliegt, eine beglaubigte Kopie der Erlaubnis zum Führen einer Hausapotheke, die niedergelassene Tierärzte vom zuständigen Veterinäramt erhalten.

Bestellung

- Betäubungsmittel, wozu einige Narkose- und Euthanasiemittel sowie Schmerzmittel auf Opioidbasis gehören, werden nur gegen Vorlage der Betäubungsmittelnummer geliefert, welche der niedergelassene Tierarzt von der Bundesopiumstelle des Bundesinstituts für Arzneimittel und Medizinprodukte in Berlin bekommt. Der Erhalt und die Abgabe an Tiere muß genauestens dokumentiert werden (siehe hierzu die jeweils gültige Fassung des Betäubungsmittelgesetzes).
- Üblich ist die Lieferung innerhalb von 24 Stunden, wenn die Bestellung bis mittags eingegangen ist.
- Ab einer bestimmten Bestellmenge wird frachtkostenfrei geliefert.
- Kühlware (Impfstoffe, Insulin) wird in den heißen Sommermonaten nicht am Freitag losgeschickt, damit die temperaturempfindlichen Stoffe nicht über das Wochenende in Lastern oder Lagerhallen der Transportfirmen liegen.
- Für eine eventuelle Samstagsanlieferung ist üblicherweise ein Aufschlag zu zahlen. Also ist eine gewissenhafte Planung der jeweiligen Bestellung wichtig.
- Wenn es sehr schnell gehen muß, empfiehlt sich der direkte Anruf bei der Bestellannahme der Firma. Hier erfährt man dann, ob die Lieferung noch am selben Tag erfolgen kann, und welches Transportunternehmen beauftragt wird. Es hat sich bewährt, das Datum *und* die Uhrzeit jeder Bestellung zu notieren. Falls es mit der Firma einmal Probleme gab, halten Sie evtl. auch den Namen der Sachbearbeiterin fest. Sollte es zu Falschlieferungen oder anderen Problemen kommen, sind diese Daten oft sehr hilfreich. Wenn Sie per Fax bestellen, heften Sie den Zettel an den Sendebericht und heben ihn bis zum Empfang der korrekten Lieferung auf. Danach kann dieser Beleg vernichtet werden.

Lieferung

Transportunternehmen gibt es viele und jede Helferin kennt „ihre" Fahrer. Es lohnt sich, zu den Fahrern ein nettes, verständnisvolles Verhältnis aufzubauen. Erstens stehen sie unter starkem Zeitdruck, zweitens sind sie an einem heißen Sommertag oft für ein kaltes Glas Cola zu haben, drittens sind sie dankbar, die Toilette benutzen zu dürfen. Wer nett zu den Fahrern ist, wird von ihnen auch gut behandelt, z.B. erfährt man, wann sie üblicherweise auf ihrer Route zur Praxis fahren. Dies kann sehr wichtig sein, wenn Sie auf dringende Medikamente warten. Manchmal deponieren sie etwas beim Nachbarn, falls die Praxis nicht geöffnet ist. Eine

ALLGEMEINE AUFGABEN IN DER PRAXIS   D

Flasche Sekt zu Weihnachten als kleines Dankeschön sollte selbstverständlich sein.

- Es ist normal, daß die Fahrer in ihrer Eile irgendeiner Person aus der Praxis die Empfangsbestätigung unter die Nase halten und schnell eine Unterschrift haben wollen. Aber hier ist größte Vorsicht geboten. Lassen Sie sich nicht überrumpeln: Vor jeder Unterschrift ist genau zu prüfen, ob das Paket tatsächlich von der auf der Liste genannten Firma kommt und ob die Zahl der gelieferten Artikel stimmt. Erst dann wird unterschrieben.
- Falls das Paket beschädigt ist, muß dies vom Fahrer bescheinigt werden. Auch davon dürfen Sie sich nicht abbringen lassen.
- Größere Futtermittellieferungen werden manchmal auf Paletten geliefert. Die Ware ist dann mit Plastikfolie umwickelt. Wickeln Sie die Folie in Gegenwart des Fahrers ab, um die Säcke auf eventuelle Beschädigungen untersuchen zu können.
- Paletten und Mehrwegboxen, in denen viele Medikamente geliefert werden, müssen vom Fahrer sofort wieder mitgenommen werden. Auch wenn viele Fahrer dazu keine Lust haben, müssen Sie darauf bestehen, denn in einer Tierarztpraxis ist meist wenig Lagerraum vorhanden.
- Aufkleber auf dem Paket teilen mit, ob es sich um Kühlware handelt, die sofort ausgepackt und im Kühlschrank gelagert werden muß. Der Lieferschein, der im Paket liegt oder in einer Plastikhülle am Paket klebt, ist mit dem Inhalt des Paketes und mit der aufgegebenen Bestellung zu vergleichen. Räumen Sie die Ware nie ohne Lieferschein ein.
- Viele Firmen werben mit einer 24-Stunden-Lieferung. Auch dies sollte man von Zeit zu Zeit kontrollieren und der Firma Überschreitungen dieser Zeit mitteilen. Aber hier, wie natürlich auch bei den Bestellungen, gilt: Freundlichkeit beim Gespräch mit den Sachbearbeitern ist oberstes Gebot. Angriffe, Vorwürfe und Aggressivität erleichtern die erzürnte Helferin vielleicht kurzfristig, in der Sache ist es aber meist nicht hilfreich. Besser ist es, den Sachbearbeitern sachlich, präzise und vielleicht sogar mit Humor mitzuteilen, welche Fehler gemacht wurden.
- Der Erhalt von Betäubungsmitteln, die dem Betäubungsmittelgesetz unterliegen, muß innerhalb einer Frist der Lieferfirma schriftlich mitgeteilt werden. Zu diesem Zweck schickt die Firma das Formular bereits mit, welches mit Empfangsdatum versehen und vom Praxisinhaber unterschrieben werden muß. Zusätzlich wird der Lieferschein mindestens 3 Jahre in der Praxis aufbewahrt. Doch nicht nur der Zugang, auch der Abgang der Medikamente nach BtMG muß genauestens in Betäubungsmittellisten protokolliert werden.
- Die Rechnung für die Lieferung liegt meist dem Paket bei oder wird als Brief verschickt. Es ist jetzt zu prüfen, ob sich der Preis für ein Medikament geändert hat. Die Medikamentenliste der Praxis ist dann entsprechend zu ändern.

Lagerung

- Kühlware wird sofort nach Anlieferung im Kühlschrank deponiert.
- Medikamente werden nach dem praxisüblichen System in die Lagerregale und -schränke eingeräumt nach dem Motto „first in – first out" d.h. daß neue Ware hinter die alte geräumt wird. Angebrochene Verpackungen werden als angebrochen gekennzeichnet, ganz nach vorne gestellt und zuerst aufgebraucht.
- Alphabetisches Lagern von Medikamenten empfiehlt sich besonders in großen Praxen mit viel Personal und vielen Praktikanten. Praktikabel ist aber auch das Zusammenfassen in Wirkstoffgruppen oder nach Indikationen.

D   ALLGEMEINE AUFGABEN IN DER PRAXIS

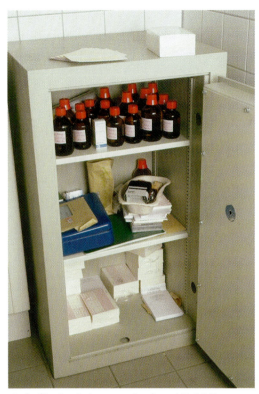

Safe für Betäubungsmittel und BtM-Rezepte

- Medikamente dürfen nicht direkter Sonneneinstrahlung, großer Hitze oder hoher Luftfeuchtigkeit ausgesetzt sein.
- Der Zustand und die Verfallsdaten der gelagerten Medikamente müssen regelmäßig kontrolliert werden. Verfallene Medikamente werden nach den Abfallvorschriften der Gemeinde entsorgt.
- Die Gummistopfen von Vorratsflaschen der Injektionsmedikamente können schon nach mehrmaligem Benutzen beschädigt sein und den luftdichten Abschluß zerstören. Dies geschieht besonders rasch, wenn mit stumpfen Spritzen ohne Kanüle durch das Gummi gestochen wird. Hier sollten sog. Entnahmekanülen („Spikes") eingesetzt werden, mit denen man die Gummistopfen durchsticht und die mittels eines bakteriendichten Filters den Flascheninhalt vor Kontaminationen schützt. Außerdem erleichtern sie das Aufziehen, weil in den Flaschen kein Unterdruck entsteht. Alternativ können Sie auch eine Kanüle für weitere Entnahmen stecken lassen und sie mit einer kleinen Spritze luftdicht verschließen.

- Falls die Medikamente auf offenen Regalen und in nicht abgeschlossenen Schränken gelagert werden, muß sichergestellt sein, daß Unbefugte keinen Zugriff haben. Tierhalter sollten also nicht alleine im Behandlungszimmer sein, sondern, z.B. beim Warten auf Laborergebnisse, freundlich ins Wartezimmer gebeten werden, oder Sie unterhalten sich mit ihnen.
- Auf Lagerhinweise ist unbedingt zu achten. Einige Medikamente müssen lichtgeschützt im Karton aufbewahrt werden, andere im Kühlschrank. Falls keine Temperaturen angegeben sind, gelten folgende Temperaturspannen:
  – Kühlschrank: 0–6 °C
  – Kühl: 6–15 °C
  – Raumtemperatur: 15–25 °C
- Der Praxiskühlschrank darf nicht zusätzlich für die Aufbewahrung von Lebensmitteln benutzt werden.

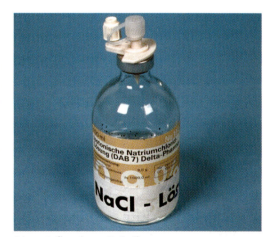

Vorratsflasche mit Spike

- Injizierbare Medikamente sind auf Ausflockungen, Trübungen und Verunreinigungen zu untersuchen, wobei Ausflockungen nicht unbedingt schädlich sein müssen. Im Zweifel sollte der Hersteller angerufen werden.

ALLGEMEINE AUFGABEN IN DER PRAXIS   D

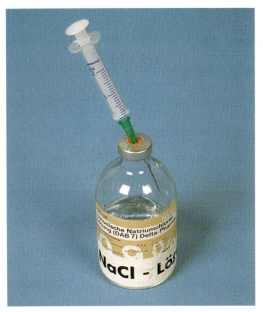

Vorratsflasche mit Spritze und Kanüle

- Angebrochene Ampullen können mit einem Klebestreifen verschlossen und innerhalb kurzer Zeit aufgebraucht werden. Für i.v.-Injektionen sollten Sie aber nur sterile, nicht angebrochene Ampullen verwenden.

TIPS UND TRICKS

- Nach Ablauf des Verfallsdatums können Ampullen, Wasserfläschchen zum Anmischen von Impfstoffen, angebrochene Infusionsflaschen, Nahtmaterialien usw. dem örtlichen Roten Kreuz, dem Malteser-Hilfsdienst oder ähnlichen Organisationen angeboten werden. Die Ausbilder setzen diese Sachen meist gerne bei der Ausbildung von Rettungssanitätern ein.
- Nicht zu unterschätzen ist die Bestellung beim Pharmareferenten, da er oft Sonderrabatte einräumt. Abmachungen, die die Tierärzte oder die zuständige Helferin mit dem Vertreter getroffen haben, sind unbedingt zu vermerken. Dies geschieht z.B. auf einer Karteikarte, die vorne in den Katalog der Firma eingeklebt oder gesteckt wird. Vor jeder Bestellung sollten Sie diese Karten durchsehen.
- Bestimmte Verlage bieten quartalsweise aktualisierte Listen aller zugelassenen Medikamente an. Diese Listen sind inzwischen auch per Diskette erhältlich und in die gängigen Veterinär-Praxisprogramme zu laden.

Notizen

D ALLGEMEINE AUFGABEN IN DER PRAXIS

D5 FÜHRUNG DER TIERÄRZTLICHEN APOTHEKE/MEDIKAMENTENABGABE

ALLGEMEINES

Aufgrund des Dispensierrechtes dürfen Tierärzte Medikamente beziehen, herstellen und abgeben. Das bedeutet, daß sie im Gegensatz zu Humanmedizinern den Tierhaltern die Medikamente direkt verkaufen können, ohne den Umweg über Rezept und Apotheke nehmen zu müssen.

DURCHFÜHRUNG

- Oft werden keine ganzen Packungen abgegeben, sondern nur Teile davon.
- Flüssige Medikamente werden in Plastikfläschchen abgefüllt oder in Spritzen ohne Kanülen aufgezogen, die mit einem Gummistopfen verschlossen werden.
- Tabletten und Pulver kommen in Plastik- oder Papiertütchen. Solche Papiertütchen werden oft von Pharmafirmen abgegeben. Sie sind mit dem Medikamentennamen und Verabreichungshinweisen bedruckt. Dann müssen Sie noch die individuelle Dosierung eintragen und den Praxisstempel aufsetzen.
- Generell sollte *jedes* abgegebene und nicht mehr originalverpackte Medikament mit folgenden Angaben beschriftet werden: Name des Tierhalters, („für den Hund von Frau Meyer"), Bezeichnung des Medikaments, Verwendungszweck, Dosierung und Datum.
- Wenn Tabletten nicht in Folien geschweißt sind, sollten sie beim Abzählen und Eintüten möglichst nicht mit den Fingern berührt werden.
- Auch in Kleintierpraxen werden hin und wieder sog. lebensmittelliefernde Tiere versorgt, wozu auch Pferde gehören. Dem Tierhalter muß hier in jedem Fall und für jedes Medikament ein Medikamentenabgabebeleg mit Name, Dosierung, Art und Anzahl der Tiere, Chargennummer, Indikation und Wartezeit mitgegeben werden. Ein Durchschlag dieses Belegs verbleibt in der Praxis.
- **Achtung:** Tierarzthelferinnen und anderes Praxispersonal (einschließlich Tierarztehefrauen) dürfen Medikamente nicht selbständig abgeben. Dazu gehören auch Entwurmungs- und Flohbekämpfungsmittel. Die modernen Flohmittel sind alle rezeptpflichtig und dürfen nur abgegeben werden, wenn sie vom Tierarzt verordnet wurden. Sie sollten in Ihrer Praxis regeln, welche Medikamente ohne Rücksprache abgegeben werden dürfen.
- Falls der Tierarzt ein Rezept abgibt, kann die Helferin es folgendermaßen vorbereiten:
  – Rezeptvordruck mit Praxiskopf und „Rp"
  – Datum
  – Name
  – Handelsname des Medikaments und Packungsgröße
  – Arzneimittelform (z.B. Tabletten oder Dragees)
  – bei Tabletten die Dosis der Einzeltablette
  – Dosierung des Medikamentes (wird vom Apotheker auf die Packung übertragen) und der Zusatz „für den Hund von Frau Müller"
  – Stempel (nicht zwingend vorgeschrieben)
  – Unterschrift des Tierarztes ist mit dem Zusatz „Tierarzt" zu versehen, falls er nicht der Praxisinhaber ist.

TIPS UND TRICKS

- Viele Firmen vergeben Waschzettel in Großpackungen, die dem Tierhalter mitgegeben werden können.
- Die sog. Lohntüten aus einem Büroartikelladen eignen sich gut zur Abgabe einzelner Tabletten.
- Medikamente müssen dem Körpergewicht des Tieres exakt angepaßt werden. Hierzu ein Rechenbeispiel: Ein 20 kg-Hund soll 2 x täglich Enrofloxacin Tabletten (2,5 mg/kg)

ALLGEMEINE AUFGABEN IN DER PRAXIS D

erhalten. Die Tabletten gibt es zu 15, 50 und 150 mg. Daraus ergibt sich folgende Rechnung:

benötigte Tablettengröße in mg =
Dosis (mg/kg) x Körpergewicht (kg) =
2,5 (mg/kg) x 20 (kg) = 50 mg

Für den 20 kg-Hund kommt also die folgende Medikation in Frage: 2 x täglich jeweils eine 50 mg Tablette, 7 Tage lang. Der Tierhalter bekommt also für seinen Hund 14 Tabletten (7 x 2) abgepackt.
- Die Gültigkeitsdauer des Rezeptes beträgt 6 Monate, bei einem BtMG-Rezept 7 Tage.
- Bei Abgabe von Medikamenten an Tiere, die dem Verzehr durch den Menschen dienen, muß ein Abgabebeleg ausgestellt werden.

D6 MEDIKAMENTEN-VERKAUF

ALLGEMEINES

Nur der niedergelassene Tierarzt hat das Recht, Medikamente einzukaufen und mit einem Zuschlag zu verkaufen. Die Höhe der Zuschläge für apotheken- und verschreibungspflichtige Medikamente ist abhängig vom Einkaufspreis der Medikamente und gesetzlich geregelt durch die Arzneimittelpreis-Verordnung. Freiverkäufliche Medikamente, Diät- und Ergänzungsfuttermittel (wie z.B. Vitaminpasten) fallen nicht unter diese gesetzliche Regelung und sind somit frei kalkulierbar. Für eine wirtschaftliche Führung der Tierarztpraxis ist es sehr wichtig, die Verkaufspreise von Arzneimitteln, Futtermitteln, angewandten Medikamenten und Verbandstoffen richtig zu berechnen. Es darf niemals vergessen werden, den richtigen Mehrwertsteuersatz anzusetzen und dem Tierhalter auch zu berechnen.

DURCHFÜHRUNG

- Fraktionierte Abgabe: Auf den Einkaufspreis von Medikamenten kann ein Höchstzuschlag von 100% aufgeschlagen werden, wenn Medikamente angewendet werden (injiziert, oral eingegeben, in Körperöffnungen eingeführt, wie Ohrensalbe, oder auf die Haut aufgetragen wie Salben, Flohschutzmittel)

Beispiel:
Injektion
1 ml xy-Medikament	7,00 DM
(Einkaufspreis für	
100 ml xy-Medikament:	16,80 DM)
1 ml	1,68 DM
	+ 1,68 DM
plus 100% Zuschlag	+ 1,68 DM
	10,36 DM
plus MwSt. 16%	1,66 DM
Gesamt	**12,02 DM**

D   ALLGEMEINE AUFGABEN IN DER PRAXIS

- Gleiches gilt, wenn Packungen von Fertigarzneimitteln geöffnet und Teile des Inhaltes dem Tierhalter verkauft werden (das Medikament wird z.B. in ein Tütchen gepackt und entsprechend den Vorschriften beschriftet).

Beispiel:

10 xy-Tabletten	
(Einkaufspreis für 1 Packung xy-Tabletten (100 Stk.)	83,40 DM)
10 Tbl.	8,34 DM
plus 100% Zuschlag	+ 8,34 DM
	= 16,68 DM
plus MwSt. 16%	+ 2,72 DM
Gesamt	**19,40 DM**

- Bei Fertigarzneimitteln, die in ganzen Packungen (unverändert) abgegeben werden, sind folgende Höchstzuschläge zulässig:

Einkaufspreis in DM ohne MwSt.

Zuschlag	DM	%
bis 2,40		68
2,41 – 2,63	1,63	
2,64 – 7,60		62
7,61 – 8,26	4,71	
8,27 – 14,28		57
14,29 – 16,96	8,14	
16,97 – 23,75		48
23,76 – 26,51	11,40	
26,52 – 38,00		43
38,01 – 44,16	16,34	
44,17 – 57,00		37
57,01 – 70,30	21,09	
70,31 – 100,00		30

100,00 – 250,00: 30% für 100,00 DM
plus 25% auf den Betrag,
der die 100,00 DM übersteigt

ab 250,01 DM: 30% für 100,00 DM
plus 20% auf den Betrag,
der die 100,00 DM übersteigt.

- Nach Feststellung des Höchstzuschlages müssen noch 16% Mehrwertsteuer hinzugerechnet werden.

Beispiel:

Einkaufspreis für	
1 Tube xy-Salbe:	5,80 DM
Zuschlag lt. Tabelle 62%	+ 3,60 DM
	= 9,40 DM
MwSt. 16%	+ 1,50 DM
Verkaufspreis	**= 10,90 DM**

Beispiel:

Einkaufspreis für	
1 Packung xy-Tabletten:	187,00 DM
Zuschlag lt. Tabelle	
30% auf 100,00 DM	+ 30,00 DM
25% auf 87,00 DM	+ 21,75 DM
	= 238,75 DM
MwSt. 16%	+ 38,24 DM
Verkaufspreis	**= 276,99 DM**

- In modernen Praxiscomputerprogrammen sind diese Berechnungen selbstverständlich integriert. Ansonsten sollte unbedingt die kostenlose Berechnungstabelle der Firma A. Albrecht (siehe J4, Adressen) angefordert werden, um langwierige Berechnungen zu umgehen.

TIPS UND TRICKS

- Vergessen Sie nicht, auch bei Nahtmaterialien, Venenkathetern, Verbandstoffen, Halskragen, Bauchverbänden und Narkosemedikamenten die zusätzlichen 16% MwSt. zu berechnen.
- Futtermittel werden mit 7% MwSt. veranschlagt.
- Wird dem Tierhalter Porto in Rechnung gestellt, muß auch hier die Mehrwertsteuer von 16% addiert werden.

ALLGEMEINE AUFGABEN IN DER PRAXIS   D

PROBLEME UND SONDERFÄLLE

- **Medikamenteneinkauf aus dem Ausland:** Die Pharmafirma wird keine Mehrwertsteuer berechnen, wenn der Tierarzt vorher eine Umsatzsteuer-Ident.-Nr. beim Finanzamt beantragt und diese der ausländischen Pharmafirma bei der Bestellung mitgeteilt hat. Dem Kunden muß aber die Mehrwertsteuer beim Verkauf eines ausländischen Medikaments in Rechnung gestellt werden.

D7 NOTFALLKOFFER

ALLGEMEINES

Die Medikamente, die in der Tierarzttasche mitgeführt werden, dienen in erster Linie dazu, vor Ort einen Schockzustand zu bekämpfen oder auch eine Euthanasie durchzuführen. Die weiteren therapeutischen Maßnahmen werden in der Regel anschließend in der Praxis durchgeführt.

Da bei einem Notfall alles sehr schnell gehen muß, darf keine Zeit durch das Suchen nach dem Notfallkoffer verloren gehen. Es muß deshalb in jeder Praxis einen Ort geben, an dem sich der Notfallkoffer immer befindet. Alle Mitarbeiter der Praxis müssen dies wissen und sich danach richten. Narkose- und Euthanasiemittel werden – wenn sie unter das Betäubungsmittelgesetz fallen – unmittelbar vor dem Einsatz in die Tasche gepackt, während die übrigen Medikamente nur in Tagesdosen eingepackt werden.

BESTÜCKUNG DER TIERARZTTASCHE

Anhand dieser Liste können Sie die Tierarzttasche auf ihre Vollständigkeit prüfen

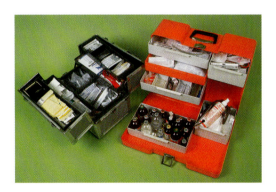

- Stethoskop
- Maulspreizer
- Maulkorb in verschiedenen Größen (außerhalb der Tierarzttasche) oder elastische Binden, die sich um das Maul wickeln lassen

D ALLGEMEINE AUFGABEN IN DER PRAXIS

- Untersuchungslampe
- Otoskop
- Stauschlauch
- sterile und unsterile Handschuhe
- Spritzen und Kanülen in verschiedenen Größen (rosa, gelb, blau; 2-, 5-, 10- und 20 ml)
- Butterfly (0,8 und 0,6 mm)
- Ampullenfeile
- Kanülensammler
- Tupfer
- Desinfektionslösung
- Verbandsmaterial
- viel Watte, ausreichend um mindestens eine ganze Tierextremität zu wattieren
- Urinstreifen
- jodhaltige Desinfektionslösung zur Wundreinigung (z.B. Betaisodona®)
- Einmalskalpelle
- Schiene (für Frakturen); bei Kleintieren reichen oft auch Holzspatel
- Blasenkatheter in verschiedenen Größen
- Thermometer
- Wundreinigungslösung (z.B. Rivanol)
- Gleitmittel
- mehrere Dreiecktücher
- Braunülen
- Leukoplast, Leukosilk
- Rezeptblock
- Vordrucke von Todesbescheinigungen
- Schreibutensilien

Medikamente (Beispielliste)
- Analgetika
  - Novalgin®
- Atmung
  - Dopram V® als Atemstimulans
  - Aminophyllin® bei Bronchospasmus und als Kreislaufanaleptikum
- Herz
  - Atropin bei Bradykardie
  - Dopamin als Schocktherapeutikum
  - Urbason® zur Schocktherapie
  - Lanitop® bei Herzinsuffizienz
  - Lidocain® bei Arrythmien
  - Suprarenin® bei Herzstillstand
  - Dobutrex® zur Folgebehandlung nach Suprarenin-Gabe
- Sedativa
  - Ketanest® zur Narkose
  - Psyquil® als Neuroleptikum
  - Valium® als Antiepileptikum
  - Buscopan® als Spasmolytikum
- Sonstige
  - Apomorphin® als Emetikum bei Vergiftungen; bei Katzen lieber Rompun®
  - Atropin® als Emetikum bei Phosphorestervergiftungen
  - Kinetin® steigert die Resorption bei paravenöser Injektion oder Infusion
  - T61, Eutha 77 zur Euthanasie
- Infusionslösungen
  - 500 ml Ringerlaktat
  - 250 ml Bicarbonatlösung
  - 500 ml Dextran Glukoselösung.

TIPS UND TRICKS

- Wenn ein Hausbesuch aus anderen Gründen als einem Notfall erfolgt, sind oft weitere, spezielle Medikamente erforderlich. Nach einem solchen Telefonat schildern Sie dem Tierarzt die Symptome. Er wird Ihnen dann die erforderlichen Zusatzmedikamente nennen.
- Prüfen Sie regelmäßig den Ladezustand der Batterien von Untersuchungslampe und Otoskop.
- Achten Sie auf die Medikamente, deren Verfallsdatum überschritten wurde, und sortieren Sie diese sofort aus.
- Erneuern Sie die verbrauchten Utensilien aus der Tierarzttasche sofort nach dem Einsatz. Der nächste Notfall kann auch in fünf Minuten eintreten oder nachts, wenn Sie nicht da sind. Die Tasche muß aber auch in diesen Situationen immer komplett sein.
- Halten Sie eine Liste bereit, auf der alle erforderlichen Dinge notiert sind. So können Sie immer leicht vergleichen. Diese Liste lassen Sie am besten in der Tasche und bitten auch den Tierarzt, sie dort zu lassen.

ALLGEMEINE AUFGABEN IN DER PRAXIS   D

PROBLEME UND SONDERFÄLLE

- **Verletzte oder aggressive Tiere:** Verletzte oder aggressive Tiere lassen manchmal niemanden an sich heran und wehren sich stark. In solchen Fällen hilft eine Fangstange oder ein Blasrohr. Sprechen Sie mit dem Tierarzt ab, ob diese Dinge auch bereitliegen müssen.

D8 RÜCKENSCHONENDES ARBEITEN

ALLGEMEINES

Eigentlich ist die Arbeit in einer Tierarztpraxis sehr abwechslungsreich, so daß man davon ausgehen könnte, daß der Beruf der Tierarzthelferin ein „rücken- und gelenkfreundlicher" Beruf ist. Allerdings belastet das häufig lange Stehen in schlechten Körperhaltungen bei Operationen, wie auch bei der Assistenz während der Behandlung. Täglich müssen z.B. schwere Tiere, narkotisiert oder im wachen Zustand von einen Platz zum anderen transportiert werden. Dabei bleibt es nicht aus, daß auch die Tierarzthelferin von der sogenannten Volkskrankheit Nr. 1 „Rückenschmerzen/ Bandscheibenerkrankungen" irgendwann im Laufe des Berufslebens eingeholt wird. Deshalb sollten Sie von Anfang an die richtigen Bewegungsabläufe und Haltungen erlernen, um diesem Leiden vorzubeugen.

Sind Sie erst einmal betroffen, wird es schnell zum Problem in Ihrem Berufsalltag, weil Sie die anfallenden Arbeiten in der Praxis nur noch mit Unterstützung durchführen können und dürfen, was oft wegen Personalmangels nicht möglich ist. Nach einiger Zeit leiden Sie vielleicht darunter, da Sie sich von der Umgebung verkannt, nicht ernstgenommen und belächelt fühlen. Vielfach werden in solchen Situationen „die Zähne zusammengebissen", was schließlich zu Ausfallzeiten und eventuell späterem Berufswechsel führen kann.

Verschiedene Maßnahmen können jedoch getroffen werden, um die Arbeit in einer Tierarztpraxis rückenfreundlicher zu gestalten. Vieles davon ist natürlich abhängig von der Größe und Einrichtung einer Praxis:

- Fußhocker
- mindestens zwei Drehhocker im OP
- leicht höhenverstellbare Behandlungs- und OP-Tische
- fahrbarer OP-Tisch

D ALLGEMEINE AUFGABEN IN DER PRAXIS

- funktionstüchtige Bürostühle in jedem Arbeitsbereich der Tierarzthelferin
- leicht zu reinigende Boxeneinheiten (nicht zu tief)
- keine Lasten in engen Räumlichkeiten aufbewahren, damit rückengerechtes Heben und Tragen möglich ist
- Rolltisch zum Transport von Instrumenten und Geräten (spart Kraft und Zeit)
- Sackkarre (zum Transport von Futtermittel)
- Plakat mit Entspannungs- und Dehnübungen im Sozialraum; versuchen Sie täglich solche Übungen durchzuführen, denn Sie bleiben dadurch gesund.

ALLGEMEINE VERHALTENSHINWEISE

- Sorgen Sie immer dafür, daß eine weitere Person beim Tragen oder Heben helfen kann.
- Stellen Sie die Arbeitshöhen der Tische und Stühle rechtzeitig ein. Wenn ein Tier darauf liegt, geht es oft schwerer oder gar nicht mehr.
- Ordnen Sie häufig benötigte Materialien, Medikamente und Instrumente immer in Oberkörperhöhe an.
- Verteilen Sie Gewichte immer gleichmäßig

Anmeldung

- Setzen Sie sich so oft es geht hin, und verrichten Sie die anfallenden Arbeiten im Sitzen. Achten Sie auf die Anordnung der Materialien, die Sie häufig benötigen.
- Beim Arbeiten am PC ist ein funktionstüchtiger Bürostuhl sehr wichtig, um die Arbeitshöhe und die Körperhaltung gut anpassen zu können und zu unterstützen

Behandlung

- Versuchen Sie, bei der Behandlung und beim Halten der Tiere gerade zu stehen bzw. einen geraden Rücken zu behalten. Heben Sie die Tiere immer aus der Hocke hoch.

OP

- Benutzen Sie den Drehhocker oder ein Fußbänkchen, um einen Fuß darauf zu setzen. Dies entlastet die Wirbelsäule, und der Rücken bleibt gerade.

Röntgen

- Achten Sie auch hier auf eine gute Arbeitshöhe und die richtige Körperhaltung.

Reinigungsarbeiten

- Erleichtern Sie sich die Reinigungsarbeiten, indem Sie auf die für Sie richtigen Hilfsmittel bestehen.

Labor

- Setzen Sie sich während der Laborarbeiten immer hin.

Apotheke

- Benutzen Sie eine Trittleiter, um an hoch im Regal oder Schrank plazierte Medikamente zu gelangen. Verwenden Sie niemals einen Stuhl.

TIPS UND TRICKS

- Schwere „Katzenboxen" können auch gut auf einen Rollwagen transportiert werden.
- Große, noch in Narkose liegende Hunde lassen sich leichter zu zweit in einer stabilen Decke transportieren und heben.
- Falls Sie viel stehende und laufende Arbeiten verrichten, nutzen Sie jede Möglichkeit, um eine Arbeit im Sitzen durchzuführen. Es tut Ihren Füßen und Beinen und auch Ihrem Rücken gut.
- Suchen Sie sich trotz der körperlich belastenden Arbeit einen sportlichen Ausgleich. Aerobic oder ähnliches ist sehr gut geeignet, weil hierbei wenig beanspruchte Muskelpartien gestärkt werden. Auch für das Allgemeinbefinden, die Leistungs-

ALLGEMEINE AUFGABEN IN DER PRAXIS   D

fähigkeit und zum Abbau von Streß ist diese Art von Sport gut geeignet. Volkshochschulen, Krankenkassen und Vereine bieten kostengünstige Kurse an.
- Bei den Krankenkassen gibt es Broschüren zum Thema Rückenschule und rückenschonendes Arbeiten, die Sie kostenlos anfordern können.

D9 STRESSBEWÄLTIGUNG

ALLGEMEINES

Von überall hört man das Klagen über den Streß. Nur, was Streß ist, darüber gehen die Meinungen auseinander. Meistens meint man damit Zeitmangel bei gleichzeitigem Leistungsdruck. Aber das Empfinden dessen, was als Streß zu bezeichnen ist, hängt sehr von der eigenen Person ab. Manche Menschen empfinden schon geringen Druck als Streß, wogegen andere ein eher dickes Fell haben. Meist wird ein dickes Fell als positiv betrachtet, dabei sollte man jedoch bedenken, daß es auch ein Abstumpfen gegenüber überzogenen Anforderungen und Ungerechtigkeiten bedeuten kann. Ebenso kann ein „dünnhäutiges Sensibelchen" sich durch ein ausgeprägtes Rechtsempfinden und eine feine Nase für Spannungen und unterschwellige Konflikte auszeichnen.

In der Tierarztpraxis gibt es bestimmte Situationen, die für das Gefühl des Stresses wie geschaffen sind. Man kann jedoch lernen, sich ein etwas dickeres Fell zuzulegen und so mit derartigen Situationen besser fertig zu werden.

Situationen, die den Streß erhöhen:

- *mehrere Kunden gleichzeitig an der Anmeldung*
- *lautes Hundegebell*
- *Mehrarbeit durch Ausfälle von Kolleginnen*
- *übelgelaunter Chef*
- *laute Kinder*
- *Probleme mit den Kolleginnen*
- *eigene, private Probleme*
- *verminderte Belastbarkeit, z.B. durch Erkrankung*
- *gleichzeitige Bewältigung mehrerer Aufgaben (Telefon, Kunde, Chef, Kollegin)*
- *fordernde Tierhalter.*

D ALLGEMEINE AUFGABEN IN DER PRAXIS

DURCHFÜHRUNG

- Versuchen Sie immer, eine Aufgabe nach der anderen zu erledigen.
- Lassen Sie sich nie von einer aufgeheizten Atmosphäre anstecken.
- Andauernd bellende Hunde machen alle Anwesenden nervös. Bitten Sie den Tierhalter nach Möglichkeit freundlich zu einem Spaziergang mit seinem Tier, und nennen Sie ihm den Zeitraum, nach dem er wiederkehren soll. Er kann natürlich auch im eigenen Wagen warten, bis Sie ihn hineinbitten.
- Legen Sie regelmäßig kleinere Pausen zum Luftholen ein. Oftmals reichen bereits 5 min aus. Wichtig dabei ist, weitestgehend isoliert vom Praxisgeschehen sitzen zu können.
- Bemühen Sie sich, Beruf und Privatleben zu trennen. Dies bedeutet zum einen, im Beruf nicht an Privates zu denken. Zum anderen heißt es aber auch, daß besonders negative Gefühle und Empfindungen den Tierhaltern gegenüber außen vor bleiben müssen. Ferner kann es bedeuten, daß die Vorwürfe eines Tierhalters an Sie von Ihnen abprallen und Sie nicht bis nach Hause verfolgen.
- Eine Atempause kann es auch sein, sich kurzzeitig mit einer Kollegin abzuwechseln und eine ruhigere Tätigkeit auszuüben (z.B. eine Laboruntersuchung, Medikamente abfüllen, Bestand kontrollieren).
- Kleine Vorarbeiten dienen der Streßvorbeugung. Ein verlängerter Aufenthalt in der Praxis von 15 min kann den ganzen nächsten Tag retten, wenn Sie z.B. alle Karten der zu erwartenden Tierhalter bereitlegen.
- Auch wenn es einiger Erfahrung im Beruf bedarf, sollten Sie sich frühzeitig um eine sinnvolle Wichtung der verschiedenen Aufgaben bemühen. Manche Dinge müssen eben sofort, andere vielleicht erst am nächsten Tag erledigt werden. Manche Arbeiten lassen sich auch gut an andere, z.B. Azubis, abgeben (delegieren). Man muß nicht alles selbst erledigen.
- Bei Unterbesetzung sollten Sie die Tierhalter frühzeitig darüber informieren, damit diese sich gleich auf eine etwas verlängerte Wartezeit einrichten können.
- Es gibt Tage, an denen es einfach nicht läuft. Sie sollten dann nicht die Zähne zusammenbeißen, sondern Ihre Kolleginnen frühzeitig darüber informieren und sie um etwas mehr Unterstützung bzw. Entlastung bitten.

TIPS UND TRICKS

- Vielleicht können Sie eine Entspannungstechnik erlernen (autogenes Training, progressive Muskelrelaxation nach Jacobson, Yoga). Diese Techniken dienen nicht dem sofortigen Streßabbau, zumal Sie in einer solchen Situation für Entspannungstechniken kaum Zeit finden dürften. Vielmehr gelingt Ihnen durch regelmäßige Anwendung eine bessere Streßverarbeitung. Entsprechende Kurse werden vielfach von Krankenkassen, Volkshochschulen und auch niedergelassenen Ärzten selber angeboten. Die Organisation eines solchen Kurses sollte Ihnen also keinen Streß bereiten.
- Lesen Sie (in Ruhe) die Kapitel *Terminplanung* (A2), *Umgang mit den Kollegen* (B5) und *Umgang mit Vorgesetzten* (B7) in diesem Buch durch. Hier werden Sie weitere wichtige Hilfen finden.

PROBLEME UND SONDERFÄLLE

- **Kein Ausweg:** In absoluten Notsituationen kann es hilfreich sein, das Telefon für einige Minuten auszuhängen, um einen aktuellen Ansturm an der Anmeldung zu bewältigen. Ein solches Vorgehen müssen Sie jedoch, um allen Mißverständnissen vorzubeugen, von Ihrem Chef absegnen lassen.
- **Lang anhaltender Streß:** Bei permanenter Unterbesetzung der Praxis sollten Sie das Gespräch mit dem Chef suchen, um eine Lösung zu finden.

ALLGEMEINE AUFGABEN IN DER PRAXIS D

D10 ERSTE HILFE BEIM MENSCHEN

ALLGEMEINES

In der Tierarztpraxis können sich auch Notfälle beim Menschen ergeben: Ohnmachten und blutende Wunden sind nicht sehr selten. Angst, Sorge und Anspannung um das geliebte Tier können bei empfindlichen Menschen zur Ohnmacht führen. Gleiches gilt für blutende Wunden, schreiende Tiere, unangenehme Gerüche (z.B. bei vereiterten Wunden oder starkem Desinfektionsmittelgeruch). Erschwerend kommt meist noch eine fehlende Frischluftzufuhr im Behandlungszimmer hinzu. Blutende Wunden entstehen meist durch Beißen und Kratzen der verängstigten Tiere.

DURCHFÜHRUNG

Maßnahmen bei drohender Ohnmacht

- Falls ein Tierhalter ein Unwohlsein ankündigt oder es ihm anzusehen ist, wird er schnell aus dem Raum gebracht. Am besten stützen Sie ihn mit einer Hilfsperson und bringen ihn an die frische Luft. Bei einem Sturz im Behandlungsraum kann sich der Betroffene leicht erhebliche Verletzungen zuziehen.

Maßnahmen bei Ohnmacht

- Atmung überprüfen.
- Puls immer an der Halsschlagader fühlen.
- *Atmung und Puls ausreichend, Tierhalter schwer ansprechbar, schwache Schmerzreaktion*: Kopftief-/Schocklage (Lagerung flach, Kopf tief, Beine hoch), Atemwege freihalten, Überwachung, Rettungswagen rufen.
- *Atmung und Puls ausreichend, Tierhalter nicht ansprechbar, keine Schmerzreaktion*: Atemwege freihalten, stabile Seitenlage, Überwachung, Rettungswagen rufen.
- *Atemstillstand, Kreislaufstillstand*: sofort mit Mund-zu-Nase-Beatmung und Herzmassage beginnen (kardiopulmonale Reanimation)
- Ein bewußtseinsgetrübter oder bewußtloser Tierhalter muß permanent überwacht werden, auch wenn er stabilisiert erscheint. Es kann immer zum Erbrechen mit anschließender Aspiration (Eindringen von Erbrochenem in die Lunge mit drohendem Ersticken) kommen.

Maßnahmen bei blutenden Verletzungen

Wundverband

- Einmalhandschuhe anziehen.
- Wunde nie berühren, spülen oder waschen.
- Keine Salbe oder Puder auftragen.
- Anlegen eines Verbandes mit haushaltsüblichen Verbandpäckchen. Diese werden immer an der dafür vorgesehenen Stelle geöffnet und an der farbigen Markierung angefaßt.
- Jeder Verband besteht aus keimfreier Wundauflage, Polsterung und Befestigung durch eine zusätzliche Binde, ein Pflaster oder ein Dreiecktuch. Viele Blutungen kommen bereits durch Hochlagerung des Körperteils und einen festen Wundverband zum Stillstand.

Druckverband

- Bei stärkeren Blutungen hilft meist der Druckverband.
- Legen Sie über den ersten Verband ein ungeöffnetes Verbandspäckchen oder eine Bindenrolle und wickeln Sie sie fest.
- Der Knoten sollte unter straffem Zug ebenfalls über der Wunde bzw. über dem Verbandspäckchen gesetzt werden.
- Es sollte dabei nicht zur Stauung kommen. Eine Stauung erkennt man an einer deutlichen Blau-Rot-Verfärbung der Körperpartie, die distal der Wunde liegt.

D ALLGEMEINE AUFGABEN IN DER PRAXIS

Abdrücken
- Stark blutende Wunden werden bis zur Anlage eines Druckverbandes abgedrückt. Dies geschieht durch kräftigen Druck auf das Gefäß herzwärts (proximal) der Wunde am besten gegen einen festen Widerstand, z.B. Knochen.
- Am Arm drückt man mit vier Fingern die Arterie in der Muskelspalte auf der Innenseite des Oberarms ab.
- Am Bein drückt man mit beiden Daumen die Arterie unterhalb der Leistenbeuge gegen den Beckenknochen an.

Abbinden
Letztes Mittel gegen eine Blutung ist das Abbinden der betroffenen Extremität. Hierfür werden kräftige Schals oder andere geeignete Tücher verwendet.
- Nehmen Sie nie Schnüre oder Draht.
- Das Abbinden erfolgt in der Mitte des Oberarms oder des Oberschenkels.
- Binden Sie nie stärker ab als es die Blutung erfordert, d.h. hört die Blutung auf, dann ist der Druck richtig und braucht nicht weiter verstärkt zu werden.
- Die Gliedmaße wird hochgelagert.
- Notfalltransport ins Krankenhaus.
- Die Abbindung muß spätestens nach einhalb Stunden im Krankenhaus gelöst werden. Deshalb muß die Uhrzeit der Abbindung immer auf dem Tuch oder auf einem Zettel an der Abbindung angegeben werden.

„Kratzer" oder Biß durch ein Tier
- Auch wenn es „nur" ein Kratzer ist: Desinfizieren Sie ihn!
- Klären Sie mit dem Tierhalter seinen Tetanusschutz. Wenn keine Gewißheit darüber besteht, muß sich der Tierhalter dafür bei einem Humamediziner vorstellen.

TIPS UND TRICKS
- Sorgen Sie immer für frische Luft im Behandlungsraum. Unangenehm riechende Verbände, Substanzen etc. werden sofort in geruchsdichte Behälter gepackt und bald aus dem Raum entfernt.
- Führen Sie Maßnahmen, die für einen Laien erschreckend aussehen, so aus, daß er sie nicht sieht. Stellen Sie sich z.B. zwischen Tierhalter und Tier, um ein Tier bei einer solchen Maßnahme des Tierarztes zu halten. Sie können dem Tierbesitzer auch freundlich nahelegen, draußen zu warten, wo er von Ihnen oder einer anderen Person betreut oder beschäftigt werden sollte (z.B. durch ein Gespräch, eine Tasse Kaffee, die Möglichkeit zu telefonieren).
- Die Telefonnummer des Notrufes und eines evtl. benachbarten Arztes sollte jedem Praxismitglied bekannt sein.
- Jedes Praxismitglied sollte wenigstens im Rahmen der Führerscheinprüfung einen Kursus zur ersten Hilfe abgeleistet haben. Ansonsten sollten Sie dies veranlassen bzw. nachholen.
- Meist ist es den Tierhaltern sehr unangenehm, daß sie beim Tierarzt „schlappgemacht" haben oder verletzt wurden. Beruhigen Sie den Tierhalter, und versuchen Sie, ihn vor neugierigen Blicken aus dem Wartezimmer zu schützen. Schlagen Sie ihm vor, eine Vertrauensperson zu benachrichtigen. Falls es die Praxisorganisation zuläßt, bieten Sie an, den Halter und sein Tier nach Hause zu fahren. Wird dies abgelehnt, bringen Sie ihn und sein Tier auf jeden Fall bis zu seinem Auto.
- Wenn ein Tierhalter behandelt wird, dürfen Sie das Tier darüber nicht vergessen. Die Türen werden geschlossen gehalten und Fenster nur gekippt, damit Hunde und Katzen in der Aufregung nicht ausbrechen. Bei Katzen sollten auch die Fenster ganz geschlossen bleiben.

PUNKTIONEN   E

Notizen

PUNKTIONEN E

E1 SPRITZEN RICHTEN

ALLGEMEINES

Auch wenn das Aufziehen einer Spritze eine ganz alltägliche Angelegenheit ist, birgt sie doch genügend Fehlerquellen, die bei Nichtbeachtung zu einer Gefährdung der Tiere und des Personals führen können. Bei unsachgemäßer Entsorgung sind sogar gänzlich Unbeteiligte betroffen. Es muß nicht die achtlos im Park weggeworfene Spritze eines HIV-infizierten Heroinabhängigen sein, die spielende Kinder und andere Menschen gefährdet. Die Gefährdung durch eine Spritze geht auch nicht in erster Linie von der spitzen Nadel aus, sondern von der *infizierten* spitzen Nadel und zwar vor und nach der Injektion: *vor der Injektion* für das Tier durch mangelnde Sterilität und *nach der Injektion* für das Personal durch unachtsame Entsorgung.

VORBEREITUNG

- Tisch decken:

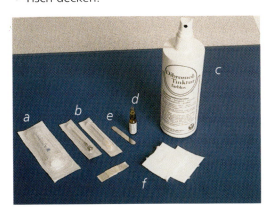

a 1-, 2-,5- oder 10-ml-Spritze
b 2 Kanülen (zum Aufziehen und zur Injektion)
c Desinfektionsspray
d Medikamentenampulle bzw. Flasche mit Injektionslösung
e Ampullensäge
f Tupfer.

DURCHFÜHRUNG

- Nehmen Sie die Spritze so aus der Verpackung, daß die sterile Spitze nicht berührt wird. Fassen Sie sie also am besten nur am Kolben an.

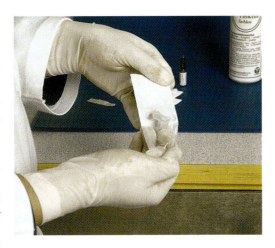

- Belassen Sie die Spritze in der geöffneten Verpackung.
- Öffnen Sie nun auf die gleiche Weise die Verpackung der Kanüle. Diese sollten Sie jedoch nicht mehr ablegen, da die sensible Stelle hier direkt nach dem Öffnen offen liegt.
- Behalten Sie die Kanüle mit Verpackung in der einen Hand, während Sie nun die Spritze am Kolben aus ihrer Verpackung ziehen und auf die Kanüle stecken.

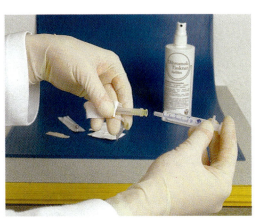

E PUNKTIONEN

- Nun können Sie die Spritze mit der Kanüle ablegen.
- Nehmen Sie die Ampulle und treiben Sie die Flüssigkeit durch Hinunterschlagen (wie ein Fieberthermometer) oder Schnippen mit den Fingern gegen den Ampullenkopf in den Ampullenbauch.
- Sägen Sie mit der Ampullensäge den Ampullenhals an der markierten Stelle an.

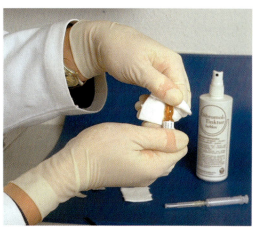

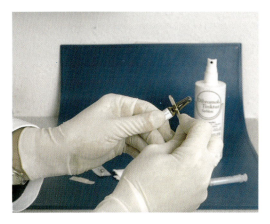

- Brechen Sie nun den Ampullenkopf ab. Das Verletzungsrisiko ist hierbei recht hoch, so daß es verschiedene Möglichkeiten gibt, sich vor einer Verletzung durch die scharfen Glassplitter zu schützen. Am besten geeignet ist wohl die Verwendung eines Tupfers, mit dem der Ampullenkopf gefaßt und abgebrochen wird.
- Beim Aufziehen des Medikaments aus einer Durchstechflasche müssen viele Medikamente zuvor geschüttelt werden, damit sich die verschiedenen Phasen wieder mischen. Auch hier immer sicherstellen, daß die Injektionslösung für die jeweilige Tierart und die geplante Injektionsart geeignet ist.
- Nehmen Sie die Kanülenhülse ab.
- Führen Sie nun vorsichtig die Nadel in die Ampulle ein.

- Halten Sie die Ampulle dabei schräg genug, so daß die Nadel auch den Bodensatz der Ampullenflüssigkeit aufnehmen kann. Achten Sie darauf, daß der Nadelschliff gegen Ende des Aufziehens nach unten gerichtet ist.

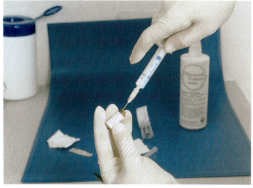

- Halten Sie die Spritze zwischen Mittel- und Ringfinger und öffnen Sie mit der anderen Hand und den freien Fingern eine weitere Kanülenverpackung. Sie können auch die aufgezogene Spritze mit Nadel ablegen und die zweite Kanülenverpackung mit beiden Händen öffnen. Dann müssen Sie allerdings einen echten Kanülensammler haben, in dem Sie mit einer Hand die Spritze mitsamt der Nadel einführen und die Kanüle abstreifen können, ohne eine weitere Hand zu verwenden (siehe D1, Hygiene in der Praxis).

- Wenn Sie Durchstechflaschen verwenden, setzen Sie nun die neue Kanüle auf.
- Drücken Sie vorsichtig die Luft aus der Spritze, indem Sie die Spritze nach oben halten und langsam einen kleinen Tropfen aus der Nadelspitze treten lassen. Dies ist auch durch die durchsichtige Verpackung und die Schutzkappe hindurch erkennbar.
- Legen Sie die aufgezogene Spritze auf eine saubere Unterlage, z.B. auf ein Tablett oder eine Nierenschale. Zusätzlich muß sich auf der Unterlage die entleerte Ampulle, ein Tupfer und eine Flasche mit Sprühdesinfektionsmittel befinden. Im Fall einer i.v.-Injektion müssen Sie noch einen Stauschlauch sowie mehrere Tupfer mitnehmen
- Die Unterlage sollten Sie immer beschriften, sofern Sie sie nicht gleich weiterreichen oder selbst benutzen. Dafür eignen sich z.B. Leukosilk®-Pflasterstreifen.
- Nach Gebrauch erhalten Sie das Tablett mit der entleerten, offenen Spritze, den benutzten Tupfern und der ohnehin leeren Ampulle wieder zurück.
- Nehmen Sie zuerst die Spritze und stecken Sie die Nadel in den Kanülensammler.
- Entleeren Sie das Tablett mit der Spritze, den Tupfern und der Ampulle in den Treteimer.

TIPS UND TRICKS

- Kanülen werden nie in ihre Hülsen zurückgesteckt. Auch wenn eine Tierarzthelferin hier nicht den gleichen Gefahren ausgesetzt ist wie ihre Kolleginnen in der Humanmedizin, sollte sie nicht allzu leichtfertig mit Kanülen umgehen und gebrauchte Kanülen in den dafür vorgesehenen Behältern entsorgen.
- Legen Sie nie mehrere Spritzen für verschiedene Tiere auf ein Tablett. Die Verwechslungsgefahr ist einfach zu groß.
- Ampullen mit weißem Halsring müssen nicht angesägt werden, da vom Hersteller hier bereits eine Sollbruchstelle eingearbeitet wurde.

E2 VENÖSE BLUTENTNAHME

ALLGEMEINES

Das Beherrschen der venösen Blutentnahme erfordert viel Übung, besonders wenn die Entnahme das Tier so wenig wie möglich schmerzen oder stressen soll. So steigt z.B. bei Katzen, die sich sehr aufregen, sofort der Glukose-Wert, und das Ergebnis der Blutuntersuchung wird verfälscht.

Sie dürfen die venöse Blutentnahme durchführen, wenn Sie von einem Tierarzt oder einer ihrerseits ausgebildeten Tierarzthelferin angelernt wurden, die sich davon überzeugen konnten, daß Sie die Methode beherrschen.

Es gibt unterschiedliche Verfahren zur Blutentnahme. Die einfachste und preiswerteste ist die Entnahme mit einer i.v.-Kanüle. Das Blut läßt man dabei vorsichtig in ein beschriftetes Serum- bzw. Plasmaröhrchen laufen, das ganz dicht an die Kanüle gehalten wird. Es bestehen dabei keine Bedenken wegen einer Hepatitis- oder AIDS-Gefahr, wie beim Umgang mit menschlichem Blut. Bei dieser Entnahmeform ist die Hämolysegefahr sehr gering. Sauberer ist die Entnahme mit Spritzen. Hier ist jedoch die Hämolysegefahr höher, weshalb man das Blut nur vorsichtig aufziehen und entleeren darf. Die Monovetten- oder Vacutainer-Systeme (s.u.) sind gut zu handhaben, aber auch entsprechend teurer. Außerdem kann der Sog des Vacutainer-Systems für die Venen kleiner Tiere zu stark sein, so daß die Vene kollabiert.

Einfache Spritze mit Einmalkanüle

- Sie ist etwas schwieriger zu handhaben. Im Gegensatz zu den teureren Abnahmesystemen (s.u.) gibt es keine farbige Kennzeichnung der verschiedenen Entnahmespritzen und auch keine Zusätze für verschiedene Bestimmungen.

E PUNKTIONEN

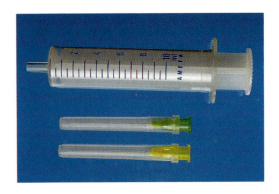

Butterfly

- Fassen Sie den Butterfly locker an den Flügeln und punktieren Sie.
- Der Schlauch wird mit einem vorgeschnittenem Pflaster fixiert.
- Die Spitze kann locker in der Vene stecken bleiben, während das Blut den Schlauch füllt, bis er ganz entlüftet ist (*Vorsicht*: Hierbei wird schnell gekleckert).
- Die Entnahme erfolgt dann mit Monovette/Vacutainer und Adapter oder Einmalspritze.

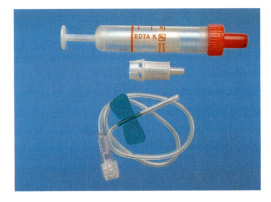

- Nach der Fixierung hat der Butterfly einen guten Halt, aber die Kosten sind hoch, und durch den langen Weg des Blutes kommt es zur vermehrten Hämolyse.

VORBEREITUNG

- Es gibt Auffanggefäße für verschiedene Untersuchungen und von verschiedenen Firmen, die entweder unbeschichtet sind oder mit Gerinnungshemmern versehen sein können. Die Art des Gerinnungshemmers (üblich sind v.a. EDTA, Heparin, Natrium-Citrat und Na-Fluorid) ist je nach nötiger Untersuchung zu wählen. Bei Einsendung des Blutes an ein Großlabor sollte man bereits vor der Blutentnahme im Begleitformular nachsehen, welche Röhrchen geeignet sind.
- Denken Sie daran, daß für Serumuntersuchungen die zwei- bis dreifache Blutmenge entnommen werden muß.
- Tisch decken:

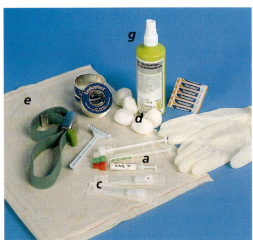

a mehrere Nadeln, falls mehrmaliges Stechen erforderlich ist. Nadelstärke: der Tierart und -größe entsprechend (z.B. 0,90 x 40 gelb für großen Hund, 0,80 x 40 grün oder 0,7 x 30 schwarz für kleinere Hunde, Hundewelpen und Katzen, 0,60 x 30, 0,55 x 25 für Vögel)
b Röhrchen, eindeutig beschriftet
c Ersatzröhrchen
d einige Tupfer
e Stauschlauch oder Stauklemme
f evtl. Schermaschine (abhängig von der Situation und der Fell- bzw. Venenbeschaffenheit, helles und dünnes Fell wird z.B. nicht rasiert)
g Desinfektionsmittel.

PUNKTIONEN E

- Legen Sie Ihre Utensilien so zurecht, daß Sie sie von Ihrem Platz aus erreichen können, ohne Ihre Position zu verändern.
- Es geht immer mal Blut daneben. Legen Sie deshalb eine Einmalunterlage oder einige Lagen Zellstoff unter die Punktionsstelle.
- Sind alle notwendigen Entnahmen vorbereitet?
- Prüfen Sie, ob sich die Nadel aus der Hülse lösen läßt.
- Das Tier muß sicher identifiziert sein.
- Nehmen Sie sich Zeit und Ruhe.
- Es gibt immer wieder schlechte Tage, und auch nach jahrelanger Erfahrung trifft man auf Tiere, bei denen man kein Blut bekommt. Nach dem zweiten Fehlversuch sollte man deshalb eine andere Person mit der Entnahme beauftragen.
- Die ersten Versuche sollten vielleicht unter Anleitung und am besonders ruhigen oder sogar narkotisierten Tier erfolgen.

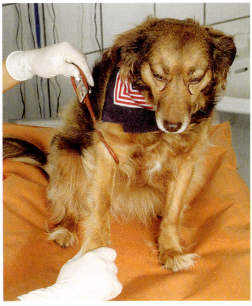

a

DURCHFÜHRUNG

- ***Geeignete Venen bei Hund und Katze:***
- Vorderbein – V. cephalica antebrachii (eher beim Hund)
- Hinterbein – V. saphena bzw. V. femoralis (eher bei Katzen)
- Hals – V. jugularis (in den meisten Praxen nur in Ausnahmesituationen üblich).
- Die Art und Weise, in der das Tier festgehalten wird, hängt vom Entnahmeort ab.
- Stauen Sie oberhalb der Entnahmestelle, also z.B. am Vorderbein oberhalb des Ellenbogens – aber nicht zu straff und nicht zu lange. Die Stauung sollte den Puls nicht abschnüren (a).
- Beginnen Sie die Suche distal.
- Wenn Sie eine geeignete Stelle gefunden haben, sprühen Sie das Desinfektionsmittel auf, und wischen Sie es, falls das Fell dabei zu feucht wird, nach kurzer Zeit ab, um ein Benetzen der Kanüle zu verhindern, da dies zur Hämolyse führen könnte (b).
- Nehmen Sie sich Zeit und lassen Sie Ruhe einkehren. Am besten nehmen Sie sich

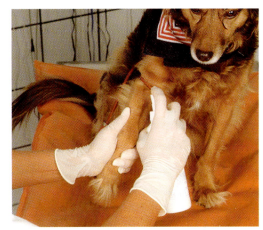

b

einen Hocker, um bequem und entspannt zu sitzen. Zittern und Wackeln wird so besonders am Anfang deutlich vermindert.
- Der Nadelschliff zeigt nach oben.
- Wichtig ist es, das Bein möglichst vollständig zu umgreifen, um die Vene zwischen Daumen und Zeigefinger fixieren zu können. Dabei darf die Haut aber nicht zu sehr gespannt werden, da man sonst auch die Vene durch den Druck komprimiert.

E PUNKTIONEN

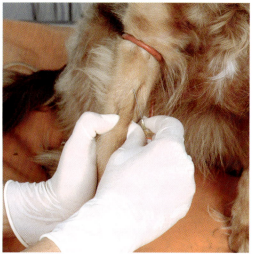

c

- Bei Entnahme in das Röhrchen stechen Sie in einem Winkel von ca. 30° durch die Haut und schieben die Kanüle im Lumen der Vene soweit vor, bis der Kanülenansatz der Haut anliegt (c).
- Jetzt ziehen Sie die Kanüle vorsichtig solange zurück, bis Blut abtropft.
- Halten Sie die entnommene Menge so klein wie möglich und so groß wie nötig.
- Beachten Sie die Markierungen auf den Röhrchen. Im Zweifel fragen Sie Mitarbeiter oder das zuständige Labor.
- Beim Röhrchen- oder Spritzenwechsel halten Sie die Nadel besonders ruhig.

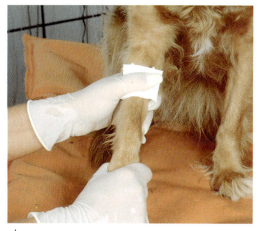

d

- Röhrchen mit Zusätzen werden direkt nach der Entnahme mehrmals gekippt, um eine gute Durchmischung zu erreichen. Das Röhrchen darf jedoch wegen möglicher Hämolyse nicht geschüttelt werden.
- Vor der Entfernung der Nadel lösen Sie den Stauschlauch.
- Nach der Entnahme darf die Kappe nicht wieder auf die Nadel gesetzt werden, da man sich so sehr schnell sticht.
- Nach dem Herausziehen der Nadel wird die Einstichstelle mit einem Tupfer abgedrückt (d). Sie können dies auch an den Tierhalter delegieren.

TIPS UND TRICKS

- Scheren muß nicht unbedingt sein. Oft reicht es, die zuvor gut angefeuchteten Haare zu glätten und dann zu scheiteln. Der Vorteil beim Scheren besteht darin, daß das Desinfektionsmittel besser einwirkt und die Vene sich besser darstellt. Nachteilig ist jedoch der zusätzliche Streß für das Tier und u.U. das Unverständnis des Tierhalters, wenn das Tier bald z.B. zu einer Ausstellung soll.

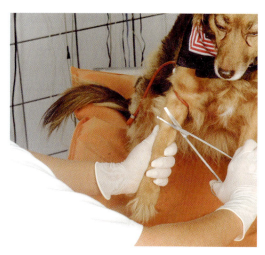

- Katzen sind oft ruhiger, wenn nicht mit einem Hilfsmittel (Schlauch), sondern durch eine zweite Person mit der Hand gestaut wird.

PUNKTIONEN E

- Unruhe läßt sich bei Hund und Katze vermeiden, indem die Desinfektionslösung nicht aufgesprüht, sondern vorsichtig „geschüttet" wird.
- Wenn Sie keine Vene finden, bedenken Sie immer, daß das Blut irgendwo abfließen muß. Eventuell ist die Vene nicht sichtbar, sondern nur tastbar. Versuchen Sie die Punktion, wenn Sie sicher sind, daß es sich nicht um eine Sehne handelt (*gefüllte Vene*: prall und federnd, *Sehne*: hart und unnachgiebig).
- Bei Infektionsverdacht wird das entnommene Blut mit einem zusätzlichen Etikett oder einem beigefügten Zettel gekennzeichnet.
- Bei Entnahme mit Spritze führt zu starkes Ziehen am Spritzenkolben zur Hämolyse und verfälscht die Werte (insbesondere Kalium ist falsch hoch). Zu lange Stauung führt ebenfalls zu verfälschten Werten, auch der Blutzellen. Auch das „Pumpen" an der Pfote kann die Ergebnisse verändern.
- Aus verhärteten Venen erfolgt keine Entnahme.
- Üben läßt sich das Gefühl bei der Punktion an einer Apfelsine, da der Widerstand einer Apfelsinenschale dem Hautwiderstand gleicht. Eine weitere Möglichkeit besteht darin, einen nicht mehr benötigten Schlauch (z.B. von einem alten Blutdruckmeßgerät oder einen Infusionsschlauch) unter ein Tuch zu legen, um das Tasten und Stechen zu trainieren.
- Mit einiger Erfahrung läßt sich manchmal durch vorsichtiges Suchen mit der Nadel in der Tiefe des Unterhautgewebes noch eine Vene finden, ohne erneut die Haut durchstechen zu müssen.
- Versuchen Sie niemals, die Röhrchen verschiedener Tiere auf *einem* Tablett z.B. durch ihre Anordnung den Tieren zuzuordnen. Die einzige eindeutige Methode ist die vorherige Beschriftung der Röhrchen.
- Wenn das Blut trotz gelungener Punktion sehr langsam läuft, hilft es besonders bei Katzen an der Stauung zu spielen, d.h. sie behutsam etwas zu öffnen und zu schließen. Außerdem kann man das Bein ein wenig zur Seite kippen.
- Zur prompten Entsorgung der Kanülen empfiehlt sich eine am Behandlungstischbein festgeklebte leere Infusionsflasche, deren Gummistopfen entfernt wurde.
- Bei anstehender Blutabnahme kann ein eventuelles Blutanalysegerät schon einmal angeschaltet werden, falls eine Aufwärmphase erforderlich ist.

PROBLEME UND SONDERFÄLLE

- **Einstichstelle wird dick:** Stauschlauch lösen und die Nadel herausziehen. Dann fünf Minuten lang die Einstichstelle mit Tupfer kräftig abdrücken.
- **Blutung:** Eine evtl. auftretende Blutung muß gestillt sein, bevor das Tier die Praxis verläßt.
- **Unruhiges Tier:** Ist das Tier unruhig, kann die Nadel herausrutschen. Drücken Sie dann sofort die Punktionsstelle ab und lösen Sie die Stauung. Meistens wird die Stelle trotzdem dick. Dann müssen Sie an einer anderen Extremität einen erneuten Versuch unternehmen (neue Punktion = neue Nadel!).
- **Entzündungen:** Stechen Sie nie in vorgeschädigte Gefäße oder solche mit umliegender Entzündung.

Entnahme mit dem Sarstedt-Monovetten-System

rot-braun	Enzymdiagnostik, Stoffwechselparameter
lila (+ Zitrat)	Blutsenkung
rot (+ EDTA)	Blutbild
grün (+ Zitrat)	Gerinnungswerte
weiß (+ Kugeln)	Kreuzprobe, Antikörper

– Stechen Sie mit dem auf die Nadel gedrehtem Röhrchen.
– Vor dem Herausziehen der Nadel müssen Sie unbedingt die Monovette abdrehen, da

E PUNKTIONEN

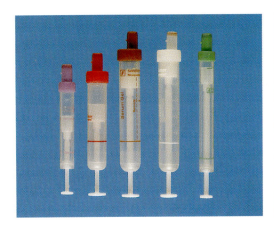

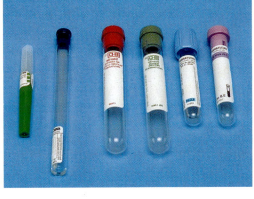

sonst häufig wieder Blut aus der Spritze läuft.
- Ziehen Sie dann den Kolben hoch, und lassen Sie ihn einrasten. Flüssigkeitsgefüllte Monovetten müssen ganz mit Blut gefüllt sein, da sonst die Werte verfälscht werden.
- Brechen Sie den Kolben ab.
- Bei den weißen Serumröhrchen mit Plastikkügelchen und seitlichem Anschluß muß man beim Aufsetzen der Nadel darauf achten, daß der Schliff nach oben zeigt. Sonst ist man gezwungen, einen zu steilen Einstichwinkel zu wählen.
- Das Aspirieren des Blutes und das Wechseln der Röhrchen erfordert etwas Geschick, jedoch sind die Korrekturmöglichkeiten gut.

Entnahme mit dem Vacutainer-System

rot-braun	Serum
grün	Gerinnung
lila (+EDTA)	Blutbild
schwarz	BSG
blau	Quick

- Schrauben Sie die Kanüle in den Halter ein.
- Legen Sie das Röhrchen locker in den Halter und punktieren Sie.
- Sobald die Kanüle in der Vene liegt, drücken Sie das Vakuumröhrchen vorsichtig auf den Stopfen. Das Blut strömt ins Röhrchen.

- Die Handhabung ist sicher, jedoch ist eine Korrektur des Einstiches im Gewebe nur begrenzt möglich.
- Da das System in sich gut geschlossen ist, besteht nur ein geringes Risiko, mit Blut in Berührung zu kommen.

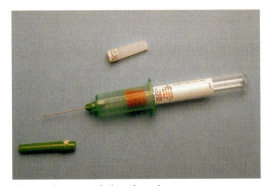

Vacutainer punktionsbereit

PUNKTIONEN E

E3 SUBKUTANE INJEKTION

ALLGEMEINES

Subkutan bedeutet *unter die Haut* und nicht in den Muskel, der tiefer liegt. Deshalb hebt man dabei die Haut über dem Muskel ein Stück hoch. Die subkutane Injektion dient der langsamen Aufnahme bestimmter Wirkstoffe, wodurch ein konstanter Wirkstoffspiegel über einen längeren Zeitraum aufrecht erhalten werden kann. Am häufigsten werden Impfungen und Antibiotika subkutan gegeben.

Sie dürfen die subkutane Injektion durchführen, wenn Sie von einer tierärztlichen Person angelernt wurden, die sich davon überzeugt hat, daß Sie die Methode beherrschen.

VORBEREITUNG

- Kontrollieren Sie, ob das Medikament das richtige ist, und beachten Sie auch das Verfallsdatum.
- Errechnen Sie die benötigte Menge.
- Tisch decken:

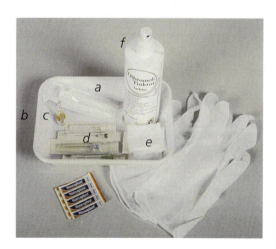

a sterile Spritze
b Schale oder Tablett
c Medikament meist in Durchstechflasche
d Kanülen zur Entnahme und zur Injektion
e einige Tupfer
f evtl. Desinfektionsmittel.

- Ziehen Sie das Medikament auf, und achten Sie auf Ausfällung oder Trübung.
- Bei Injektionsflaschen lassen Sie die Kanüle für weitere Injektionen in der Flasche stecken und verschließen diese mit einer kleinen Spritze (siehe Abbildung auf S. 105).
- Entlüften Sie die Spritze, und stellen Sie sie auf die verordnete Menge ein.
- Identifizieren Sie den Tierhalter sicher, und klären Sie ihn über die Vorgehensweise, Schmerzen und zu erwartende Reaktionen auf. So kann z.B. die Injektion von B-Vitaminen oder Buscopan brennen.

ERLÄUTERUNG FÜR DEN TIERHALTER:

„Ich werde Ihrem Tier eine Spritze unter die Haut setzen. Dadurch wirkt das Medikament langsam und gleichmäßig. Das Mittel brennt allerdings ein wenig. Es kann also sein, daß sich Fido gleich etwas beschwert."

DURCHFÜHRUNG

- Injektionsort ist das subkutane Fettgewebe an der seitlichen Bauchwand und im Nacken.
- Mit Daumen und Zeigefinger heben Sie eine Hautfalte mit Fettgewebe ab. Stechen Sie tief genug (bis Sie die Nadel unter der Hautfalte fühlen können).

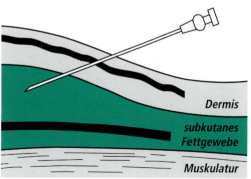

127

E PUNKTIONEN

- Sie müssen immer aspirieren, also am Spritzenstempel ziehen, um zu überprüfen, ob ein Blutgefäß getroffen wurde. Wenn Blut erscheint, muß die Injektion abgebrochen werden.
- Injizieren Sie das Medikament, und beobachten Sie das Tier dabei.
- Drücken Sie mit einem trockenem Tupfer die Einstichstelle leicht ab, und ziehen Sie die Kanüle heraus.

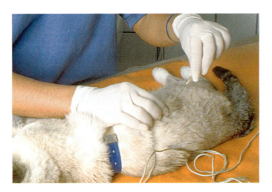

- Verteilen Sie durch leichte Massage mit einem Tupfer das Medikament im Unterhautgewebe.

TIPS UND TRICKS

- Nach Injektion dürfen Sie die Kappe nicht wieder auf die Nadel stecken. Sie stechen sich dabei selbst schneller, als Sie vielleicht denken. Nehmen Sie statt dessen einen Behälter für gebrauchte Nadeln mit (siehe D1, Hygiene in der Praxis).
- Weisen Sie den Tierhalter darauf hin, daß sich als Reaktion auf die Spritze eine kleine schmerzlose Schwellung bilden kann, die nach 1–2 Tagen wieder verschwindet.

PROBLEME UND SONDERFÄLLE

- **Entzündungen:** Injizieren Sie nicht in die Nähe einer entzündeten Hautregion.
- **Ölige Substanzen:** Solche Substanzen werden nicht unter die Haut gespritzt.
- **Sie ziehen Blut in die Spritze auf:** Ein Gefäß wurde punktiert. Keine Injektion, sondern Abbruch und erneuter Versuch an anderer Stelle. Beruhigen Sie den Tierhalter, indem Sie ihm erklären, was passiert ist.
- **Gelähmte Extremität:** Keine subkutane Injektion in eine gelähmte oder teilweise gelähmte Extremität.
- **Hormoninjektion:** Bei Pudeln, die eine Hormoninjektion erhalten, kann sich das nachwachsende Fell dunkel verfärben. Setzen Sie deshalb die Injektionen in den Nacken und nicht in die Flanken.

Notizen

PUNKTIONEN E

E4 INTRAMUSKULÄRE INJEKTION

ALLGEMEINES

Richtig durchgeführt, ist die intramuskuläre Injektion eine segensreiche Methode der Medikamentengabe, weil der Eintritt, die Dauer und die Stärke der Wirkung gut kalkulierbar sind. Dadurch eignet sich die Methode besonders zur Gabe von Narkotika. Bei nachlässiger oder falscher Anwendung besteht die Gefahr von Infektion, Abszeß, Hämatom und Nervenschädigung. Beachtet man jedoch einige wichtige Prinzipien, ist das Risiko für das Tier sehr gering. Sie dürfen die i.m.-Injektion durchführen, nachdem Sie von einem Tierarzt angelernt wurden, und dieser sich davon überzeugt hat, daß Sie die Methode beherrschen.

VORBEREITUNG

- Kontrollieren Sie, ob das Medikament das richtige ist, und beachten Sie auch das Verfallsdatum.
- Achten Sie besonders darauf, ob das Medikament auch für die jeweilige Darreichungsform vorgesehen ist.
- Tisch decken:

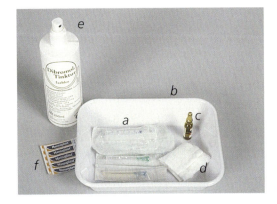

a sterile Spritze
b Schale oder Tablett
c Medikament in steriler verschlossener
   Ampulle oder in Durchstechflasche:
   – zur Entnahme: Kanüle 0,63 mm = 23G/blau oder 0,5 mm = 25G/braun,
   – zur Injektion: 0,5 mm = 25G/orange
d einige Tupfer
e Desinfektionsmittel
f Pflaster
g Handschuhe (nicht abgebildet).

- Beschriften Sie z.B. bei mehreren Spritzen oder bei nicht unmittelbar anschließender Injektion die Spritze mit einem wasserfesten Filzstift.
- Richten Sie die Schale oder das Tablett immer nur für ein Tier. Legen Sie die leere Ampulle immer dazu (siehe E1, Spritzen richten).
- Ziehen Sie das Medikament auf, und achten Sie auf Ausfällung oder Trübung.
- Entlüften Sie die Spritze, und stellen Sie die verordnete Menge ein.
- Das Tier muß sicher identifiziert sein. Informieren Sie den Besitzer über Vorgehensweise, Schmerzen und zu erwartende Reaktionen.

DURCHFÜHRUNG

- Desinfizieren Sie die Haut gründlich, um einen Spritzenabszeß zu vermeiden.
- i.m.-Injektionen können schmerzhaft sein. Deshalb sollte man darauf achten, keine zu große Menge an einer Stelle zu injizie-

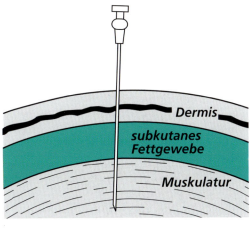

E PUNKTIONEN

ren. 1 ml (Katze) bzw. 2 ml – 4ml (Hund, je nach Größe) sollten nach Möglichkeit nicht überschritten werden.
- Der Injektionsort ist meist die seitliche Hinterbacke (lange Beugemuskeln) oder die Glutäalmuskulatur. Eine Verletzung des Ischiasnervs läßt sich durch überlegtes Einstechen (von der Seite, nicht aus Richtung Schwanz) vermeiden.

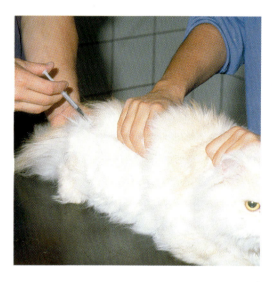

- Halten Sie die Spritze schreibfederartig, und stechen Sie die Kanüle kurz und rasch ca. 1 cm tief im rechten Winkel zum Muskelverlauf ein (abhängig von Art, Größe und Ernährungszustand des Tieres).
- Aspirieren Sie immer, d.h. überprüfen Sie durch Zug am Spritzenkolben, ob ein Blutgefäß getroffen wurde. In diesem Fall würde in der Spritze Blut erscheinen. Die Punktion wird in einem solchen Fall abgebrochen. Dem Tierhalter können Sie dann sagen:
„Hier habe ich ein kleines Gefäß getroffen. Das ist nicht weiter schlimm, aber vorsichtshalber gehe ich mit einer frischen Nadel an die andere Seite."
- Injizieren Sie das Medikament langsam, und beobachten Sie das Tier dabei.
- Drücken Sie einen trockenen Tupfer leicht auf die Einstichstelle, und ziehen Sie die Kanüle zügig heraus.

- Nehmen Sie zur Entsorgung zuerst die Spritze, und werfen Sie die Nadel in den Kanülensammler.
- Das Tablett mit der Spritze, den Tupfern und der Ampulle leeren Sie in einen Treteimer.

TIPS UND TRICKS

- Vor dem Aufbrechen der Ampulle sollten Sie den Ampullenkopf durch Beklopfen von Flüssigkeit befreien, damit Sie auch wirklich den gesamten Ampulleninhalt aufziehen können.
- Um Schnittverletzungen beim Ampullenbrechen zu vermeiden, kann man die Ampulle mit einem sauberen Tupfer brechen (siehe E1, Spritzen richten).
- Untersuchen Sie vor dem Einstich die Kanüle wegen möglicher Abbruchgefahr auf Defekte.
- Bei häufigen Injektionen sollten Sie den Injektionsort wechseln.
- Das Stechen kann auch in zwei Stufen erfolgen. Zunächst wird der derbe Widerstand der Haut kurz und schnell überwunden, danach schiebt man die Nadel ruhig bis zur gewünschten Tiefe in die Muskulatur vor. Üben läßt sich dies z.B. an einer Apfelsine.
- Nehmen Sie Aussagen des Tierhalters nach Injektionen immer ernst („Nach der letzten Spritze war er den ganzen Tag müde …").
- Nach Injektion niemals die Kappe wieder auf die Nadel setzen. Man sticht sich schneller als man glaubt. Nehmen Sie eventuell einen Behälter für gebrauchte Nadeln mit.

PROBLEME UND SONDERFÄLLE

- **Blutaspiration:** Ein Blutgefäß wurde punktiert. Keine Injektion, sondern Abbruch und erneuter Versuch an anderer Stelle. Beruhigen Sie den Tierhalter.
- **Spontaner druckvoller Blutfluß:** Eine Arterie wurde punktiert. Keine Injektion, *sofort* Tierarzt herbeirufen.

PUNKTIONEN E

- **Abbruch der Kanüle:** Sie brechen die Injektion ab und rufen den Tierarzt.
- **Entzündungen:** Injizieren Sie nicht in die Nähe einer entzündeten Hautregion.
- **Reaktionen nach der Injektion:** Kommt es nach der Injektion z.B. zu Hautausschlag, Speicheln und Unruhe kann eine Anaphylaxie mit Schockzeichen vorliegen. Je nach Felltyp entstehen bei kurzhaarigen Tieren eventuell Quaddeln durch arealweises Aufstellen der Haare. Man kann auch gezielt in der dünnbehaarten Achselgegend nach Reaktionszeichen suchen. Benachrichtigen Sie bei Hinweisen auf eine Reaktion sofort den Tierarzt.
- **Gelähmte Extremität:** Setzen Sie keine i.m.-Injektion in eine gelähmte Extremität.

E5 ASSISTENZ BEIM LEGEN EINES VENÖSEN ZUGANGS

ALLGEMEINES

Der wichtigste Grund für die Anlage eines peripheren venösen Zugangs ist die Durchführung einer Infusionstherapie (siehe E6, i.v.-Infusion anhängen). Aber auch bei mehrfacher venöser Blutentnahme in kurzen Abständen ist ein solcher Zugang sinnvoll.

VORBEREITUNG

- Tisch decken:

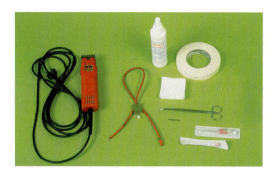

– *Schermaschine/Schere*
– *Tupfer*
– *evtl. Skalpell für Hautschnitt*
– *Venenkatheter in gewünschter Größe*
– *Klebeband*
– *Desinfektionslösung*
– *Stauschlauch.*

DURCHFÜHRUNG

- Scheren Sie einen für den Venenkatheter ausreichend großen Bereich frei (a). Wurde an beiden Vorderbeinen bereits gestochen, können Sie auch ein Hinterbein vorbereiten. Dort verläuft die Vene etwas schräg an der Außenseite des Unterschenkels, von der Kniekehlengegend kommend in Richtung auf die Sprunggelenksbeuge, was Sie beim Scheren berücksichtigen müssen.

E   PUNKTIONEN

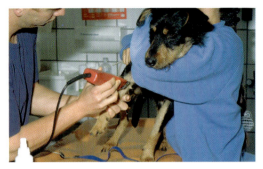

a

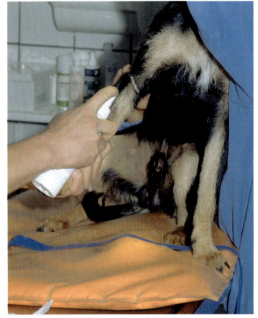

b

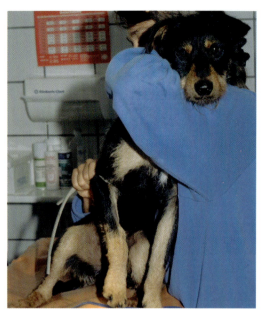

c

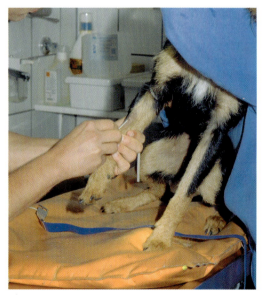

d

- Desinfizieren Sie die Haut (b).
- Stauen Sie die Extremität mit dem Stauschlauch. Die Vena saphena wird sich dann meistens sichtbar darstellen.
- Fixieren Sie das Tier sorgfältig, während der Venenkatheter geschoben wird (c). Die Tiere zucken meist kurz zurück, wenn die Haut durchstochen wird (d).
- Nach erfolgter Anlage des Katheters kleben Sie ihn gut mit Pflaster fest, wobei Sie die Öffnung für den Mandrin freilassen (e).
- Zur Entfernung eines venösen Zugangs schneiden Sie einfach das Pflaster auf (f). Dann ziehen Sie den Zugang heraus und drücken sogleich einen Tupfer auf die blutende Stelle, bis die Blutung sistiert (g).

TIPS UND TRICKS

- Wenn Sie den Zugang mit einer sterilen 0,9 % NaCl-Lösung mit Heparin (2–10

PUNKTIONEN   E

IU/ml) spülen, bleibt der Zugang mit größerer Wahrscheinlichkeit offen.

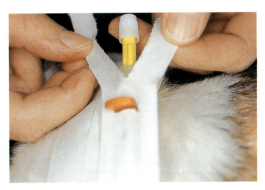

e

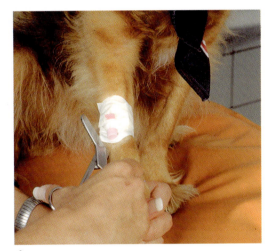

f

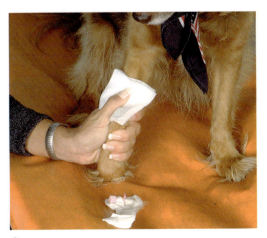

g

E6 I.V.-INFUSIONEN ANHÄNGEN

ALLGEMEINES

Infusionen dienen der raschen, aber kontrollierten Zufuhr von Medikamenten, Flüssigkeit und Nahrung oder einfach dem Offenhalten eines venösen Zugangs durch die Gabe von physiologischer Kochsalzlösung (NaCl-Lösung). Indikationen sind z.B. Tiere im Schock oder bei großem Flüssigkeitsverlust wie z.B. nach Erbrechen, Durchfall oder starken Blutungen.

Man unterscheidet isotone, hypo- und hypertone Infusionslösung. Diese Bezeichnungen beziehen sich auf die Osmolarität der Lösung, d.h. die Menge der gelösten Teilchen pro Liter Wasser. Eine isotone Lösung (z.B. NaCl) entspricht in ihrer Osmolarität (nicht automatisch auch in ihrer Zusammensetzung) dem Blutplasma, eine hypotone hat eine niedrigere und eine hypertone eine höhere Osmolarität. Letztere reizen das Gewebe und dürfen deshalb nicht subkutan verabreicht werden (z.B. Glucose 10 %). Die Infusion kann über einen Venenkatheter (Braunüle®) oder subkutan laufen. Bei Gabe unter die Haut tritt die Wirkung allerdings sehr viel langsamer ein. Die Tierarzthelferin kann auf Anweisung hin die Infusion selbständig durchführen.

VORBEREITUNG

- Infusionslösungen müssen absolut steril sein, darum müssen alle Utensilien wie Behälter, Schlauch und Dreiwegehähne aseptisch behandelt werden.

ERLÄUTERUNG FÜR DEN TIERHALTER

„Wir möchten bei Ihrem Tier eine Infusion durchführen, damit das Medikament besonders schnell in den Körper gelangt. Wir müssen Ihren Otto dafür über Nacht hier behalten."

E PUNKTIONEN

- Informieren Sie den Tierhalter über Sinn und Dauer der Infusion.
- Tisch decken:

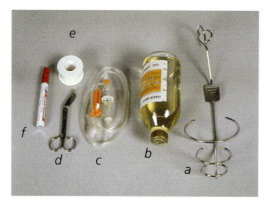

a Aufhängevorrichtung
b Infusionslösung, evtl. Zusätze
c Infusionsbesteck
d Schere
e beschriftbares Pflasterband
f Filzstift.

DURCHFÜHRUNG

- Die Infusion wird wegen möglicher Übertragung von Keimen (Kontamination) erst unmittelbar vor dem Anhängen vorbereitet. Sie kann, insbesondere bei schlechtem Allgemeinzustand und bei größeren Mengen, möglichst körperwarm verabreicht werden.
- Bei der Auflösung von Trockensubstanzen richtet man sich genau nach den Herstellerangaben.
- Stülpen Sie die Aufhängevorrichtung über die Glasflasche. Plastikflaschen sind meist mit Ösen am Flaschenboden versehen.
- Kontrollieren Sie die Infusionslösung auf Verfalldatum, Etikett und Vollständigkeit des Inhalts. Nicht ausdrücklich für die i.v.-Infusion vorgesehene Medikamente dürfen nicht als Infusion gegeben werden.
- Öffnen Sie den Verschluß aseptisch, also ohne Kontakt mit keimbesiedelten Flächen wie den eigenen Händen oder Gegenständen. Eventuell desinfizieren Sie das Verschlußgummi.
- Schließen Sie die Radklemme am Schlauch, und stechen Sie den Dorn des Infusionsbestecks an vorgesehener Stelle in die Flasche. Der Flaschenverschluß zeigt nach oben.

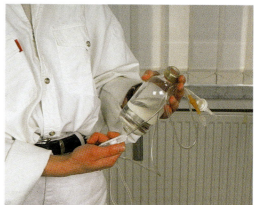

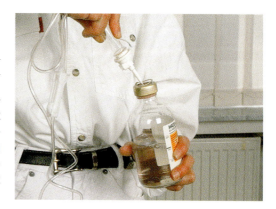

- Injizieren Sie mögliche medikamentöse Zusätze durch das Verschlußgummi neben dem Dorn in die Flasche.

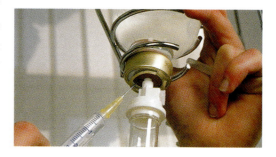

PUNKTIONEN E

- Drehen Sie die Infusion um und halten Sie sie hoch, oder hängen Sie sie am Infusionsständer auf.

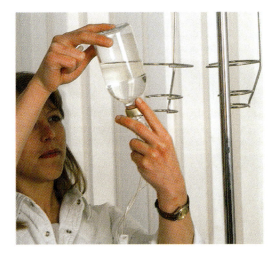

- Zapfen Sie nun bei geschlossener Radklemme die Tropfkammer durch leichtes Pumpen halb voll.

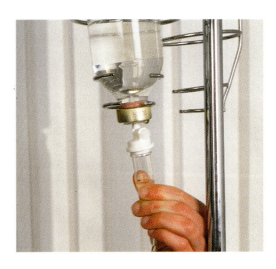

- Zur vollständigen Entlüftung des Systems öffnen Sie die Radklemme und lassen die Flüssigkeit bis zum Schlauchende durchlaufen.
- Schließen Sie die Klemme wieder.
- Beschriften Sie die Infusion auf dem Etikett oder einem Zusatzzettel: Name des Tieres, eventuelle Zusätze (oder leere Ampulle an die Flasche heften), Infusionsdauer, Tropfenzahl, Datum, Uhrzeit.
- Das Tier muß sicher identifiziert sein.
- Schließen Sie den Schlauch direkt am Zugang, am Dreiwegehahn oder am Y-Verbindungsstück an, und öffnen Sie die Verbindung wenn nötig.
- Öffnen Sie jetzt die Radklemme unter der Tropfkammer.
- Der Tierarzt entscheidet über die Dauer und Geschwindigkeit der Infusion.
- Stellen Sie die Tropfenzahl ein. In der Regel liegt die maximale Flüssigkeitszufuhr bei etwa 40–60 ml pro kg und Stunde. Bei Schockzuständen und starker Dehydratation kann anfänglich die Zufuhr höher sein (Hund bis zu 100 ml, Katze bis zu 60 ml). 1ml Flüssigkeit entspricht je nach Infusionsset etwa 20 Tropfen. Stärker konzentrierte Lösungen werden langsamer verabreicht (infundiert) als isotone.
- Bilden Sie mit dem Schlauch eine kurze Schleife, und fixieren Sie diese mit Klebeband auf der rasierten Haut, um direkten Zug am Zugang zu vermeiden.
- Kontrollieren Sie die Einstichstelle eine Minute lang, ob die Infusion statt in die Vene in das Gewebe läuft (paravasal). Schwillt das Gewebe an oder rötet sich die Haut?
- Prüfen Sie regelmäßig etwa alle 10 min die Vitalzeichen des Tieres, und achten Sie auf Anzeichen für zu schnelles Infundieren: Unruhe, beschleunigte Atmung und Zeichen der Kreislaufschwäche. Besonders herz- und nierenkranke Tiere sollten gut überwacht werden. Achten Sie aber auch darauf, ob die Infusion überhaupt läuft.
- Kontrollieren Sie auch die eingestellte Tropfenzahl.
- Dokumentieren Sie alles mit Mengenangaben auf dem Krankenblatt bzw. der Karteikarte.

TIPS UND TRICKS

- Eine der häufigsten Eigenschaften einer Infusion ist es, nicht zu laufen. Folgende

E PUNKTIONEN

Versuche sollten vor der Benachrichtigung des Tierarztes oder dem Neustechen unternommen werden:
– Aufhebung aller Knicke im Infusionssystem.
– das Bein strecken (Katzen und kleine Hunde können mit einer Schiene dauerhaft am „Einrollen" gehindert werden)
– Öffnen Sie die Klappe an der Tropfkammer.
– Bewegen Sie den Zugang hin und her; eventuell liegt der Teflonschlauch des Zugangs der Venenwand an.
– Aspirieren Sie vorsichtig mit einer Spritze am Zugang.
– Pumpen am Injektionsgummi, während der Schlauch oberhalb des Gummis abgeknickt wird, damit sich der Druck nur in Richtung auf den Zugang auswirkt. Diese Maßnahme ist jedoch nicht gerne gesehen, da wohl nicht auszuschließen ist, daß sich ein kleiner Embolus löst. Allerdings ist dieser Hilfsgriff in der Praxis weit verbreitet.
– Aus dem gleichen Grund wird das Durchspülen des Zugangs mit physiologischer Kochsalzlösung und Heparinzusatz (alle 6 Stunden oder bei Bedarf) skeptisch betrachtet, ist in der Praxis jedoch durchaus üblich.
- Hygienisch fragwürdig ist das Einstechen von Kanülen in den Bauch von Plastikflaschen.
- Wenn Gewinde durch klebrige oder zuckrige Infusionen nicht zu öffnen sind, lassen sich Kocher-Klemmen hervorragend als Zange einsetzen.
- Bei Ungewißheit über die Infusion dürfen Sie kein Risiko eingehen, sondern müssen Rücksprache mit dem Tierarzt halten.
- Der Schlauch sollte luftleer sein. Kleine Bläschen können durch Schnippen gegen den Schlauch zum Aufsteigen in die Tropfkammer gebracht werden. Obwohl die Gefahr einer Luftembolie bei solchen Mengen verschwindend gering ist, existiert ein gewisser Summationseffekt bei Wiederholung.
- Ein leeres Infusionssystem unterscheidet sich auf den ersten Blick fast nicht von einem gefüllten Infusionssystem, also genau hinschauen.
- Einem unbeaufsichtigten Tier mit Infusion muß immer ein Halskragen angelegt werden.
- Katheterpflege ist wichtig, um die Infusion am Laufen zu halten, also soll die Braunüle nach jeder Injektion durch den Zugang und immer, wenn die Infusion vorübergehend abgestellt wurde (z.B. weil Sie mit dem Tier draußen waren) mit etwas NaCl-Lösung gespült werden. Spülen Sie auch dann, wenn die Infusion durchgelaufen ist, v.a. wenn Glukoselösung verwendet wurde, den Zugang und das System möglichst rasch. Lassen Sie eine leere Infusion möglichst nicht über Nacht anhängen.
- Bewahren Sie den Verschlußstopfen für den Venenkatheter immer in der Nähe des Tieres auf, damit Sie ihn im Bedarfsfall schnell zur Hand haben. Ein an die Boxentür geklebtes leeres Filmdöschen leistet hier gute Dienste.
- Untersuchen Sie injizierbare Medikamente auf Ausflockungen, Trübungen und Verunreinigungen, wobei Ausflockungen nicht unbedingt schädlich sein müssen. Im Zweifelsfall sollte der Hersteller angerufen werden.
- Angebrochene Ampullen können mit einem Klebestreifen verschlossen und innerhalb kurzer Zeit aufgebraucht werden. Verwenden Sie sie jedoch für i.v.-Injektionen nicht, sondern nur sterile, nicht angebrochene Ampullen.
- Wärmen Sie gekühlte Injektionsmedikamente und Impfstoffe nach dem Aufziehen in der Hand an, um Abwehrreaktionen des Tieres auf die eiskalte Injektion zu vermeiden.

PROBLEME UND SONDERFÄLLE

- **Komplikationen:** Bei jeder Art von Komplikation wird die Infusion sofort gestoppt. Belassen Sie das System, rufen Sie den Tierarzt und überwachen Sie das Tier.
- **Bein schwillt während Infusion an:** Wahrscheinlich läuft die Infusion paravasal

PUNKTIONEN E

(neben dem Blutgefäß). Stellen Sie die Infusion ab, und entfernen Sie den Zugang. Die Schwellung können Sie nach Rücksprache mit einem Umschlag mit Heparin-Salbe behandeln.

- **Veränderung der Lösung:** Nach dem Hinzumengen von Medikamenten können Trübungen, Ausflockungen oder Verfärbungen der Infusionslösung auftreten. Eventuell ist dies ein Zeichen dafür, daß die Substanzen miteinander reagieren. Die Infusion muß dann sofort gestoppt werden, wenn in der Packungsbeilage keine anderslautende Information aufgeführt ist, die diesen Umstand erklärt.
- **Angebrochene Glukoseinfusionen:** Kontrollieren Sie angebrochene Glukoseinfusionen täglich, da sich hier schnell Schimmel bilden kann.
- **Blut im System:** Wenn größere Mengen Blut in den Schlauch zurückgelaufen sind, muß das System unbedingt erneuert werden.

Notizen

E PUNKTIONEN

Notizen

Notizen

IM OP   F

F1 OP-VORBEREITUNG

ALLGEMEINES

Der Tierarzt muß das gesamte Spektrum der Veterinärmedizin beherrschen. So behandelt er bei verschiedenen Tierarten internistische, gynäkologische, ophthalmologische und Dentalerkrankungen, um nur einige zu nennen. Ebenso wird er chirurgisch tätig. Je nach Ausstattung der Praxis führt er unterschiedlich schwierige Operationen durch, bei denen die Tierarzthelferin als OP-Assistentin wirkt (siehe F6, Assistenz bei Operationen). Sie hat jedoch bereits im Vorfeld einer Operation verschiedene Aufgaben.

Zur Vorbereitung des Tieres werden vor jeder Operation Medikamente zur Schmerzausschaltung (Analgesie) und Beruhigung (Sedierung) verabreicht. Je nach Operation kommt auch eine Medikation zur Muskelerschlaffung (Relaxierung) hinzu. Die Tierarzthelferin bereitet diese einleitenden Maßnahmen vor. Sie kennt – abgesehen von den Notfällen – bereits am Morgen den Operationsplan und kann somit prüfen, ob alle erforderlichen Instrumente verfügbar sind.

VORBEREITUNG

- Tisch decken:
- *Stauschlauch*
- *große Hunde: Braunüle (20 G); kleine Hunde: Braunüle (24 G); Katzen: Butterfly oder kleine Braunülen (24 G)*
- *Einmal-Rasierer/Rasierapparat/Schere*
- *Handstaubsauger (oder zur geräuschloseren Haarbeseitigung Paketklebeband)*
- *Desinfektionslösung (z.B. Alkohol, Cutasept®, Polyvidon-Jod)*
- *Tupfer*
- *zwei vorgeschnittene Streifen Leukosilk (nicht im Bild)*

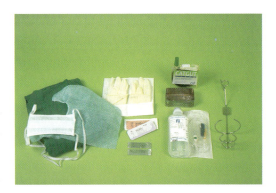

- *Infusionsständer*
- *Infusionsbesteck*
- *Infusion*
- *Nahtmaterial (Nadel, Faden, Nadel+Faden)*
- *Haube*
- *Mundschutz*
- *Kittel*
- *Handschuhe*
- *Skalpelle.*

- Am besten ist eine weitere Hilfsperson anwesend.
- Halten Sie Rücksprache mit dem Operateur, ob z.B. spezielle Klemmen, Sonden oder Kanülen benötigt werden, die eventuell noch sterilisiert werden müssen.
- Kontrollieren Sie, ob Operationstücher und Tupfer in ausreichender Anzahl vorrätig sind.
- Meistens werden Infusionen angeschlossen. Dafür benötigen Sie einen Infusionsständer und die entsprechenden Infusionslösungen in ausreichender Menge.

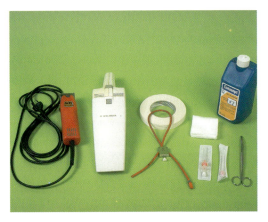

F IM OP

DURCHFÜHRUNG

Das hier beschriebene Vorgehen bezieht sich auf eine Kastration in Injektionsnarkose. Je nach Praxisräumlichkeiten erfolgen Narkose, Rasur und Desinfektion in einem separaten Raum, um die hygienischen Bedingungen im Operationssaal nicht z.B. durch aufgewirbelte Haare zu gefährden.

- Vergewissern Sie sich zuerst beim Besitzer, ob das Tier wirklich gefastet hat (meist 12 Stunden und mehr, Wasseraufnahme bis 30 min vor OP). Ein leerer Magen verhindert weitgehend das Erbrechen. Ein gefüllter Magen drückt auf das Zwerchfell und kann in der Narkose die Atmung erschweren.
- Zu allererst wird das aktuelle Gewicht des zu operierenden Tieres gemessen, woraus der Operateur die Dosierung der Schmerz- und Beruhigungsmedikamente errechnet.

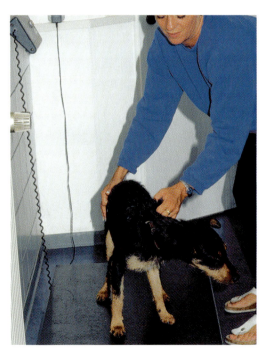

- Eventuell ist es auch Ihre Aufgabe die Spritzen zu richten (siehe E1, Spritzen richten).
- Meist werden die Injektionen intravenös verabreicht. Hierzu hält eine Person das stehende oder sitzende Tier an Kopf, Rumpf und ggf. Schnauze. Der Operateur kann nun die intravenöse Injektion durchführen.

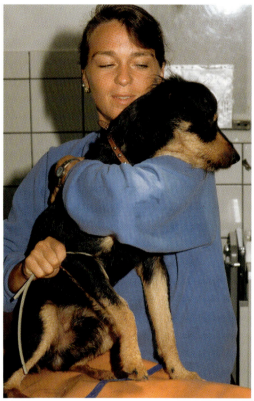

- Wenn die Narkose wirkt, erfolgt das Anlegen von Venenkatheter/Butterfly an einer anderen Extremität des Tieres, damit die zuerst punktierte Stelle durch das Anlegen des Stauschlauches und den entstehenden Druck nicht wieder zu bluten beginnt.
- Das schlafende Tier wird jetzt auf die Seite gelegt.
- Scheren oder rasieren Sie zunächst die Stelle, an der die Braunüle oder der Butterfly gelegt werden soll.
- Die rasierten Haare werden mit dem Handstaubsauger beseitigt. Man kann sie auch durch Verwendung von Paketklebeband geräuschlos und effektiv entfernen.
- Jetzt wird wieder gestaut und dem Operateur bei der neuerlichen Venenpunktion assistiert.

- Nach Anlage von Braunüle oder Butterfly erfolgt die Fixierung mit den zwei vorgeschnittenen Streifen Leukosilk.
- Rasieren Sie nun großzügig das Operationsgebiet. Es ist sehr ärgerlich, wenn das Gebiet während der Operation erweitert werden muß und ein Nachrasieren nötig wird.

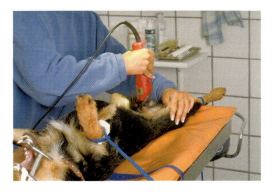

- Nach dem Aufsaugen der Haare (und/oder der Verwendung von Paketklebeband wird das Gebiet eventuell noch mit einer milden Seifenlauge abgewaschen.

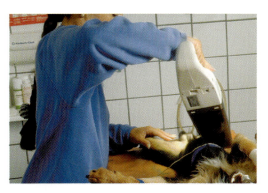

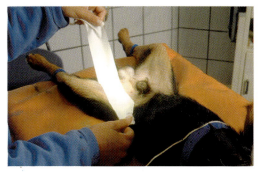

- Die gewaschene Haut wird sehr sorgfältig abgetrocknet.

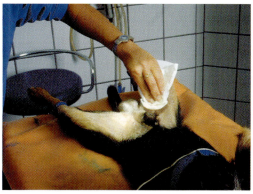

- Desinfizieren Sie nun das Operationsgebiet. Dazu wird reichlich Lösung auf das rasierte Gebiet aufgetragen. Nehmen Sie nun einen Tupfer und wischen Sie *mit* dem Strich streifenförmig immer von innen nach außen über die Haut. Verwenden Sie für jeden „Streifen" einen neuen Tupfer.

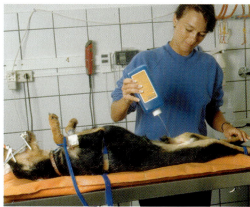

- Lassen Sie die Desinfektion mindestens eine Minute einwirken.
- Spätestens zu diesem Zeitpunkt sollte kein Tierhalter mehr Zugang erhalten. Ein schwerer tiermedizinischer Eingriff steht bevor, bei dem nicht direkt beteiligte Personen keinerlei Zugang haben sollten, um den Operationserfolg nicht unnötig zu gefährden.

F IM OP

- Nun kann das Tier in den Operationsraum gebracht und auf dem Operationstisch gelagert werden.
- Fixieren Sie das Tier in Bauch-, Seiten- oder Rückenlagerung (sog. „Ausbinden") (a–d).
- Schließen Sie jetzt die Infusion an, und kontrollieren Sie den Durchlauf (siehe E6, Infusionen anhängen).

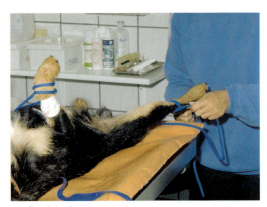

c festbinden

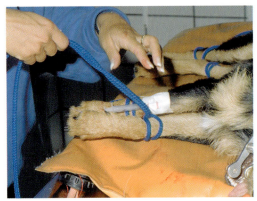

a eine Schlaufe legen

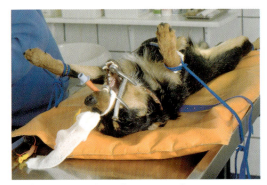

d fertig ausgebundener Hund

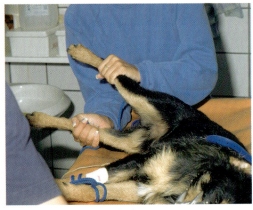

b auf den Rücken drehen

- Vielerorts wird kurz vor Beginn der Operation das Operationsfeld noch einmal desinfiziert, da es möglicherweise durch den Transport des Tieres, das Ausbinden und die Lagerung neuerlich kontaminiert wurde.
- Legen Sie nun dem Operateur den sterilen Kittel und die sterilen Handschuhe zurecht. Achten Sie auf die richtige Handschuhgröße, und reißen Sie die Packung ohne die Innenseite oder die Handschuhe zu berühren auf (siehe F2, Verhalten und Assistenz im Operationssaal).
- Schalten Sie die OP-Lampe ein, und leuchten Sie das Operationsfeld aus.
- Je nach Ablauf und Aufgabenverteilung in Ihrer Praxis können Sie jetzt noch das Skalpell und das Nahtmaterial dem sterilen Operationsbesteck hinzufügen. Achten Sie dabei darauf, die Verpackungen immer so zu öffnen, daß die Sterilität gewahrt bleibt (siehe dazu z.B. die Abbildungen zum Anziehen steriler Handschuhe in F2, Verhalten und Assistenz im Operationssaal). Vielleicht werden Sie aber auch selber assistieren und sich zunächst waschen und steril einkleiden.
- Wenn Sie nicht mitoperieren, sollten Sie zumindest immer in Rufnähe bleiben. Es kommt immer mal vor, daß etwas Unvorhergesehens passiert oder ein Gegenstand fehlt. Möglich ist auch, daß Sie aufgefor-

dert werden, eine zusätzliche Menge eines Narkosemedikaments in den Infusionsschlauch nachzuspritzen. Deshalb ist es sehr wichtig, daß eine nicht-sterile Person fehlende Utensilien beibringen kann, weil sonst Operateur oder Assistent unsteril würden und die Operation dadurch für längere Zeit unterbrochen wäre.

- Versuchen Sie, beruhigend auf den Tierhalter einzuwirken. Vielleicht können Sie versprechen, den Tierhalter gleich nach der Operation anzurufen, um ihn über den Ausgang zu informieren. Nennen Sie dann bereits nach Möglichkeit einen Zeitpunkt, an dem das Tier abgeholt werden kann. Hilfreich ist es hier, eine möglichst späte Uhrzeit zu nennen, denn ein „früher" wird sicherlich freudig aufgenommen. Dauert die Operation jedoch unerwartet lange, wird der Tierhalter sich wahrscheinlich viele Sorgen machen.

ERLÄUTERUNG FÜR DEN TIERHALTER

„So, Ihr Berry schläft jetzt. Er merkt nicht einmal mehr, ob Sie noch da sind oder nicht. Am besten versuchen Sie jetzt, sich etwas abzulenken. Ich verspreche Ihnen, daß ich Sie anrufe, sobald die Operation vorbei ist. Vermutlich wird das in etwa zwei Stunden der Fall sein."

- Überprüfen Sie noch einmal die aktuelle Telefonnummer, oder lassen Sie sich die Nummer geben, unter der der Tierhalter zu erreichen sein wird.

TIPS UND TRICKS

- Geben Sie sich nicht mit Angaben der Tierhalter über das Gewicht des Tieres zufrieden („*Mein Fiffi wiegt immer 20 kg, müssen Sie gar nicht wiegen.*"), sondern messen Sie immer das aktuelle Gewicht.
- Sie können auch zuerst die Braunüle legen und darüber die Narkosemittel verabreichen. So muß das Tier nur einmal gestochen werden. Allerdings wird der schmerzhaftere Stich durch die großlumigere Braunüle noch bei vollem Bewußtsein erlebt.
- Achten Sie darauf, daß der Infusionsschlauch nicht abgeknickt wird. Auch eine zu starke Überdehnung des Vorder- und Hinterlaufs beim Ausbinden kann zur Stauung des Flusses der Infusionslösung führen, und eine weitere Infusion würde unmöglich gemacht, so daß auch die Narkose ihre Wirkung verlieren könnte.
- Beim Rasieren sollten Sie darauf achten immer gegen den Strich zu rasieren.
- Das nicht-rasierte Randgebiet des Operationsfeldes kann besonders bei langhaarigen Tieren durch Besprühen des Fells mit handelsüblichem Alkohol angefeuchtet, zur Seite gestrichen und so aus dem Operationsfeld gehalten werden.
- Um eine bessere Fixierung des Zuganges zu erzielen, legen Sie bei einem der Streifen die nicht-klebenden Seiten aufeinander und schneiden die Umschlagfalte in Längsrichtung ein kleines Stück ein. Die entstehende Öffnung stülpen Sie über das aus dem Hautniveau herausragende Führungsstück.
- Mit Einmalhandschuhen und Klebeband oder Klebefolie lassen sich Pfoten bei Gliedmaßenoperationen abdecken.

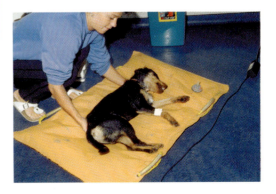

PROBLEME UND SONDERFÄLLE

- **Lagerung auf einer Vakuummatratze:** Bei manchen Tieren bzw. Operationen

F   IM OP

kann die Verwendung einer Vakuummatratze angeordnet werden. Sie ermöglicht die optimale Lagerung des Tieres. Decken Sie das Tier zum Schutz vor Auskühlen zu.

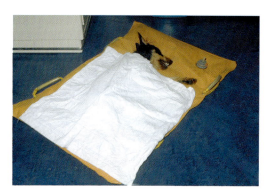

F2 VERHALTEN UND ASSISTENZ IM OPERATIONSSAAL

ALLGEMEINES

Die Mitarbeit in einem Operationsteam erfordert Konzentration, Disziplin und ein großes Maß an Anpassungsfähigkeit mit dem Ziel, dem Tier eine optimale medizinische Versorgung bei Abwendung aller möglichen zusätzlichen Schädigungen zukommen zu lassen. Jede operative Abteilung hat zwar spezielle räumliche, personelle, instrumentelle und organisatorische Gegebenheiten, die durch persönlichen Einsatz möglichst schnell erfaßt werden sollten, bestimmte Verhaltensmaßregeln sind jedoch überall zu beachten.

VORBEREITUNG

- Vom Betreten bis zum Verlassen der Personalumkleide muß jede eigene Bewegung (und die der Mitarbeiter) daraufhin kontrolliert werden, daß es weder zu einer Einschleppung noch zu einem Heraustragen von Keimen kommen kann.
- Als Keimreservoir müssen vor allem das Personal, die Tiere, Oberflächen von Geräten, Wänden und Fußböden (vor allem im Zusammenhang mit stehendem Wasser) und auch die Raumluft in Betracht gezogen werden.
- Führen Sie die hygienische Händedesinfektion durch.

Umkleiden

- Legen Sie Schmuck und Uhr ab.
- Ziehen Sie die OP-Bekleidung und die desinfizierten OP-Schuhe an. Stecken Sie dabei sämtliche Haare unter eine Haube. Bei der Anlage des Mundschutzes müssen Sie den Nasenrücken und das Kinn vollständig bedecken. Knoten Sie den Mundschutz gut fest, und drücken Sie den Draht

IM OP F

an die Nase. Prüfen Sie, ob eine eventuelle Brille rutscht, und binden Sie sie mit einem zusätzlichen Band fest. Achten Sie auch darauf, ob die Brille wegen der Atemluftumlenkung durch den Mundschutz beschlägt.

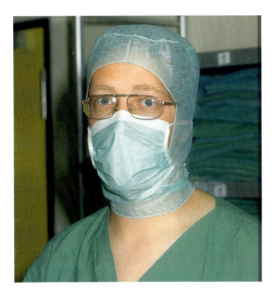

- Der Operationsraum wird idealerweise nur in OP-Kleidung, einschließlich OP-Schuhen betreten. Die Kopfbedeckung und der Mundschutz müssen bereits ihren endgültigen Sitz haben.
- Führen Sie abermals die hygienische Händedesinfektion durch.
- Nach jedem Gang zur Toilette müssen Sie sich wieder umkleiden und die hygienische Händedesinfektion durchführen.

Chirurgische Händedesinfektion

Die chirurgische Händedesinfektion dient der Vernichtung von pathogenen Keimen und der Reduktion der Stammkeime an Händen und Unterarmen bis zu den Ellenbogen. Die tiefer gelegenen Keime an den Haarfollikeln und Schweißdrüsen werden nicht erreicht. Außerdem beginnt nach 20 bis 30 Minuten die Wiederbesiedlung der Haut. Vom Beginn der Waschung an darf nichts mehr angefaßt oder berührt werden. Bei jeder zeitlichen Planung ist die etwa zehnminütige Waschzeit vor jeder Operation fest einzuplanen.

DURCHFÜHRUNG DER CHIRURGISCHEN HÄNDEDESINFEKTION

- Zunächst bindet man sich die Einmalschürze um, sofern vorhanden. Sie wird später von einer Hilfsperson abgenommen.
- Stellen Sie den Wecker auf 10 min: 5 min zum Waschen, 5 min zum Desinfizieren.
- Wählen Sie eine angenehme Wassertemperatur.
- Waschen Sie Hände und Unterarme einfach aber gründlich. Spülen Sie die Arme und Hände frei, und wiederholen Sie die Prozedur.
- Das Wasser soll immer von den Händen über die Ellenbogen abfließen. Halten Sie die Hände und Unterarme immer leicht erhoben.
- Die Fingernägel müssen danach mit einer sterilen Bürste ausgiebig gereinigt werden. Zu heftiges und zu langes Bürsten der Hände und Arme bietet keine Vorteile.
- Trocknen Sie beide Arme mit einem eigenen sterilen Handtuch von den Händen in Richtung Ellenbogen ab.
- Reiben Sie Hände und Unterarme mit einem Desinfektionsmittel ein – auch zwischen den Fingern. Meist nimmt man dazu ein Kurzwaschmittel aus flüssiger Seife und einem Antiseptikum (z.B. Sterilium®, Cutasept®, Rapidosept®, Chirosept®).
- Lassen Sie das Desinfektionsmittel 1 min einwirken, und wiederholen Sie dies fünf Mal, ohne das Mittel abzuwischen.
- Der Spender wird grundsätzlich nur mit dem Ellenbogen bedient.
- Das Waschbecken darf nicht berührt werden.

TIPS UND TRICKS DER CHIRURGISCHEN HÄNDEDESINFEKTION

- Einer Hautschädigung (Rhagadenbildung, Infektionen) durch häufige Hautdesinfek-

tion beugt man durch Hautpflege mit alkalifreien Seifen, Cremes und Salben vor.
- Mit einer infektiösen Hauterkrankung der Hände sollte bis zur Ausheilung die Teilnahme an Operationen unterbleiben.

PROBLEME UND SONDERFÄLLE DER CHIRURGISCHEN HÄNDEDESINFEKTION

- **Empfindliche Haut:** Entwickelt sich nach mehrmaligen Waschungen ein juckendes Ekzem, kann man versuchsweise auf jodhaltige Desinfektionsmittel umsteigen (z.B. Braunosan®, Betadine®). Diese Desinfektionsmittel wendet man durch normale Waschbewegungen an. Es bildet sich ein gelblich-brauner Schaum der über Hände und Unterarme verteilt wird.
- **Berühren unsteriler Gegenstände:** Berührt man während oder nach der Desinfektion unsterile Gegenstände, muß die ganze Waschung wiederholt werden.

Steriles Ankleiden mit einer Hilfsperson

- Die sterile Hilfsperson hält den Kittel vor und läßt ihn sich entfalten.

- Beide Arme gleiten gleichzeitig in die Ärmel.

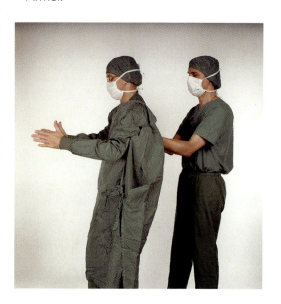

- Die Hände gleiten nacheinander in die vorgehaltenen Handschuhe.

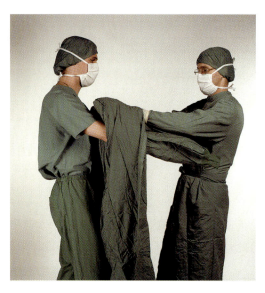

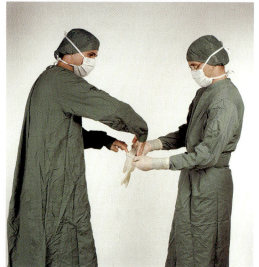

- Reichen Sie das hintere der beiden Bänder der sterilen Hilfsperson.

- Nehmen Sie die sterile Ruhestellung ein (Hände erhoben und gefaltet, Arme im Ellenbogen gebeugt).

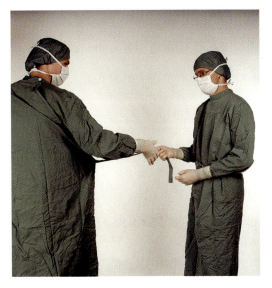

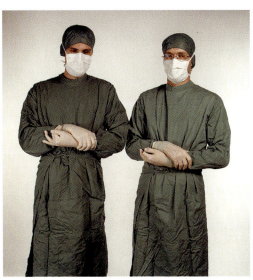

- Wickeln Sie sich rechts herum ein, und verknoten Sie die Schnüre vor dem Leib.

- Das obere Band im Nacken wird immer von einer sterilen oder unsterilen Hilfsperson zugebunden.

Wenn Sie sich alleine ankleiden …

- Fassen Sie die Innenseite des Kittels am Kragen, und lassen ihn sich nach unten entfalten. Gleiten Sie dann hinein. Ziehen Sie nicht mit den Händen die Ärmel hoch!

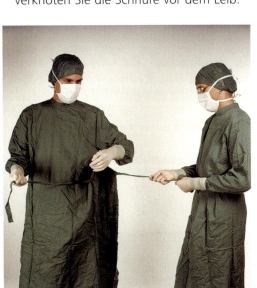

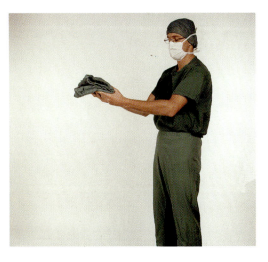

149

F   IM OP

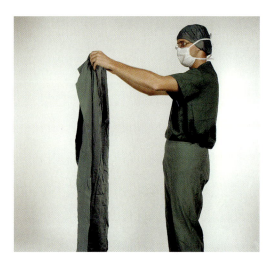

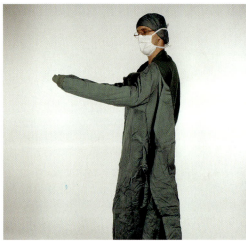

- Eine Hilfsperson bindet den Kragen zu.

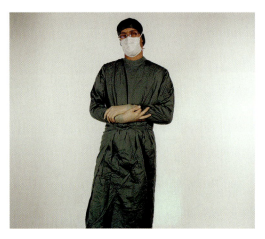

- Streifen Sie nun die sterilen Handschuhe über.
- Reichen Sie das hintere Band einer sterilen Hilfsperson, oder klemmen Sie es unter einen sterilen Gegenstand (z.B. sterilen Korb für unbenutztes steriles Besteck).
- Wickeln Sie sich dann selbst rechts herum darin ein.
- Knoten Sie es dann zu, und nehmen Sie die sterile Ruhestellung ein.

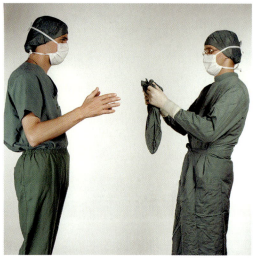

- **Eigenhändiges Überstreifen von sterilen Handschuhen:** Fassen Sie die nach außen umgeklappte Öffnung des Handschuhs von der Innenseite, und gleiten Sie mit der anderen Hand hinein. Greifen Sie dann mit dem sterilem Handschuh den anderen Handschuh in der durch das Umklappen vorgegebenen Falte. Gleiten Sie mit der anderen Hand hinein.

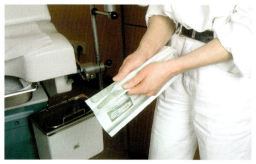

IM OP F

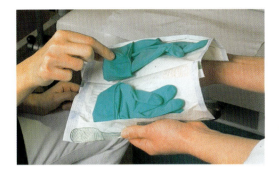

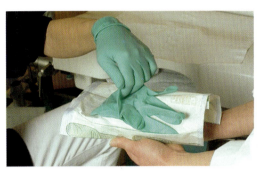

- Falls bei speziellen Operationen Spülungen durchgeführt werden, lassen Sie sich eine Folie vor den Bauch kleben, denn durchnäßte Kleidung wird schnell unsteril.
- Nach jeder Berührung mit einem potentiell keimbehafteten Gegenstand müssen Sie neue sterile Handschuhe bzw. einen neuen sterilen Kittel anziehen.
- Desinfizieren Sie nun das Operationsfeld, und decken Sie das Tier mit sterilen Abdecktüchern (Einmaltücher oder waschbare) ab. Bei manchen Operationen (Knochen) empfiehlt es sich, (evtl. auch zusätzlich) Folie zu verwenden.
- Als Abdecktücher verwendet man entweder 4 rechteckige Tücher, die man, dem Operateur gegenüber beginnend, dann auf der Operateurseite und schließlich auf Kopf- und Schwanzbereich des Tierkörpers so auflegt, daß das Operationsgebiet zugänglich ist. An den überlappenden Eckbereichen werden die Tücher mit Backhausklemmen an der Haut festgeklemmt. Darüber kann dann noch bei Bedarf ein Schlitztuch gelegt werden. Man kann aber auch nur ein Schlitztuch der entsprechenden Größe verwenden (mit oder ohne zusätzliche Folie, je nach Operationsgegebenheiten). Bei Gliedmaßenoperationen kann eine Abdeckung der freien Pfote mit Schlauchbinde, einem sterilen Handschuh (fixiert mit Klebeband), oder mit Klebefolie sehr sinnvoll sein.
- Bei längeren Operationen sollten alle zwei Stunden die Handschuhe gewechselt werden.

DURCHFÜHRUNG

Assistenz
(siehe auch F6, Assistenz bei Operationen)

- Für die Schaffung jederzeit übersichtlicher und ruhiger Operationsverhältnisse ist die Einhaltung einer strikten, dem Ausbildungsstand entsprechenden Aufgabenverteilung unabdingbar.
- Jede Helferin sollte ausgeschlafen und nach einem guten Frühstück ans Werk gehen.
- Das Sprechen sollte auf ein notwendiges Mindestmaß reduziert werden.
- Alle Handgriffe und Bewegungen müssen konzentriert erfolgen und für den Operateur kontrollierbar sein. Bewegen Sie sich nie abrupt und hektisch. Auch dürfen Ihre Bewegungen niemals zu einer Behinderung des Aktionsradius oder der Sicht des Operateurs führen.
- Die Beteiligung an einer Operation setzt die ständige Aufmerksamkeit und gute Kenntnisse über den Operationsverlauf und mögliche Komplikationen sowie deren Management voraus.
- Die eingenommene Position am Tisch sollte so bequem wie möglich sein, damit Sie auch längere Zeiten ohne Stellungswechsel durchhalten.
- Es wird prinzipiell mit Instrumenten gearbeitet. Diese werden nur unter Sicht und langsam an das Gewebe herangeführt. Es wird nicht mit den Händen assistiert.
- Die Tierarzthelferin steht in der Regel auf der dem Operateur gegenüberliegenden

Seite und ist aktiv in das Operationsgeschehen einbezogen, d.h. sie übernimmt neben rein statischen Aufgaben auch die Hilfestellung bei Nähten, Blutstillung und beim Präparieren. Sie muß also im Umgang mit allen Instrumenten bestens vertraut sein. Außerdem ist sie für die Aufrechterhaltung optimaler Sichtverhältnisse mittels vom Operateur positionierter Haken verantwortlich und sollte darüber hinaus nur ausdrücklich vom Operateur angeordnete Aufgaben erfüllen. Die Operationsassistenz beginnt während der Lagerung des Tieres auf dem OP-Tisch und endet mit der Umlagerung des Tieres in den stationären Käfig.

Haken halten

- Alle Haken werden – wenn möglich – hinter und unter der Hand des Operateurs entgegengenommen. Hierbei und im weiteren Verlauf darf sich weder die Spannung, noch die Position des Hakens verändern. Der beste Griff ist je nach Hakenform unterschiedlich. Es sollte jedoch darauf geachtet werden, daß der Haken nicht einschneidet und mit möglichst geringem Kraftaufwand auch über eine längere Zeit gehalten werden kann.
- Sobald der Haken vom Operateur für einen Positionswechsel angefaßt wird, lockern Sie Ihren Griff und fassen den Haken erst in der gewünschten neuen Stellung wieder fest.
- Wird der Griff zu schmerzhaft, sollte man um einen Positionswechsel bitten, bevor durch den Versuch eines einhändigen Umgreifens mit Verlust des Hakens ein größeres Unglück geschieht.
- Beim Auseinanderhalten von Wundrändern während der Wundnaht sollte man beim Anziehen des Fadens die Hakenspannung reduzieren, um die Naht zu entlasten. Ziehen Sie immer nur so fest an einem Haken, wie es für eine gute Sicht erforderlich ist. Eine ständige Kontrolle der Hakenhaltung ist notwendig, um unnötige Gewebetraumatisierungen zu vermeiden.

Fäden führen

- Bei fortlaufenden Nähten (z.B. Kürschner-, Schmieden- oder Lembert-Naht) muß der Faden von der Tierarzthelferin geführt werden, um eine dauerhafte, gleichmäßige Fadenspannung aufrechtzuerhalten und einen freien, übersichtlichen Fadenlauf zu gewährleisten.

Fäden schneiden

- Greifen Sie die Fadenschere (siehe F5, Instrumente in der Chirurgie) mit rechtem Daumen und Ringfinger. Der Zeigefinger ruht zur Stabilisierung auf den Branchen.
- Bei freier Sicht (und nur dann!) nähern Sie sich mit geschlossenen Scherenbranchen dem leicht gespannten Faden. Jetzt wird die Schere leicht geöffnet und mit der Spitze in der entsprechenden Länge über dem Knoten abgeschnitten.
- Durch leichtes Verkanten der hinteren Schenkel (Beugung des Ringfingers in Mittel- und Endgelenk) erhöht man den Andruck der Schneiden, was einen sauberen Schnitt ermöglicht.

Umgang mit dem Sauger

- Führen Sie einen Sauger langsam an den abzusaugenden Blut- oder Sekretspiegel heran. Vermeiden Sie immer Gewebekontakt.
- Nach dem Absaugen von Eiter oder Darminhalt dürfen Sie den Sauger niemals in aseptische Operationsbereiche kommen lassen. Tauschen Sie ihn aus, sobald er nicht mehr verwendet wird.

Nach der Operation

- Der sterile Status darf erst nach der Wundabdeckung mit einem sterilen Verband aufgegeben werden.

- Streifen Sie Handschuhe und OP-Kittel ab, und entsorgen Sie diese, ohne verschmutzte Areale mit den bloßen Händen zu berühren.
- Seien Sie bei der Umlagerung des Tieres vom OP-Tisch in den Käfig sehr vorsichtig. Alle Schläuche (Drainagen, Infusionen) müssen in ihrem Verlauf kontrolliert werden, um ein Abreißen zu vermeiden.
- Vor dem Umkleiden und Verlassen des OP-Raumes führen Sie eine weitere hygienische Händedesinfektion durch.

PROBLEME UND SONDERFÄLLE

- **Septische Operationen:** Bei septischen Operationen bzw. Operationsphasen muß durch den kontrollierten Umgang mit kontaminierten Handschuhen und Instrumenten eine Keimausbreitung und eine Keimverschleppung verhindert werden (z.B. Wechsel von Instrumenten und Handschuhen nach Vollendung einer Darmanastomose).
- **Selbstverletzung unter der Operation:** Zieht man sich eine offene Verletzung an Instrumenten oder z.B. Knochensplittern zu, muß die Wunde sofort ausgiebig desinfiziert und versorgt werden.

IM OP F

F3 INTUBATION

ALLGEMEINES

Für die Durchführung einer Inhalationsnarkose muß das Tier intubiert werden, d.h. es bekommt Sauerstoff und Narkosegas über einen Luftröhrenkatheter (Endotrachealtubus) zugeführt. Über den gleichen Tubus wird auch die verbrauchte Luft wieder abgeführt. Auch bei einer Injektionsnarkose kann eine Intubation sinnvoll sein, um das Tier im Bedarfsfall schnell beatmen zu können.

VORBEREITUNG

- Tisch decken:

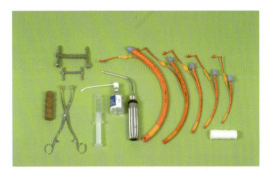

- *Tubus in passender Größe (sind durchnumeriert)*
- *Maulspreizer oder besser Beißholz (hier für Hund und Katze)*
- *Leuchte oder Laryngoskop*
- *Mullbinde zum Fixieren des Tubus in der Schnauze*
- *Spritze ohne Kanüle zum Blocken des Tubus*
- *evtl. Lokalanästhetikum in Form eines Sprays oder steriles Gleitgel*
- *evtl. Zungenfaßzange (Sie können die Zunge auch mit Hilfe einer Kompresse fassen).*
- Der Tubus soll so lang sein, daß der Totraum möglichst klein bleibt, d.h. daß der Tubus nach kaudal gerade über den Kehlkopf hinausreicht und an der Schnauze

den Anschluß des Narkosesystems ermöglicht. Als Orientierung kann man dabei den Abstand Schneidezähne bis Schulterblattgräte nehmen. Der gelegte Tubus muß vor dem Brusthöhleneingang enden. Der Durchmesser muß groß genug sein, um das Tier optimal beatmen zu können und gerade so groß, daß die Schleimhaut nicht verletzt wird.

DURCHFÜHRUNG

- Vor der Intubation muß das Tier in jedem Fall sediert werden, also eine Prämedikation bekommen. Dies kann entweder per Inhalation mit Maske oder, für das Tier angenehmer, per Injektion geschehen.
- Hunde und Katzen werden grundsätzlich unter Sichtkontrolle intubiert.
- Das Tier wird in Bauch- oder Seitlage positioniert, am besten stützt eine zweite Person den Kopf, der ebenso wie der Hals nach vorne gestreckt werden sollte.
- Die Maulhöhle wird durch einen Spreizer offen gehalten, die Zunge wird von der intubierenden Person oder einer Hilfsperson behutsam nach vorne gezogen (a).

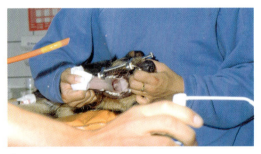

a

- Der Tubus wird dann vorsichtig über den zuvor mit lokalanästhetischem Spray (besonders bei Katzen wegen der Gefahr eines Laryngospasmus) betäubten Kehlkopf in die Luftröhre vorgeschoben. Der Kehldeckel wird mit der Spitze der Lichtquelle heruntergedrückt. Der Tubus muß zwischen weichem Gaumen und Kehldeckel (Epiglottis) geführt werden und zwar so, daß rechts und links des Katheters der Stellknorpel des Kehlkopfs (Aryknorpel) sichtbar ist. Die Blockmanschette soll hinter dem Kehlkopf im vorderen Bereich der Trachea liegen.
- Anschließend wird der Tubus geblockt, indem mit einer Spritze Luft über den seitlichen kleinen Schlauch in den kleinen Ballon an der Tubusspitze eingebracht wird. Dieser bläst sich auf und verschließt das System nach außen. Das Ein- und Ausatmen erfolgt jetzt über den Tubus. Dabei darf jedoch kein Druck auf die Schleimhaut ausgeübt werden, was zu Durchblutungsstörungen und damit zu Schleimhautnekrosen führen kann. Den Füllungszustand der Blockmanschette kann man anhand des kleinen Kontrollballons am Ansatz der Spritze beurteilen (b).

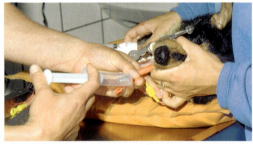

b

- Die korrekte Lage läßt sich zusätzlich zur Sichtkontrolle überprüfen, indem man nachschaut, ob der Tubus von innen beschlägt, während das Tier ausatmet. Bei einer Fehllage wird die Magengegend aufgeblasen. Unter Umständen erwacht das Tier sogar.
- Von außen darf nur die Trachea zu fühlen sein, nicht der Tubus.
- Der richtig sitzende Tubus wird durch eine Mullbinde an der Schnauze bzw. hinter dem Kopf des Tieres befestigt (c).

IM OP   F

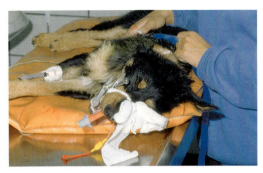

c

Extubation

- Man extubiert, wenn das Tier nach Beendigung der Narkose wieder abschlucken kann. Das überprüft man durch leichtes Bewegen des Tubus oder des Unterkiefers, beides löst beim erwachenden Tier Schluckreflexe aus. Man entblockt dann den Tubus, löst die Mullbinde samt Spreizer oder Beißrohr und zieht den Tubus vorsichtig heraus (d).

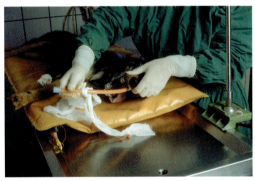

d

- Kontrollieren Sie die Atemwege auf Schleimrückstände.

TIPS UND TRICKS

- Blocken Sie den Tubus unmittelbar vor der Benutzung einmal, um seine Funktionsfähigkeit zu prüfen.
- Zur Reinigung müssen Sie den Tubus sehr gut durchspülen, um auch hartnäckige Schleimrückstände zu beseitigen.

- Das Vorschieben des Tubus geht leichter während der Einatmungsphase des Tieres.

PROBLEME UND SONDERFÄLLE

Wahl eines falschen Tubus	
zu klein	ungenügender Verschluß der Luftröhre, unzureichende Beatmung!
zu groß	Verletzungsgefahr bei der Intubation
zu lang	Gefahr der Intubation in den Hauptbronchus mit mangelhafter Beatmung

F IM OP

F4 NARKOSE-ÜBERWACHUNG

ALLGEMEINES

Bei dieser Tätigkeit schleicht sich schnell eine gewisse Routine ein. Versuchen Sie, stets so aufmerksam zu bleiben, als sei jede Narkoseüberwachung Ihre erste. Betrachten Sie grundsätzlich auch stabile Tiere als potentiell gefährdet. Der Tierarzt konzentriert sich auf die OP und verläßt sich auf Sie und Ihre Einschätzung der Narkosetiefe.

Die Narkoseüberwachung ist eine komplexe Tätigkeit, die in der Humanmedizin dem Anästhesisten zufällt. Die Überprüfung der Vitalfunktionen (Atmung, Kreislauf, Temperatur und Narkosetiefe) ist die wesentliche Aufgabe bei der Narkoseüberwachung. Diese Werte werden etwa alle 5 min bestimmt, in kritischen Fällen (z.B. Tiere in schlechtem Allgemeinzustand) ggf. auch häufiger.

VORBEREITUNG

- Halten Sie ein Notfallset bereit, das nach jedem Einsatz wieder aufgefüllt wird. Die Ausstattung ist von Praxis zu Praxis etwas unterschiedlich. Meistens enthält es ein Analeptikum (Respirot, Effortil), ein Narkosemittel zum Nachdosieren, einen Ambubeutel für den Trachealtubus, Ringerlaktat-Lösung und je nach Narkosemedikation ein Antidot.
- Sorgen Sie dafür, daß ausreichend Infusionsflaschen vorrätig sind (abhängig von Operationsart und Größe des Tieres; meist je eine NaCl und eine Vollelektrolytlösung).
- Warten Sie ein evtl. vorhandenes Narkosegerät sorgfältig, damit nicht mitten in einer OP z.B. der Sauerstoff oder das Narkosegas knapp wird. Vor jeder Operation sollten das Narkosemittel/Gas sowie der Sauerstoffvorrat und der Absorber überprüft werden. Das Narkosegerät ist dazu mit entsprechenden Füllungsstandanzeigen ausgestattet, die von außen ablesbar sind. Außerdem verfärbt sich der Absorberkalk für CO_2 von weiß nach blau. Er muß dann möglichst rasch ausgetauscht werden, da er sich bei längerem Stehen auch wieder entfärben kann. Achten Sie außerdem darauf, daß die Größe des Atembeutels der Größe des Tieres angemessen ist.
- Überprüfen Sie auch die Dichtigkeit des Systems, indem Sie den Druck kontrollieren (Herstellerangaben beachten).

DURCHFÜHRUNG

- Nehmen Sie sämtliche Werte zunächst vor der Narkose auf.
- Informieren Sie den Tierarzt laufend über Ihre Meßergebnisse. Melden Sie sich im Zweifel lieber einmal zu früh oder einmal zu oft, wenn Ihnen etwas ungewöhnlich oder beängstigend erscheint.

Atmung

- Beurteilt werden Frequenz (Anzahl der Atemzüge pro Minute) und Tiefe (Hebt der Brustkorb sich deutlich, ohne daß dies angestrengt wirkt?).
- Normale Frequenz: Hund 10–40/min, Katze 20–40/min.
- Junge Tiere atmen schneller als ältere.

Herzfrequenz

- Die Herzfrequenz wird durch Auskultation (Abhören mit dem Stethoskop) beurteilt. Wegen der sterilen Abdeckung des Tieres ist die Auskultation bei vielen Operationen schwierig. Eventuell ist es leichter, den Puls zu fühlen (s.u.).
- Das Ösophagusstethoskop ist ein Schlauch, der durch die Speiseröhre bis in Herznähe vorgeschoben wird und durch ein anzuschließendes System von außen zum Abhören benutzt werden kann.
- Die Pulsmessung erfolgt an der Innenseite

des Oberschenkels (A. femoralis). Bei größeren Hunden palpiert man im Maul die Unterseite der Zunge (A. lingualis).
- Zählen Sie 15 Sekunden aus und multiplizieren Sie mit 4, um den Minutenwert zu bekommen.
- Junge und kleine Tiere haben eine höhere Herzfrequenz als ältere und große.
- Normale Frequenz: Hund 70–180/min (Welpen bis 220), Katze 110–240/min.

Schleimhaut

- Die Farbe der Schleimhaut gibt Auskunft über die Sauerstoffsättigung des Blutes. Sie sollte stets rosarot sein, nicht blaß (anämisch) oder bläulich (zyanotisch).
- Die Schleimhaut kann grundsätzlich an jeder zugänglichen Stelle beurteilt werden. Am besten geeignet ist meist jedoch die Zunge.

Kreislauf

- Bei der Palpation des Pulses können Sie neben der Frequenzbestimmung einen Eindruck von der Kreislaufsituation bekommen, indem Sie z.B. die Stärke und Regelmäßigkeit des Pulses sowie den Füllungszustand des Blutgefäßes beurteilen. Dies erfordert jedoch viel Übung.
- Seit einiger Zeit ist ein Blutdruckmeßgerät für die Veterinärmedizin auf dem Markt, das auch zur Narkoseüberwachung eingesetzt werden kann (siehe H8, Blutdruckmessung mit dem MEMOPRINT®). Die „blutige" (direkte) Blutdruckmessung, wobei eine Sonde direkt in ein Blutgefäß vorgeschoben wird, ist relativ unüblich.
- Ein weiteres Gerät zur Beurteilung des Kreislaufs ist das Pulsoximeter, das an die Zunge angeklemmt wird und so Puls und Sauerstoffsättigung mißt.
- Eine einfache Methode ist die Überprüfung der kapillären Rückfüllungszeit (KRZ): Drücken Sie mit einem Finger etwa 5 s auf eine möglichst wenig pigmentierte Stelle der Backenschleimhaut oder des Zahnfleischs. Nehmen Sie den Finger dann ruckartig weg und zählen Sie die Sekunden, die der durch den Druck blutleere und deshalb weiße Schleimhautbezirk benötigt, um sich wieder mit Blut zu füllen und rosarot auszusehen. Es sollten dabei nicht mehr als 2 s vergehen.

Lidreflex

- Der Lidreflex gibt Auskunft über die Narkosetiefe. Tippen Sie mit dem Finger an den Übergang von der Haut zur Lidbindehaut im medialen Augenwinkel. Das Lid schließt sich, wenn der Reflex auslösbar ist. Während einer Injektionsnarkose (außer mit Barbituraten) sollte er stets erhalten bleiben. Bei einer Inhalationsnarkose sollte der Reflex nur während der An- und Abflutphase des Narkosemittels auslösbar sein. Da sich eine gewisse Gewöhnung einstellt, wird der Lidreflex nur von Zeit zu Zeit und vor allem nie mehrmals hintereinander ausgelöst.

Hauttemperatur und Körperinnentemperatur

- Die Hauttemperatur läßt sich einfach durch Betasten der Gliedmaßen und Ohren abschätzen. Seien Sie jedoch dabei vorsichtig, und vergessen Sie nicht die sterilen Bedingungen einzuhalten. Eine Unterkühlung deutet auf Kreislaufprobleme hin und stellt immer ein zusätzliches Narkoserisiko dar.
- Die rektale Temperaturbestimmung ist während einer Operation oft schwierig durchzuführen. Gründe dafür sind die Einhaltung der Sterilität sowie der Umstand, daß das Narkosemittel den Afterschließmuskel etwas erschlaffen läßt und die Messung dadurch ungenau wird. Eine leicht erniedrigte Temperatur während der Narkose ist normal.

F IM OP

TIPS UND TRICKS

- Nehmen Sie jedes Atemproblem des Tieres ernst. Es könnte sich ein Narkosezwischenfall ankündigen.
- Denken Sie daran, daß die Narkose erst dann wirklich abgeschlossen ist, wenn das Tier wieder wach ist, d.h. es muß zumindest „ansprechbar" sein. Bis dahin sollten Sie es weiter überwachen.
- Wenn Sie beim Tasten des Pulses nichts spüren, suchen Sie mit drei Fingern (nicht mit dem Daumen). Achten Sie darauf, nicht zuviel Druck auszuüben.
- Probieren Sie die Technik in Ruhe an möglichst vielen Tieren aus, um eine gewisse Sicherheit zu erlangen.

F5 INSTRUMENTE IN DER CHIRURGIE

Dieses fast ausschließlich aus Abbildungen bestehende Kapitel dient der besseren Orientierung beim Umgang mit chirurgischen Instrumenten, was wiederum einem möglichst reibungslosen intraoperativen Geschehen zuarbeitet. In den Katalogen der Instrumentenlieferanten finden Sie oft gute Abbildungen, um sich mit speziellen Instrumenten z.B. in der Zahnheilkunde oder zur Osteosynthese vertraut zu machen. Auch im Register dieses Buches sind weitere Instrumente aufgeführt, die Sie sich an anderen Stellen des Buches ansehen können.

Schneidende Instrumente

- Skalpelle

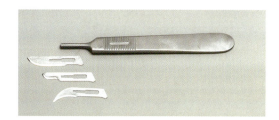

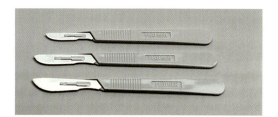

- Scheren (gerade und gebogen, stumpf-stumpf, stumpf-spitz, spitz-spitz, geknöpft) Zusätzlich unterscheidet man chirurgische Scheren, Präparierscheren, Verbandscheren und Spezialscheren (z.B. Metzenbaumschere)

IM OP   F

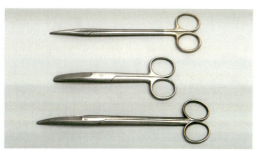
v.o.n.u. Fadenschere, Cooper-Schere, Präparierschere

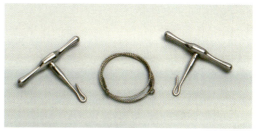
Gigli-Säge (Draht-Säge)

Faßinstrumente

- Gewebefaßklemmen und Tuchklemmen

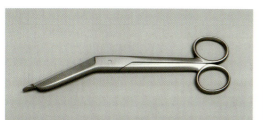
Verbandschere

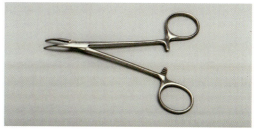
Moskitoklemme

- Diathermiemesser (Elektrokauter)

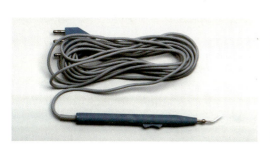

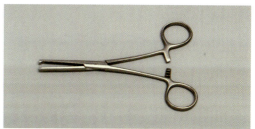
Mikulicz-Klemme

- Sägen

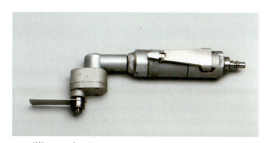
oszillierende Säge

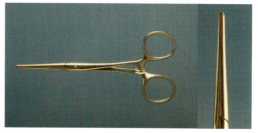
Kocher-Klemme   *Detailaufnahme Kocher-Klemme*

159

F   IM OP

- Péan-Klemme

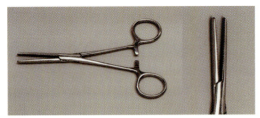

Péan-Klemme   Detailaufnahme
                Péan-Klemme

- Overholt-Klemme

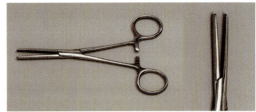

Overholt-Klemme   Detailaufnahme
                    Overholt-Klemme

- Kornzange

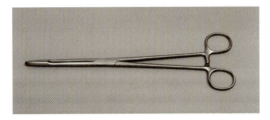

- Allis-Klemme

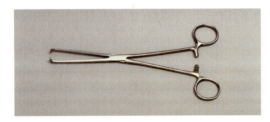

- Bulldog-Klemme

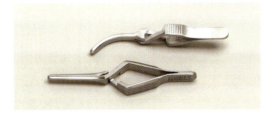

- Bauchfellklemme

- Darmklemmen (Doyen, Kocher, Backhaus-Tuchklemme)

- Pinzetten

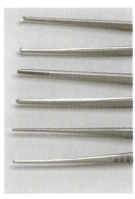

Detailaufnahme anatomische Pinzette

Detailaufnahme chirurgische Pinzette

Detailaufnahme Debequi (für besonders empfindliches Gewebe)

– Augenpinzette
– Splitterpinzette

- Zangen
– spitze Fremdkörperfaßzange
– Gewebefaßzange (Colin, Museaux)

IM OP   F

Halteinstrumente

- Haken

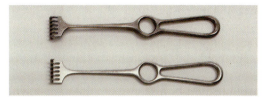

Wundhaken (scharf und stumpf)

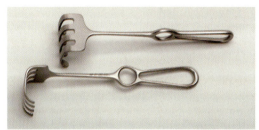

Muskelhaken

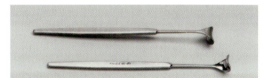

Lidhaken

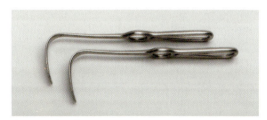

Langenbeck

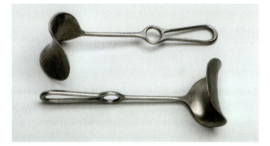

Fritsch-Haken

– Spay hook (Kastrationshaken)

- Wundsperrer

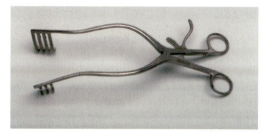

- Wundspreizer nach Weitlauer oder Adson
- Rippensperrer

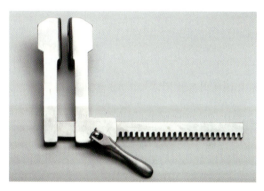

- Bauchdeckenspreizer (Collin, Gosset)
- Fadenführungsinstrument nach Deschamps

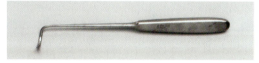

- Nadelhalter, offen

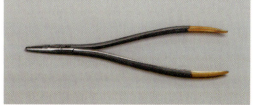

161

F   IM OP

- Nadelhalter, arretierbar

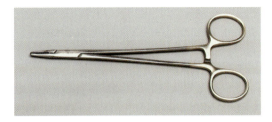

Nähhilfen

- Klammerapparat
- TA 90 Klammernahtgerät
- Klammerschere

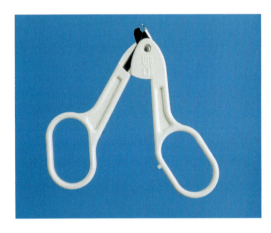

F6 ASSISTENZ BEI OPERATIONEN

ALLGEMEINES

Die Aufgaben der Tierarzthelferin bei der Operationsassistenz sind:
- das Anreichen von Instrumenten und Materialien
- das Freihalten des Operationsfeldes
- die direkte Operationsassistenz wie Tupfen oder Absaugen und Klemmen, Pinzetten oder Haken halten (siehe auch F2, Verhalten und Assistenz im Operationssaal).

VORBEREITUNG

- Sie sollten sich mit dem Sinn und Ablauf der Operation vertraut machen. Der chirurgische Eingriff kann dann um so effizienter, schneller und damit auch schonender für das Tier durchgeführt werden.
- Die Materialien zum Tisch decken werden, wie im Kapitel *OP-Vorbereitung* (F1) beschrieben, ausgewählt. Je nach Operation können spezielle Instrumente (siehe F5, Instrumente in der Chirurgie) zusätzlich erforderlich sein (z.B. zusätzlich Platten, Schrauben und Drähte bei Knochenoperationen).
- Das Tier muß rasiert, gewaschen und desinfiziert sein, bevor es in den OP gebracht wird. Die losen Haare werden abgesaugt.

DURCHFÜHRUNG

- Das oberste Gebot der Assistenz ist, die Sicht des Operierenden freizuhalten, d.h. für optimales Licht sorgen und das Operationsfeld mittels Tupfer und Klemmen freihalten.
- Die für den jeweiligen Operationsschritt benötigten Instrumente müssen bereitgehalten und angereicht werden.
- Das Operationsfeld wird mit Tupfern trocken gehalten.

- Die Wundränder werden bei Bedarf von der Assistenz auseinandergehalten, um dem Operateur ein freieres Agieren zu ermöglichen.
- Wenn abzubindende Gefäße mit Klemmen oder Gewebe und Organe mit den Fingern gehalten werden, muß dies so vorsichtig wie möglich ohne starken Zug oder Druck erfolgen, um diese lebenden Strukturen nicht zu verletzen.

TIPS UND TRICKS

- Jeder Operateur hat seine eigenen Techniken und Vorlieben. Bei neuen Mitarbeitern bespricht man sich deshalb und klärt die Erwartungen über das genaue Vorgehen ab.
- Wenn das OP-Team es gemeinsam möchte, kann Musik im OP sehr arbeitsfördernd wirken.
- Entnommene Organe und Fremdkörper sollten Sie nicht sofort entsorgen. Viele Tierhalter sind an den „Operationsergebnissen" interessiert und würden gerne einen Blick darauf werfen. Auf diese Weise können Sie das Interesse des Tierhalters an seinem Tier unterstützen. Manche lassen sich auch z.B. entnommene Milchzähne einfassen und tragen sie als Glücksbringer mit sich.
- Was auch immer im OP und außerhalb passiert, ignorieren Sie es! Wichtig ist während der Operation nur das Tier.

SPEZIELLE OPERATIONEN

Kaiserschnitt

Bei einem Kaiserschnitt müssen mehrere Mitarbeiter anwesend sein, da es meistens ungewiß ist, wieviele Welpen geboren werden (4-12). Für eine optimale Reanimation der Welpen werden deshalb möglichst viele Hände benötigt. Versuchen Sie eventuell auch den Tierhalter mit einzubeziehen, sofern er ein erfahrener Züchter ist.
- Zusätzliche Materialien:

– mehrere Handtücher (zum Abtrocknen der Welpen)
– zahlreiche Nabelschnurklemmen
– Wärmelampe und/oder Wärmflasche
– gepolsterter Korb oder entsprechend ausgestattete Kiste
– sterile Schere und Jod zum Abnabeln, falls es mit den bloßen Händen nicht gelingt.
- Wenn der Uterus aufgeschnitten wurde, werden die Welpen einzeln herausgenommen.
- Setzen Sie bei jedem Welpen zwei Klemmen auf die Nabelschnur. Sie können die Nabelschnur auch mit den Händen durchreißen. Die entstehende unregelmäßige Rißstelle neigt weniger zur Nachblutung.
- Je nach Narkoseart wird der Welpe ebenfalls narkotisiert sein. Deshalb wird gleich im Anschluß das Gegenmittel zur Narkose subkutan injiziert oder ein Analeptikum tropfen auf die Zunge gegeben.
- Das Abtrocknen der Welpen dient gleichzeitig der Anregung von Kreislauf und Atmung, da die meisten derart entbundenen Welpen nicht spontan atmen.
- Wegen eventuell in den oberen Atemwegen vorhandenen Fruchtwassers oder Schleim werden die Welpen mit einem auf einer Spritze aufgesetzten Gummischlauch abgesogen. Eine andere Möglichkeit besteht darin, den Welpen vorsichtig nach unten zu schleudern, so daß die Flüssigkeit aus dem Maul fließt. So macht es bei einer normalen Geburt auch das Muttertier mit der Schnauze.
- Schneiden Sie dann die Nabelschnur zwischen den Klemmen durch.
- Legen Sie die Welpen nun an den vorbereiteten Wärmeplatz. Die Mutter wird, sobald der Bauch wieder zugenäht ist, dazugelegt, damit die Welpen sofort trinken können. Wichtig: Geben Sie kein Wundspray auf die Bauchnaht, da die Welpen es beim Saugen ablecken würden.

F IM OP

Amputationen und Knochen-Operationen

- Bei Knochenoperationen ist auf größtmögliche Sterilität zu achten. Eine Osteomyelitis (Knochenmarkentzündung), Ostitis (Knochenentzündung) oder Periostitis (Knochenhautentzündung) ist in jedem Fall eine fatale Komplikation. Deshalb muß der OP auch kurz vor einer solchen Operation geputzt und desinfiziert werden. Nicht zu vergessen sind dabei Fußboden, OP-Lampe, Infusionsständer und die Instrumententische (mit Rollen!). Kennzeichnen Sie den so vorbereiteten OP mit einem Schild „Nicht betreten", denn oft dient der OP nebenbei auch als Lagerraum.

OP an der Analregion

- Wichtig ist zur Vorbereitung, daß das Tier bei Darmoperationen eine Nahrungskarenz von mindestens 12 Stunden einhält. Unmittelbar vor der Operation wird eventuell noch ein Klistier gegeben, um den Darm möglichst sauber zu bekommen. Dennoch sollten Sie bei derartigen Operationen größere Mengen Zellstoff bereithalten.

Tumor-Operationen

- Bei diesen Operationen ist oft sehr stark durchblutetes Gewebe betroffen. Sollte versehentlich eine Arterie durchtrennt werden, kann das Blut überall hin spritzen, nicht nur an die Decke sondern auch ins Gesicht von Operateur und Assistenz. Bewahren Sie immer die Ruhe, und werden Sie nicht hektisch. Der Operateur wird die Arterie abklemmen. Stellen Sie die freie Sicht wieder her, indem sie mit Tupfern das Operationsgebiet von Blut freihalten. Eventuell müssen Sie auch die Brille des Operateurs sauber wischen.
- Neben dem üblichen OP-Besteck sollten Sie folgende Materialien bereitlegen:
  – Elektrokauter (Diathermiemesser) zur raschen Stillung blutender Gefäße
  – reichlich Arterienklemmen
  – reichlich Tupfer (kleine und große)
  – formalingefülltes Probengefäß
  – Nahtmaterial.
- Klären Sie vor der Operation, ob der Tierhalter eine histologische Untersuchung des entfernten Gewebes wünscht, und machen Sie ihn auf die Kosten aufmerksam.
- Rasieren Sie das Operationsfeld großzügig. Ein oberflächlicher Tumor z.B. der Haut führt in der Regel zu einem etwa doppelt so großen Wundgebiet. Dies liegt daran, daß der Tumor mit einem mandelförmigen Hautlappen entfernt wird, um das Zunähen zu erleichtern. Ein weiterer Grund für die Vergrößerung des Wundgebietes ist der Sicherheitsabstand der besonders bei Hauttumoren mit Malignitätsverdacht eingehalten werden muß.
- Während der Rasur sollten Sie auch auf weitere knotige Veränderungen achten.
- Während der Operation assistieren Sie dem Operateur bei der Präparation, und verschaffen ihm ein immer freies Blickfeld.
- Zählen Sie vor der Operation die sterilen Tupfer und Lappen, die Sie bereitgelegt haben. Es geschieht leicht, daß ein in den Leib eingebrachter Tupfer zur Blutstillung vergessen wird. Deshalb sollten Sie – bei größeren Operationen z.B. am offenen Bauch – vor dem Verschluß nachzählen, ob die Summe der verbrauchten und ungebrauchten Tupfer und Lappen noch gleich ist.

Magendrehung

Das Aufnehmen einer großen Futtermenge, eventuell mit viel Wasser, und anschließendes Herumspringen kann, besonders bei großen Hunden, eine Drehung des Magens auslösen, die innerhalb weniger Stunden zum Tod führt. Die Überlebensrate ist selbst bei optimaler tierärztlicher Behandlung nicht hoch. Schnellstes Handeln ist hier

IM OP F

absolut wichtig. Die meist durch einen besorgten Anruf („Der Hund ist auf einmal so dick geworden und er ist so unruhig.") angekündigte Magendrehung muß in der Praxis sofort die folgenden Maßnahmen auslösen.
- Legen Sie sich folgende zusätzlichen Materialien zurecht:
– Gerätschaften zum Entgasen
– Material zum Legen eines intravenösen Zugangs
– Infusion
– Kreislaufmedikamente
– Vorbereitung von OP-Besteck
– Bereitstellen von Eimern zum Aufnehmen des Mageninhaltes
– Magensonde
– Absauger
– Trachealtubus.

Vorgehen des Tierarztes

Der Tierarzt wird nach Anlage von i.v.-Zugang und Infusion zunächst versuchen, den Magen mit einer Magensonde zu entgasen. Gelingt dies nicht, muß dies mit einer langen Nadel (Trokar) versucht werden. Eventuell wird der Hund dann narkotisiert, die Bauchhöhle eröffnet und der Magen reponiert. Mit dem Absauger wird dabei der Mageninhalt herausgepumpt. Manchmal ist es dazu erforderlich, den Magen zu eröffnen. Er muß dann mit Schmieden- und Lembertnaht verschlossen werden. Eventuell wird der Magen an der Bauchwand fixiert, wobei Haltebänder zusätzlich verkürzt werden (Gastropexie). Abschließend wird die Bauchdecke geschlossen.

Assistenz

- Sie müssen sehr gut aufpassen, daß kein Mageninhalt in den Bauchraum gelangt. Deshalb trennen Sie mit sterilen Tüchern, die z.B. mit NaCl getränkt wurden, die Magenöffnung vom Bauchraum ab.
- Die durch das verdrehte Organ abgeschnürten Gefäße bewirken einen Zusammenbruch der Sauerstoffversorgung. Der Blutdruck und die Herztätigkeit sinken.

Eine Kreislaufstabilisierung wird durch Infusion und Medikamente erreicht.

Pyometra-Operation

Aufgrund von bakteriellen Infektionen oder aus hormonellen Gründen kommt es zu einer Eiteransammlung im Uterus von Hündinnen mit oder ohne vaginalem Ausfluß. Die Größenzunahme der normalerweise fingerdicken Uterushörner kann beträchtliche Ausmaße annehmen.
- Stellen Sie eine große Schale zum Auffangen der Gebärmutter bereit.
- Achten Sie gut darauf, daß kein Uterusinhalt in den Bauchraum gelangt.
- Halten Sie lauwarme isotone NaCl-Lösung bereit, die ggf. in den Bauchraum gegeben wird, um Schockzustände zu vermeiden.

Augen-OP

- Bei der Vorbereitung einer Operation am oder um das Auge wird das umliegende Gebiet desinfiziert. Lose Haare auf dem Auge können mit einer Augenspüllösung herausgespült werden.
- Decken Sie das Auge selbst dabei mit einem Tupfer ab, damit keine Desinfektionslösung in das Auge gerät.
- Denken Sie ferner während der Operation daran, daß der feuchtigkeitsspendende Lidschlag bei dem Tier unterbleibt. Da die Hornhaut gegenüber Austrocknung sehr empfindlich ist, sollten Sie in regelmäßigen Abständen künstliche Augentropfen auftragen. Achten Sie jedoch genau darauf, daß die Tropfen (oder die Salbe) ausdrücklich zu diesem Zweck bestimmt ist und keine Kortikoide enthält.

F IM OP

F7 OP-NACHBEREITUNG

ALLGEMEINES

Die erste Sorge nach der Operation gilt dem Tier. Sie müssen der Versuchung widerstehen, die Unordnung direkt zu beseitigen.

VORBEREITUNG

- Der Tisch muß bereits vor OP-Ende gedeckt sein, da das Tier nicht unbeaufsichtigt auf dem OP-Tisch verbleiben darf.
- Die benötigten Materialien finden Sie im Kapitel *Versorgung von stationären Tieren* (C11).

DURCHFÜHRUNG

- Schalten Sie alle Einflüsse aus, die dem Tier unangenehm sein könnten, wie Lärm, Kälte, grelles Licht, intensive Gerüche, Liegen auf der OP-Wunde.
- Das Operationsbesteck wird zum Säubern z.B. für mindestens 3 Minuten in ein Ultraschallbad bei etwa 40° Temperatur gelegt. In anderen Praxen werden die Instrumente u.U. zunächst grob gereinigt, d.h. in einer Seifenlauge gespült und geputzt (zur weiteren Bearbeitung siehe D2, Desinfektion und Sterilisation).
- Danach wird die Umgebung der Wunde und das angrenzende Fell mit einem feuchten Tuch gesäubert und von Blutresten befreit. Danach können Sie ein Sprühpflaster auftragen.
- Klären Sie, ob das Tier postoperativ nun noch Injektionen erhalten soll, bevor Sie die Braunüle entfernen. Liegt das Tier im Käfig, werden solche Maßnahmen häufig vergessen, und viele Tiere sind dann in der Aufwachphase schwer zu handhaben.
- Nach Rücksprache mit dem Operateur wird der Tropf abgeklemmt und die Braunüle entfernt. Die Einstichstelle der Braunüle wird mit einem Tupfer abgedeckt, unter dem dann die Kanüle herausgezogen wird.
- Befestigen Sie den Tupfer mit einem Streifen Leukosilk. Nach 10 Minuten kann dieser Tupfer meistens wieder entfernt werden.
- Binden Sie das Tier vom Tisch los, und bringen Sie es in den Käfig. Katzen und kleinere Hunde können Sie selber tragen. Vermeiden Sie es jedoch, große oder zu schwere Hunde selbst zu tragen. Die Verletzungsgefahr ist für Sie (z.B. Rücken) und das Tier groß, wenn Sie beim Tragen Schwierigkeiten haben. Bitten Sie statt dessen eine andere Person, Ihnen beim Tragen zu helfen. Wenn vorhanden, können Sie auch eine Transporttrage verwenden, auf denen das Tier mit Klettstreifen fixiert wird.
- In den Müllsack gehören Tupfer, Kompressen, Unterlagen, Nahtmaterialien, kleine organische Abfälle, blutgetränkte Tücher. Bei größeren Organen oder verstorbenen Tieren, werden diese zunächst eingefroren und später z.B. von einer Tierkörperverwertungsanstalt (TKV) abgeholt. Da solche Unternehmen meist nur wöchentlich bestellt sind, müssen die Kadaver kühl zwischengelagert werden, um Verwesung und Seuchenausbreitung zu verhindern (siehe C12, Euthanasie).
- Der Käfig muß für das Tier vorbereitet sein (siehe C11, Versorgung von stationären Tieren). Entweder haben Sie dies selber schon vor OP-Beginn gemacht oder diese Aufgabe an eine andere Person delegiert.
- Schließlich wird der OP wieder aufgeräumt, geputzt und desinfiziert. Nicht selten kommt es z.B. bei Tumoroperationen zu stark spritzenden, arteriellen Blutungen. Schauen Sie deshalb auch an die Decke, um eventuelle Blutflecken zu beseitigen.

TIPS UND TRICKS

- Bitten Sie den Tierhalter, die Lieblingsdecke des Tieres mitzubringen. Beim Aufwachen aus der Narkose wird es dann im

Käfig den vertrauten Geruch wahrnehmen.

PROBLEME UND SONDERFÄLLE

- **Lautes Heulen:** Hunde, die in der Aufwachphase sehr laut heulen, sollten nach Möglichkeit in einem anderen Raum untergebracht werden, da sie sonst die übrigen Tiere sehr verängstigen können.
- **Tod des Tieres bei der Operation:** Stirbt ein Tier während der Operation, wird es ordentlich zugenäht, da die Tierhalter ihr Tier oft noch sehen möchten.

F8 VERBÄNDE

ALLGEMEINES

Ein Verband hat zwei wichtige Funktionen: Durch einen Verband wird eine Wunde oder Wundnaht vor Verschmutzung und vor Manipulation durch das Tier (Lecken, Knabbern) geschützt, und Knochenbrüche oder verletzte Gelenke werden durch einen Verband stabilisiert oder ruhiggestellt. Da ein zu enger oder schlecht gepolsterter Verband das Tier auch schädigen kann, muß die Anlage sehr sorgfältig erfolgen.

VORBEREITUNG

- Je nach Verbandstyp und Tierart benötigen Sie:

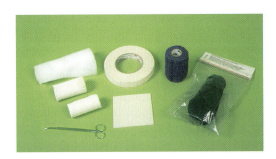

– *saugfähige oder beschichtete Wundauflage, steril*
– *Polstermaterial, evtl. steril (Watte, Zellstoff)*
– *Krepppapier*
– *elastische oder selbsthaftende Mullbinden*
– *Klebeband*
– *evtl. Isolierband (in den Abbildungen lilafarben) oder „Hundeschuh" (Pfotenschutz) aus dem Fachversand als Nässeschutz*
– *Verbandsschere zum Abnehmen des alten Verbandes und Allzweckschere zum Zuschneiden von Verbandsmaterial*

für spezielle Verbände:
– *Schienen*
– *selbsthärtende Kunststoffverbandrollen („Cast"-Verband)*

F   IM OP

- Schlauchbinden
- Fertig-Bauchverband aus dem Fachversand.
- Legen Sie alle benötigten Materialien in Ihrer Reichweite zurecht und am besten in der Reihenfolge, in der Sie sie auch benötigen.
- Wenn der Tierhalter das Tier nicht fixieren kann, bitten Sie eine andere Person um Mithilfe. Es kann sonst passieren, daß Sie immer wieder von vorne beginnen müssen, weil das Tier sich nicht ruhig verhält.
- Die meisten Beinverbände lassen sich gut am liegenden Tier anlegen (verletztes Bein nach oben). Bauchverbände oder Verbände, die über den Rücken geführt werden (z.B. Kniegelenkverband) werden am stehenden Tier angebracht.

DURCHFÜHRUNG

- Nehmen Sie ggf. einen alten Verband ab. Achten Sie dabei auf die Schichtung der Verbandmaterialien, wenn Ihnen deren Reihenfolge nicht geläufig ist.
- Sehen Sie sich die Wunde oder Wundnaht an, und achten Sie dabei auf Entzündungszeichen oder Druckstellen.
- Decken Sie alle verletzten Bereiche mit einer Wundauflage ab. Benötigte Salben können Sie dabei direkt auf die Auflage geben.
- Darüber wird die Polsterung gelegt.
- Den Abschluß bilden die fixierenden Bandagen und Klebestreifen.
- Grundsätzlich sollten sich gewickelte Bandagen mindestens um ein Drittel überlappen.
- Wickeln Sie Polsterung und Binden in eine Richtung.
- Kleben Sie alles so ab, daß keine Watte herausschaut, denn die Tiere zupfen gerne an solchen Stellen, ziehen die Polsterung heraus und verschieben und lockern dadurch den Verband.
- Normalerweise reicht ein Verbandswechsel im Abstand von 2–3 Tagen aus. Ist der Verband jedoch naß oder verrutscht, muß er immer überprüft werden. Gleiches gilt wenn der Tierhalter von Schmerzhaftigkeit, Schwellung oder unangenehmen Gerüchen berichtet.
- Erklären Sie dem Tierbesitzer, worauf er achten muß. Machen Sie ihm die Notwendigkeit des Leinenzwangs für Hunde bzw. des „Stubenarrestes" für Katzen klar, und weisen Sie Ihn darauf hin, daß der Verband auf jeden Fall vor Nässe geschützt werden muß. Für kurze Spaziergänge kann das relativ einfach mit einem Gummihandschuh oder einer Plastiktüte geschehen, die mit einem Klebeband befestigt wird.
- Äußert ein Tierbesitzer am Telefon Bedenken bezüglich des Verbandes, sollte er lieber einmal zu oft einbestellt werden.

TIPS UND TRICKS

- Geben Sie im Zweifel immer einen Halskragen mit, den „Entfesselungskünstler" zumindest dann tragen sollten, wenn sie alleine sind (auch über Nacht). Außerdem läßt sich der Verband durch spezielle Sprays, bei manchen Tieren auch durch ein paar Tropfen China-Öl vor dem Anknabbern schützen.
- Als „Schiene" bei kleinen Heimtieren eignen sich übrigens Holzmundspatel aus der Humanmedizin.

SPEZIELLE VERBÄNDE

Stark blutende Wunde

- Hier muß ein Druckverband angelegt werden. Ein Polster, z.B. eine Mullkompresse oder eine sterile elastische Bindenrolle wird auf die blutende Wunde gedrückt.
- Mit einer (weiteren) elastischen Binde wird ein fester Druckverband um das Körperteil herum angelegt und festgeklebt.

Verschmutzte Wunde

- Schneiden Sie mit Schere oder Schermaschine die die Wunde umgebenden Haare ab.

IM OP F

- Spülen Sie die Wunde mit isotonischer Kochsalz- oder Ringerlösung. Dazu verwenden Sie entweder eine großlumige Kanüle, die Sie in die Infusionsflasche stechen und darüber die Spritze aufziehen, oder füllen Sie eine große Spritze mit der Spüllösung.
- Stellen Sie eine Nierenschale unter die Wunde, und spülen Sie die Wunde aus. Sie können auch ein dickes Handtuch unterlegen, da die Nierenschale bei Bewegungen des Tieres umgestoßen werden kann.
- Legen Sie eine sterile Wundauflage wie z.B. Rondopad® oder einen sterilen Flächentupfer auf die Wunde, und fertigen Sie einen leichten Verband mit einer elastischen Binde an.

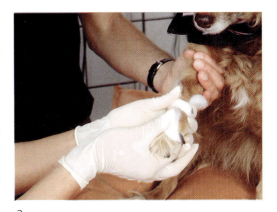

a

Gliedmaßen

- Das Bein läßt sich strecken, wenn die Hilfsperson es mit einer Hand oberhalb des Gelenks (Ellbogen bzw. Knie) umfaßt.

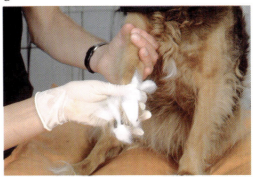

b

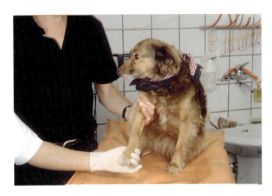

- Polstern Sie alle Knochenvorsprünge, die Zehenzwischenräume (Afterkrallen nicht vergessen) und den Ballen.
- Umwickeln Sie abgewinkelte Stellen mit Achtertouren. Die Polsterung sollte stets etwas über den mit Binden umwickelten Bereich herausragen, damit Einschnürungen vermieden werden. Sichern Sie die Polsterung mit zusätzlichen Klebestreifen (a–g).

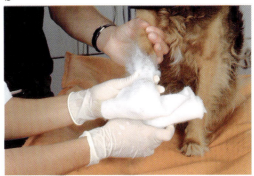

c

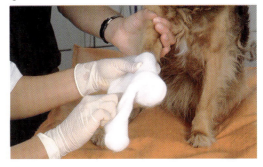

e

F   IM OP

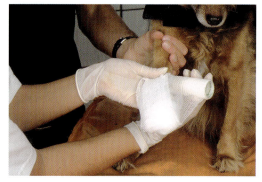

e

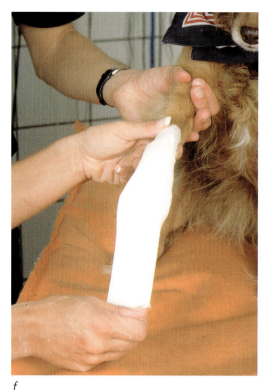

f

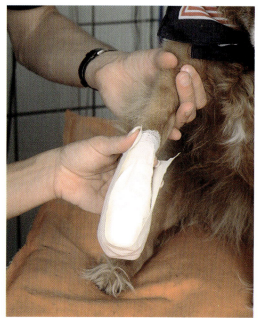

g fertige Polsterung

Verband fixieren

- Bei Knochenbrüchen sollten Sie immer auch die Gelenke unter- und oberhalb der Bruchstelle in den Verband mit einbeziehen. Das gleiche gilt, wenn sie ein Gelenk ruhigstellen wollen. Auch die Pfoten müs-

IM OP F

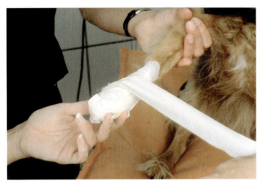

Verbandfixierung in Kreistouren

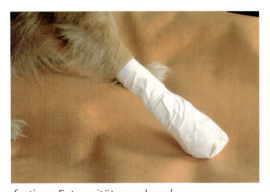

fertiger Extremitätenverband

sen immer in den Verband mit verbunden werden. Dies verringert die Gefahr von Stauungsödemen.
- Zum Abnehmen des Verbandes schneiden Sie ihn einfach auf.

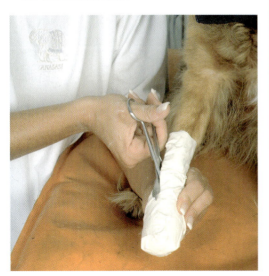

Bauch

- Messen Sie das Verbandsmaterial großzügig ab.
- Damit der Verband nicht so leicht verrutschen kann, planen Sie Löcher für Kopf und Schwanz mit ein.
- Wird nur ein leichter Wundschutz gebraucht, damit das Tier z.B. nicht an der OP-Naht leckt, können Sie den Besitzern auch erklären, wie ein T-Shirt den gleichen Zweck erfüllt.
- Für Katzen und kleine Hunde kann eine alte Legging-Hosen als Bauchschutz umfunktioniert werden.

Schwanz

- Den Schwanz wirkungsvoll zu verbinden, ist schwierig, da besonders die Fixierung des Verbandes Probleme bereitet.
- Polstern Sie die verwundete Stelle.

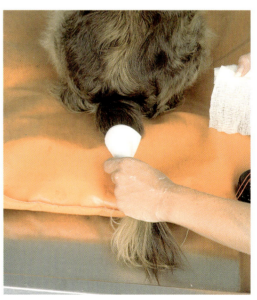

F IM OP

- Wickeln Sie ihn in Achtertouren, und schneiden Sie über nicht lädierten Hautstellen Löcher in den Verband, damit Sie reichlich Haare mit festkleben können.

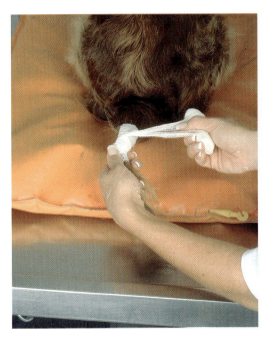

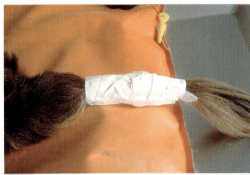

fertiger Schwanzverband

- Zum Abnehmen des Verbandes schneiden Sie ihn einfach auf.

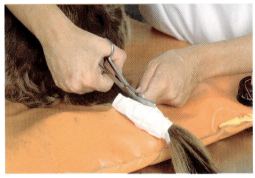

- Kleben Sie den Verband fest, wenn möglich auch am Schwanzansatz.

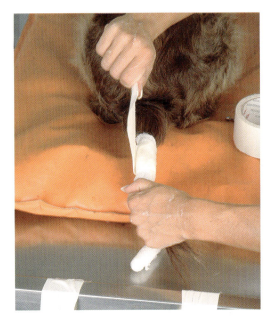

IM OP F

Kopf

- Oft muß ein Ohr fixiert werden. Dazu sollte der gesamte Kopf in den Verband mit einbezogen werden, damit nichts verrutscht.
- Bei Hängeohren legen Sie zum Polstern je nach Ohrgröße Tupfer oder zurechtgeschnittene Bindenstücke über die hochgeklappten Ohren.

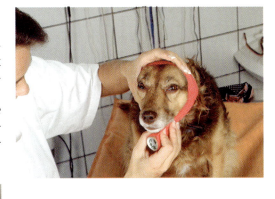

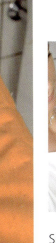

- Darüber legen Sie dann den eigentlichen Verband an. Recht häufig kommt es vor, daß er im Kehlgang zu eng sitzt.

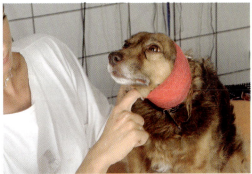

Sie können ihn dann zur Lockerung nachträglich am Hals etwas einschneiden.

- Legen Sie eine Wundauflage auf das Ohr, und befestigen Sie diese relativ locker mit Klebestreifen.

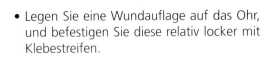

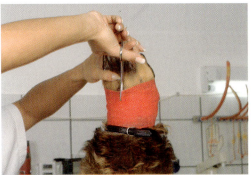

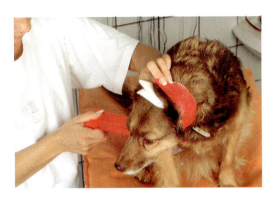

F   IM OP

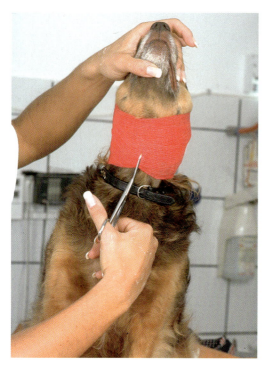

Reicht das nicht aus oder zeigt das Tier zu Hause ungewöhnliche Atemgeräusche (Schnarchen, „Schnorcheln"), muß der Verband komplett erneuert werden. Weisen Sie auf jeden Fall den Tierbesitzer auf diese möglichen Komplikationen hin, damit er das Tier daraufhin beobachten kann.

F9 KLAMMERN UND FÄDEN ENTFERNEN

ALLGEMEINES

Klammern oder Fäden dienen dem Verschluß einer Wundnaht, wie sie nach Operationen oder Verletzungen auftreten. Ein sorgfältiger Verschluß einer derartigen Wunde nach entsprechender Reinigung beschleunigt die Wundheilung. Es stehen zwei Verfahren zur Verfügung: die Naht und die Klammerung. In der Regel werden beide beim Tier nach 10 Tagen wieder entfernt, doch kann eine beeinträchtige Wundheilung eine längere Verweildauer erfordern.

VORBEREITUNG

- Der Zeitpunkt wird vom Tierarzt festgelegt, eventuell wird auch nur die Entfernung jeder zweiten Klammer oder jedes zweiten Fadens angeordnet.
- Stellen Sie die Beleuchtung optimal ein.
- Tisch decken:

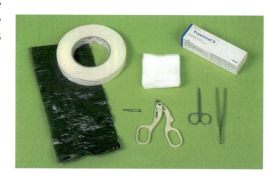

– Skalpell
– Fadenschere
– Pinzette oder Klammerschere
– einige Tupfer
– Klebeband
– evtl. Wundsalbe
– Abfallsack
– evtl. Lokalanästhetikum zum Aufsprühen („Vereisungsspray") (nicht abgebildet).

IM OP F

- Unterrichten Sie den Tierhalter über das Vorgehen und darüber, daß die Entfernung des Materials für das Tier zwar nicht schmerzhaft aber doch unangenehm ist.

- Beobachten Sie die Wunde vor und während der Entfernung von Klammern oder Fäden. Achten Sie darauf, ob die Naht dicht ist und auch dicht bleibt.
- Je nach Anordnung des Tierarztes können Sie jetzt noch etwas Wundsalbe auftragen.
- Eventuell ordnet der Tierarzt noch für einige Tage das Tragen einer Halskrause an, damit das Tier die noch nicht ganz reizlose Wunde nicht beleckt oder kratzt.

ERLÄUTERUNG FÜR DEN TIERHALTER:

„Wir möchten jetzt die Klammern (Fäden) entfernen. Die Wunde ist sehr gut verheilt. Weil das Gewebe die Klammern (Fäden) etwas umwachsen hat, kann es etwas zwicken. Sie brauchen sich aber keine Sorgen zu machen. Es ist ganz normal, und die Wunde wird sich dadurch nicht wieder öffnen."

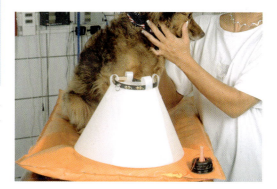

DURCHFÜHRUNG

- Entfernen Sie ggf. den Verband.
- Waschen Sie sich gründlich die Hände.

Fäden entfernen

- Fassen Sie mit der Pinzette das Fadenende bzw. den Knoten, und ziehen Sie ihn hoch.
- Schneiden Sie ihn unterhalb des Knotens an der Eintrittsstelle durch die Haut durch, und ziehen Sie den ganzen Faden vorsichtig heraus.
- Ziehen Sie einen Faden, der sich über dem Hautniveau befand, niemals durch den Stichkanal, weil dadurch Keime auf den auswärtigen Fadenstücken ins Innere der Haut gezogen werden können.
- Streifen Sie den Faden auf einem Tupfer ab.

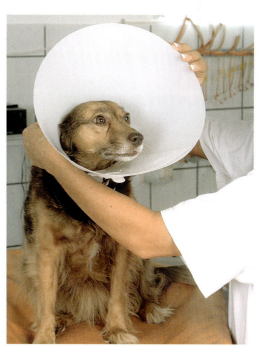

Klammern entfernen

- Bringen Sie zur Klammerentfernung die Klammerschere ganz unter die Klammer, so daß sie in der Vertiefung des Scherenkopfes zu liegen kommt.
- Schließen Sie dann die Schere, und heben Sie die Klammer ab.

F IM OP

TIPS UND TRICKS

- Weichen Sie eine verkrustete Wunde zunächst mit 0,9 % NaCl auf.
- Manchmal sehen die Tierhalter beim Entfernen der Klammern oder Fäden die Wunde zum ersten Mal. Eine Bemerkung wie „Die Wunde sieht gut aus." kann ängstliche Tierhalter beruhigen.
- Achten Sie sorgfältig darauf, ob der ganze Faden entfernt wurde, da sich sonst ein Fadengranulom ausbilden kann.
- Der Faden wird nur an einer Stelle geschnitten. Keinesfalls werden beide aus der Haut ragenden Enden abgeschnitten.
- Das Tier sollte nach der Entfernung der Fäden bzw. Klammern für weitere drei Tage nicht gebadet werden oder Schwimmen gehen.

PROBLEME UND SONDERFÄLLE

- **Drohende Wunddehiszenz:** Unterbrechen Sie sofort Ihre Arbeit und benachrichtigen Sie den Tierarzt.
- **Hautreaktionen:** Reagiert die Haut des Tieres auf Nahtmaterial, sollten die Fäden nach Möglichkeit bis zum Verheilen der Wundränder, also etwa 10 Tage, verbleiben. Alle Unverträglichkeiten und Reaktionen müssen sorgfältig auf der Karteikarte vermerkt werden. Die Entscheidung obliegt jedoch letztlich dem Tierarzt.

Notizen

THERAPEUTISCHE MASSNAHMEN   G

Notizen

THERAPEUTISCHE MASSNAHMEN G

G1 GEHÖRGANGSPFLEGE UND MEDIKAMENTENGABE IN DAS OHR

ALLGEMEINES

Der Gehörgang eines Hundes ist der ideale Nährboden für Bakterien. Hier ist es warm, feucht und dunkel, und Haare verstärken diesen Zustand zusätzlich. Das Zupfen der Haare aus dem Gehörgang – und nicht aus dem umgebenden Fell – hat somit einen prophylaktischen Charakter. Nicht bei allen Hängeohren-Hunden wachsen Haare im Gehörgang. Besonders wichtig ist es bei langhaarigen Hunden oder bei Hunden mit hängenden Ohren (Pudel, Shi Tzu, Malteser). Bei Schäferhunden und anderen Hunden mit Stehohren ist dieses Problem nicht gegeben. Die Entfernung der Haare ist für das Tier zwar unangenehm aber wenig schmerzhaft, also nicht mit dem Haareausreißen beim Menschen zu vergleichen. Als prophylaktische Maßnahme erfolgt das Haarezupfen etwa einmal im Monat, eben so lange, bis sie wieder nachgewachsen sind.

Die Gabe von Medikamenten, d.h. Salben oder Emulsionen, bzw. Ohrreinigungsmitteln richtet sich nach der Grunderkrankung und wird vom Tierarzt angeordnet, der sich auch vergewissern muß, daß das Trommelfell intakt ist.

VORBEREITUNG

- Tisch decken:

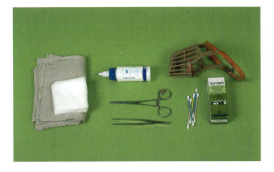

  – Zellstoff oder Papiertaschentücher
  – Pinzette oder Klemme
  – evtl. Reinigungsmittel
  – evtl. Medikament
  – Wattestäbchen
  – evtl. Maulkorb.

- Mit Zellstoff oder einem Papiertaschentuch lassen sich die meisten Haare gut entfernen.
- Legen Sie sich außerdem eine Pinzette oder Klemme zurecht. Manche Haare sind durch den Ohrenschmalz (Zerumen) recht fettig und somit schlecht zu fassen.
- Legen Sie sich auch eine weitere Lage Zellstoff bereit, auf der Sie die entfernten Haare abstreifen können.
- Bei Hunden, die die Manipulation am Ohr nicht tolerieren, wird eventuell eine Hilfsperson benötigt. Dabei kann es sich um einen Mitarbeiter oder um den Tierhalter selbst handeln.
- Eventuell müssen Sie zusätzlich einen Maulkorb anlegen.

DURCHFÜHRUNG

- Sie benötigen zur Durchführung etwa 10 min.
- Die Gabe eines Medikaments in den Gehörgang erfolgt bei langhaarigen Hunden immer nach dem Haarezupfen, da Salben oder Lösungen die Haare naß und glitschig werden lassen. Außerdem verhindern die Haare möglicherweise, daß das Medikament an seinen eigentlichen Bestimmungsort in der Tiefe des Gehörgangs gelangt.

Haare zupfen beim Hund

- Setzen Sie den Hund, je nach Größe, auf den Untersuchungstisch bzw. auf den Boden.
- Bei einem unruhigen Hund fixiert die Hilfsperson den Kopf.
- Klappen Sie das Ohr um, und ziehen Sie es nach hinten und oben.

G THERAPEUTISCHE MASSNAHMEN

- Nehmen Sie eine Lage Zellstoff, eine Pinzette oder eine Klemme zur Hand.
- Ziehen Sie nun die Haare rasch aber nicht zu plötzlich heraus, da eine ruckartige Bewegung das Tier erschrecken kann.

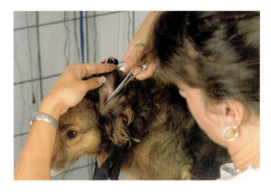

- Meistens reichen drei oder vier Haarbüschel. Es ist nicht nötig den Gehörgang bis auf das letzte Haar zu reinigen.
- Gelegentlich wird nachher ein Ohrreinigungsmittel oder ein Medikament eingebracht.

Applikation von Reinigungsmitteln bei Kleintieren

- Die Ausgangshaltung ist die gleiche wie beim Haarezupfen.
- Dies ist für das Tier häufig unangenehmer als das Haarezupfen. Eine Hilfsperson zur Fixierung des Tieres ist hierbei also meistens nötig (siehe C8, Umgang mit angstaggressiven Hunden).

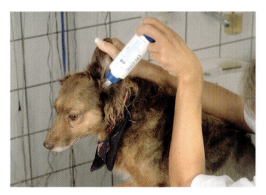

a

- Führen Sie den Applikator etwa einen Zentimeter in den Gehörgang ein und träufeln Sie ein Reinigungsmittel in den Gehörgang, bis ein Flüssigkeitsspiegel sichtbar wird *(a)*.
- Halten Sie das Ohr nach Möglichkeit 2–3 min zu, damit das Lösungsmittel seine Wirkung entfalten kann.
- Massieren Sie nun das Ohr bzw. den Gehörgang etwa 2 min lang möglichst nah am Ansatz des Ohrs, wo das Reinigungsmittel wirken soll *(b)*.

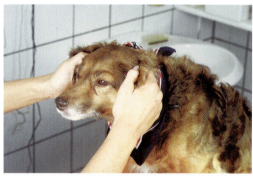

b

- Mit einer Lage Zellstoff können Sie nun die Restflüssigkeit mit dem gelösten Schmutz am äußeren Ohr aufsaugen und mit einem Wattestäbchen am äußeren Ohr die letzten Schmutzreste entfernen *(c,d)*.

Applikation von Ohrmedikamenten bei Kleintieren

- Die Ausgangshaltung entspricht der beim Haarezupfen.
- Medikamente werden manchmal erst nach der Gehörgangsreinigung appliziert. Dazu muß das Ohr zunächst trocknen sein.
- Die Menge der Salbe oder Emulsion, die in das Ohr gegeben wird, verordnet der Tierarzt.
- Fast alle Medikamente werden mit einem weichen und biegsamen Kunststoffapplikator geliefert.
- Führen Sie diesen Applikator etwa einen Zentimeter in den Boden des Gehörgangs

THERAPEUTISCHE MASSNAHMEN G

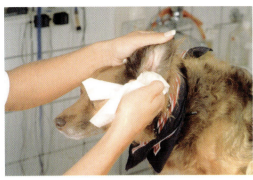

c

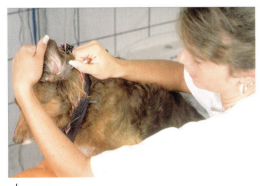

d

ein, und verabreichen Sie die verordnete Menge. Vermeiden Sie es, den Applikator zu weit einzuführen, um Verletzungen zu vermeiden. Außerdem würde das Tier wahrscheinlich ein weiteres Eindringen ohnehin nicht tolerieren.
- Massieren Sie nun das Ohr bzw. den Gehörgang wie bei der Reinigungsmittelapplikation nah am Ansatz des Ohrs, damit sich das Medikament gut verteilt.
- Das Tier wird nach der Ohrenbehandlung wahrscheinlich den Kopf schütteln. Halten Sie dann Abstand, ohne das Tier loszulassen, denn dadurch wird einige Flüssigkeit mit Schmutz wieder herausgewirbelt.

TIPS UND TRICKS

- Wie bei allen kleinen Eingriffen am nicht betäubten Tier ist es ratsam, für eine gewisse Ablenkung des Tieres zu sorgen. Kraulen oder kratzen Sie das Tier z.B. am Hinterlauf, so daß sich die Aufmerksamkeit des Tieres vom Ohr abwendet (ohne daß es den Kopf dreht). Sie können auch laut in das Ohr sprechen.
- Wenn eine Emulsion in das Ohr gegeben werden soll, können Sie das Fläschchen bereits vor der Behandlung gut durchschütteln. Ein aufmerksames Tier wird sonst bei dieser Bewegung oder sogar bereits beim Anblick des Fläschchens mißtrauisch und unruhig.
- Denken Sie immer daran: Je unangenehmer das Erlebnis für das Tier wird, um so schwerer werden Sie es beim nächsten Mal haben.
- Der Einsatz von Wattestäbchen ist auch beim Tier um so problematischer, je weiter Sie in den Gehörgang vordringen. Der Grund dafür ist weniger (aber auch) die mögliche Verletzung des Gehörgangs, sondern eher die Verschleppung von Keimen in seine Tiefe, wo die Wachstumsbedingungen für Bakterien immer günstiger werden. Eigentlich sollten Wattestäbchen auch nur bei narkotisierten Tieren gebraucht werden.

PROBLEME UND SONDERFÄLLE

- **Gehörgangsaffektionen:** Bei einer Entzündung oder anderen Erkrankung des Gehörgangs sollte diese zunächst behandelt werden. Eine Entfernung der Haare erfolgt hier erst nach Rücksprache mit dem Tierarzt.

G THERAPEUTISCHE MASSNAHMEN

G2 ANALBEUTEL PFLEGEN

ALLGEMEINES

Die Analbeutel der Hunde dienen der Sekretabsonderung beim Stuhlgang, wodurch Duftmarken gesetzt werden. Zwei dieser Drüsen geben ihren Inhalt in die Analbeutel ab. Diese befinden sich anatomisch gesehen bei 5 und 7 Uhr, wenn man sich den Anus als Zifferblatt denkt. Normalerweise entleeren sich diese Drüsen bei der Defäkation. Bei Verdauungstörungen oder auch spontan können die Ausführungsgänge dieser beiden Drüsen verstopfen und sich mit der Zeit entzünden. Manche Rassen, besonders kleinere, bringen bereits eine Prädisposition hierfür mit. Aus diesem Grund gehört das manuelle Ausdrücken dieser Beutel zu den routinemäßigen Pflegeaufgaben der Tierarzthelferin, die in manchen Praxen auch ohne entsprechende Beschwerden z.B. im Rahmen der jährlichen Impfung durchgeführt wird. Diese Aufgabe wird manchmal z.B. auch von einem Hundefriseur übernommen.

Viele Tierhalter kommen regelmäßig deswegen in die Praxis. Vielfach wird das Verhalten der Tiere bei Juckreiz am Anus mit verstopften Analbeuteln („Schlittenfahren" = mit dem Anus z.B. über einen Teppich rutschen) als Grund des Besuchs und Hinweis auf einen Wurmbefall des Tieres fehlgedeutet.

Vor Operationen im Genital-/Analbereich wie z.B. Kastration, Perinealhernie oder Tumoren gehört das Ausdrücken der Analbeutel zu den normalen Vorbereitungen bei Hunden, Katzen und Frettchen.

VORBEREITUNG

- Stellen Sie das (nichtsedierte) Tier hin. Ein kleiner Hund wird auf den Tisch gestellt, ein großer kann auf dem Boden bleiben. Sedierte Tiere können auch im Liegen behandelt werden.
- Tisch decken:

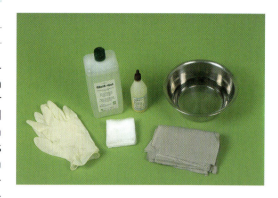

- *Handschuhe*
- *Zellstoff*
- *Gleitmittel oder Vaseline*
- *Tupfer*
- *Waschlösung.*

DURCHFÜHRUNG

- Ziehen Sie Handschuhe an, und machen Sie den Zeigefinger mit Gleitmittel oder Vaseline gleitfähig.
- Halten Sie mit der freien Hand den Schwanz hoch, oder bitten Sie eine Hilfsperson darum.
- Führen Sie den Zeigefinger in den Anus ein.

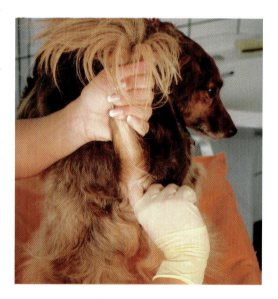

THERAPEUTISCHE MASSNAHMEN   G

- Legen Sie sich ein Stück Zellstoff in die Handfläche der palpierenden Hand.
- Tasten Sie bei 5 Uhr bzw. bei 7 Uhr nach dem gefüllten Analbeutel. Unterstützen Sie die Palpation von außen mit dem Daumen. Bei einem kleinen Hund fühlen Sie bei gefülltem Analbeutel eine etwa erbsen- bis bohnengroße Schwellung, bei einem großen Hund entsprechend mehr (kastaniengroß).
- Fassen Sie den Analbeutel mit Daumen und Zeigefinger, und drücken Sie es vorsichtig. Bei freien Drüsengängen entleert sich das Sekret in den Zellstoff in Ihrer Hand. Kommt es auch bei vorsichtiger Erhöhung des Drucks nicht zur Entleerung, ist eventuell eine Spülung der Analbeutel erforderlich (s.u.).
- Wiederholen Sie die Prozedur an dem anderen Analbeutel.
- Beurteilen Sie die Farbe des Sekrets, das normalerweise braun und dünnflüssig ist. Eine z.B. ins Grüne abweichende Farbgebung kann ein Hinweis auf einen eitrigen Prozeß sein und sollte vom Tierarzt beurteilt werden.
- Abschließend säubern Sie den Anus von außen mit einem Tupfer und etwas Waschlösung.

TIPS UND TRICKS

- Wenn es Ihnen schwerfällt, beide Analbeutel mit einer Hand auszudrücken, sollten Sie nicht zögern, für den Analbeutel bei 5 Uhr die linke Hand zu nehmen.
- Bei großen Hunden (bzw. kleinen Händen) können Sie mit Zeige- und Mittelfinger gleichzeitig in den Anus gehen, um dadurch ein besseres Gefühl zu bekommen und den Druck auf den Analbeutel präziser zentrieren zu können.

PROBLEME UND SONDERFÄLLE

- **Kater:** Bei der Vorbereitung zur Kastration eines Katers und bei der Routineuntersuchung der Analbeutel reicht die Palpation von außen aus. Dazu ziehen Sie sich Handschuhe an und nehmen etwas Zellstoff. Umfassen Sie den Anus vorsichtig, und üben Sie etwas Druck auf die Analbeutel aus. Das Ausdrücken der Analbeutel von innen wird bei Katzen praktisch nie durchgeführt.

Verstopfte Analbeutel

Wenn das Ausdrücken der Analbeutel nicht gelingt, sind sie wahrscheinlich verstopft. Um eine Entzündung zu vermeiden (oder vor der Operation der Analbeutel), müssen diese dann gespült werden.

- Tisch decken:

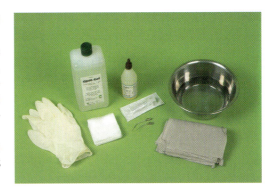

– Handschuhe
– Zellstoff
– Gleitmittel oder Vaseline
– Tupfer
– Schüssel mit warmem Wasser und etwas Fuzidine
– stumpfe Analspülkanüle (Knopfkanüle)
– 5 ml-Spritze
– ggf. ein Antibiotikum.

- Ziehen Sie etwa 3–5 ml der Spüllösung auf.
- Reiben Sie die Spitze der Knopfkanüle mit Gleitmittel oder Vaseline ein.
- Stecken Sie die Spritze noch nicht sofort auf die Knopfkanüle, sondern erst, wenn Sie mit der losen, stumpfen Kanüle den Ausgang des Analbeutels bei 5 Uhr bzw. bei 7 Uhr gefunden haben.

G THERAPEUTISCHE MASSNAHMEN

- Führen Sie die Knopfkanüle ein kleines Stück ein.
- Setzen Sie nun die Spritze auf die Kanüle.
- Wenn Sie einen Widerstand spüren, schieben Sie die Knopfkanüle vorsichtig millimeterweise unter gleichzeitigem leichten Druck auf den Spritzenkolben ein.
- Halten Sie etwas Zellstoff bereit, um den Ausfluß der Analbeutel aufzufangen.
- Verfahren Sie derart einige Male, bis die Spüllösung klar ist, und drücken Sie den Analbeutel noch einmal aus (s.o.).
- Abschließend kann nach Vorgabe des Tierarztes noch ein Antibiotikum in den Analbeutel appliziert werden.
- Nun führen Sie die gesamte Prozedur an der anderen Seite durch.
- Da das Analbeutelsekret sehr übel riecht, sollten Sie die Tücher nicht in den Mülleimer legen, sondern ganz aus dem Raum bringen.

G3 APPLIKATION VON AUGENMEDIKAMENTEN/ PUPILLENWEITSTELLUNG

ALLGEMEINES

Augenmedikamente werden aus diagnostischen oder therapeutischen Gründen gegeben. Therapeutisch werden Salben oder Tropfen appliziert. Um den Augenhintergrund (Netzhaut) für diagnostische Zwecke untersuchen zu können, wird er ausgeleuchtet. Der Lichteinfall bewirkt jedoch eine reflektorische Pupillenverengung, die die Untersuchung sehr erschwert. Um das auszuschließen, verwendet man bestimmte Augentropfen, sog. Mydriatika (z.B. Tropicamid, Mydrium), die die pupillenverengende Wirkung des Parasympathikus ausschalten und die Pupille für einige Zeit weit stellen. Die Untersuchung des Augenhintergrundes wird mit einem Augenspiegel durchgeführt, der mit einer Lampe versehen ist. Am Augenhintergrund lassen sich die Gefäße auf eventuelle Veränderungen besonders bei Bluthochdruck und Diabetes mellitus untersuchen. Leidet ein Tier unter einem Glaukom (krankhafte Erhöhung des Augeninnendrucks), darf das Weittropfen der Pupillen nur mit ausdrücklicher Genehmigung des Tierarztes erfolgen.

VORBEREITUNG

- Tisch decken:

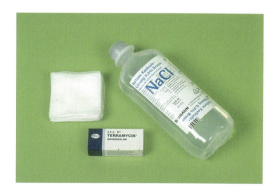

THERAPEUTISCHE MASSNAHMEN G

- *Tupfer*
- *sterile NaCl 0,9% als Spüllösung*
- *Augensalbe bzw. -tropfen (je nach Indikation).*

- Klären Sie den Tierhalter besonders beim Weittropfen der Pupillen gut auf, damit die vorübergehende Änderung des Aussehens der Augen nicht erst zu Hause bemerkt wird und dann Sorgen bereitet.

DURCHFÜHRUNG

- Säubern Sie die Augen eventuell von Eiter. Wichtig: Bei Hunden und Katzen säubern Sie die Augen mit vorsichtigen Streichbewegungen mit einem Tupfer entlang der Lider von innen nach außen.
- Plazieren Sie das Tier vor sich auf einem Tisch oder, wenn Sie sitzen, auf dem eigenen Schoß.
- Greifen Sie die Schnauze des Tieres mit der einen Hand, und nehmen Sie die Tube bzw. das Fläschchen in die andere.
- Die applizierende Hand stützen Sie leicht mit dem Handballen auf der Schädeldecke ab. Durch diese Haltung mit beiden Händen können Sie den Kopf des Tieres ausreichend fixieren, um unerwartete Ausweichbewegungen des Tieres aufzufangen.
- Die obere Hand führt die Tube oder die Flasche über das betroffene Auge.
- Mit einem Finger der die Schnauze fixierenden Hand ziehen Sie das Unterlid leicht herab. Durch leichtes Zurückziehen des Handballens der anderen Hand ziehen Sie das Oberlid leicht hoch.
- Wenn das Tier ruhig ist, können Sie jetzt einen Streifen Salbe in den Bindehautsack geben. Bei Tropfen lassen Sie einige Tropfen (nach Vorgabe) aus geringer Höhe in das Auge fallen.
- Wenn das Tier nicht spontan zwinkert, helfen Sie bei der Verteilung der Salbe bzw. Tropfen nach, indem Sie vorsichtig die Lider des Tieres in der gleichen Haltung öffnen und schließen.

TIPS UND TRICKS

- Statt NaCl-Lösung können Sie zur Not auch lauwarmes Leitungswasser verwenden.
- Gelingt die Fixierung des Tieres nicht ausreichend, geben Sie die Salbe wenn möglich, zumindest auf das Auge.
- Um Fluchtreaktionen des Tieres bei Herannahen der oberen Hand zu vermeiden, sollte diese Bewegung behutsam erfolgen. Viele Tiere empfinden rasche Bewegungen von oben entweder als lebensbedrohlich (besonders kleine Nager und Hasenartige) oder als provozierend (dominante Hunde). Am besten krabbeln Sie mit der applizierenden Hand am Rücken entlang zum Schädel.

PROBLEME UND SONDERFÄLLE

- **Große Hunde:** Bei einem zu großen Hund kann es sein, daß Sie die beschriebene Haltung auf einem Tisch nicht ausführen können. Ein solches Tier lassen Sie auf dem Boden sitzen und nähern sich von hinten und oben. Sie können das Tier auch zwischen die Beine nehmen oder eine Hilfsperson dazu bitten (a,b).

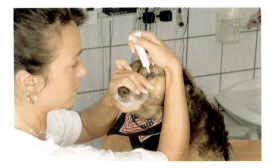

G THERAPEUTISCHE MASSNAHMEN

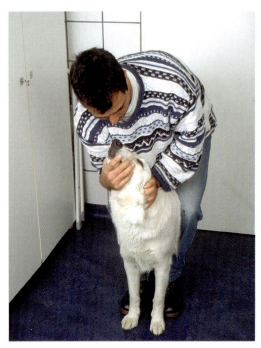

a

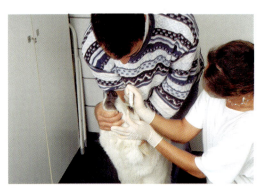

b

G4 ORALE GABE VON MEDIKAMENTEN UND FLÜSSIGNAHRUNG

ALLGEMEINES

Es ist oft erforderlich, in der Praxis stationär verbleibenden Tieren Medikamente oder Flüssignahrung zu verabreichen. Manchmal ist es jedoch auch Ihre Aufgabe, den Tierhaltern die Eingabe von Medikamenten zu demonstrieren, damit sie es auch zu Hause selber durchführen können.

VORBEREITUNG

- Oft benötigen Sie hierzu bei unkooperativen Tieren eine Hilfsperson.
- Legen Sie sich das Medikament zurecht. Bei Tabletten halten Sie am besten mehrere griffbereit, falls Ihnen beim ersten Versuch eine Tablette herunterfällt.
- Halten Sie auch eine Einmalspritze oder Pipette und ein Glas mit etwas Wasser bereit, falls die Tablette aufgelöst werden muß.

DURCHFÜHRUNG (OHNE HILFSPERSON)

- Plazieren Sie das Tier vor sich auf einem Tisch oder, wenn Sie sitzen, auf dem eigenen Schoß. Der Kopf des Tieres wird dabei leicht nach oben gehalten (siehe G3, Applikation von Augenmedikamenten).
- Nehmen Sie die Tablette mit Daumen und Zeigefinger.

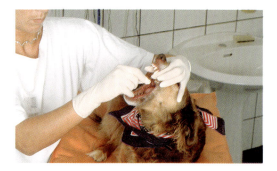

THERAPEUTISCHE MASSNAHMEN G

- Öffnen Sie das Maul des Tieres mit beiden Händen, ohne die Tablette loszulassen.
- Die obere Hand hält weiterhin den Oberkiefer.
- Viele Hunde halten dann das Maul ausreichend weit geöffnet, so daß sich die Tablette mit zwei Finger einbringen läßt.
- Gehen Sie mit den Fingern forsch, aber nicht grob, weit in das Maul hinein und drücken Sie die Tablette mit dem Zeigefinger auf den hinteren Zungengrund. Dies löst den Schluckreflex des Tieres aus. Dies sollte rasch geschehen, um den Überraschungseffekt für das Tier auszunutzen.

TIPS UND TRICKS

- Wenn Sie den Schluckreflex nicht auslösen und die Tablette nur in das Maul hineinwerfen konnten, halten Sie das geschlossene Maul des Tieres weiterhin leicht nach oben und streicheln so lange die Kehle, bis das Medikament abgeschluckt wird.
- Läßt sich das Maul wie beschrieben nicht öffnen, können Sie versuchen, mit der oberen Hand die Lefzen so gegen die obere Zahnreihe zu drücken, daß das Tier dem Druck nachgibt und das Maul öffnet. Gleichzeitig führen Sie dies auch mit der unteren Hand am Unterkiefer durch. Meistens (besonders bei Katzen) ist jedoch dann immer noch eine Hilfsperson nötig, die das Medikament in das Maul eingibt.
- Das Öffnen des Maules mit beiden Händen gelingt leichter, wenn Sie die Tablette mit etwas Leberwurst oder Weichfutter auf der Zeigefingerspitze festkleben und somit nur den Zeigefinger allein bis zum Zungengrund führen müssen. Mit den anderen vier Fingern dieser Hand können Sie den Unterkiefer viel besser geöffnet halten.

PROBLEME UND SONDERFÄLLE

- **Maul läßt sich nicht öffnen:** Wenn diese Methoden der „sanften Gewalt" nicht zum Erfolg führen, sollten Sie den Druck auf das Tier nicht verstärken. Statt dessen lösen Sie das Medikament in Wasser auf, ziehen es mit einer Spritze (ohne Kanüle!) auf und geben es so in das Maul.
- **Gabe von Saft und Tropfen:** Bringen Sie die Spritze oder Pipette zwischen den Lefzen entlang der Backenzähne in die Backentasche ein. Das Maul kann dabei geschlossen sein. Applizieren Sie das Medikament jetzt einfach in das Maul. Verabreichen Sie keine großen Portionen, und lassen Sie dem Tier Zeit zum Schlucken. Katzen können Sie Saft und Tropfen z.B. auf ein Vorderbein streichen. Um sich zu säubern werden sie es von der Pfote lecken.

G THERAPEUTISCHE MASSNAHMEN

G5 FLOHMITTEL-ANWENDUNG

ALLGEMEINES

Eine regelmäßig wiederkehrende Aufgabe der Tierarzthelferin ist die Aufklärung und Beratung der Tierhalter zum Thema Flöhe. Es geht dabei besonders um die Entwicklung der Flöhe und deren Bekämpfung. Ein wichtiger Teil entfällt auch auf die praktische Demonstration der verschiedenen Insektizide, weil Gebrauchsanleitungen oft praxisfremd beschrieben sind und/oder der Besitzer zu Hause nicht in der Lage ist, das Flohmittel auf seinem Tier anzubringen. Nicht selten ist daher die Tierarzthelferin gefordert, nicht nur die genaue Wirkung des Mittels zu erklären, sondern es auch in der Praxis zu demonstrieren.

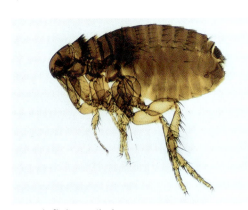

Hundefloh-Weibchen

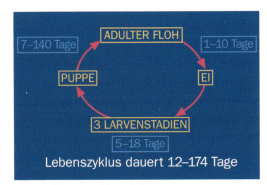

Entwicklungszyklus Floh

VORBEREITUNG

- Tisch decken:

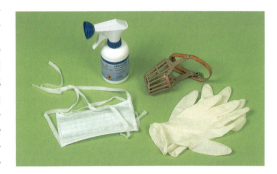

– Handschuhe (auch Küchenhandschuhe)
– Mundschutz, auch für den Besitzer
– Antiflohmittel (meistens als Spray oder mit einem Applikator)
– evtl. Maulkorb oder ein Schnauzenband
– evtl. ein Tisch für kleine Hunde und Katzen.

DURCHFÜHRUNG

- Beachten Sie immer die Gebrauchsanleitung.
- Der Raum sollte in jedem Falle gut durchlüftet sein und nicht gleich nach der Anwendung des Mittels wieder benutzt werden. Gut eignet sich z.B. das Röntgenzimmer. Im Sommer ist es je nach Lage der

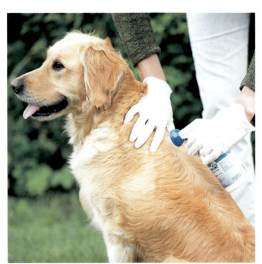

THERAPEUTISCHE MASSNAHMEN   G

Praxis evtl. auch möglich, die Prozedur draußen vorzunehmen.
- Flohsprays und -puder werden nach Vorschrift auf das Tier gesprüht bzw. gepudert und gut bis auf die Haut einmassiert. Mit einer Flohpipette (Pour on) wird das Mittel nach Scheitelung der Haare auf die Nackenhaut aufgebracht, bei einigen Präparaten zusätzlich auf die Schwanzwurzel.
- Das Tier sollte während der Behandlung stehen, doch sind auch sitzende oder liegende Positionen möglich. In diesem Fall werden die zu behandelnden Körperregionen evtl. unter Mithilfe des Tierhalters angehoben.

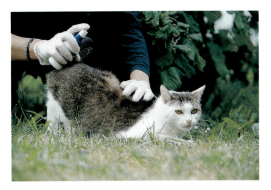

- Vergessen Sie nicht, die Besitzer daran zu erinnern, wann die Behandlung wiederholt werden muß. Bieten Sie an, auch beim nächsten Mal bei der Behandlung zu helfen, wenn es zu Hause nicht gelingen sollte – oft wird dieser Service dankend angenommen.
- Erklären Sie dem Besitzer während der Behandlung den Zyklus eines Flohs. Machen Sie ihn darauf aufmerksam, daß das Tier mit dem Einsprühen allein wahrscheinlich nicht frei von Flöhen sein wird, und daß er evtl. gelegentlich Flöhe finden wird. Auch sollen die Wohnung und evtl. der Wagen mit einem Antiflohmittel behandelt werden. Sie beugen dadurch zu hohen Erwartungen und entsprechender Enttäuschung vor.

PROBLEME UND SONDERFÄLLE

- **Angst vor der Sprayflasche:** Tiere, die vor dem Geräusch der Sprühflasche Angst haben, können auch mit einem mit Flohspray befeuchteten Textil-Küchentuch eingerieben werden. Der in der Gebrauchsanleitung einiger Sprays empfohlene Waschlappen saugt viel wertvolle Flüssigkeit auf.

TIPS UND TRICKS

- Oft sind die Vorgaben der Gebrauchsanleitung sehr vage, etwa „2 – 6 mal sprühen pro kg Körpergewicht". Wiegen Sie das Tier vor der Behandlung, und berechnen Sie die ungefähre Anzahl der Hübe aus. Halten Sie sich aber an die Regel, daß das Fell des Tieres gut befeuchtet sein muß, um eine Wirkung zu erzielen.
- Befeuchten Sie bei großen Hunden erst die vordere Körperhälfte, und massieren Sie das Mittel dann gut ein, bevor Sie mit der hinteren Hälfte beginnen. Wenn Sie das ganze Tier behandeln, hat sich der in den meisten Mitteln enthaltene Alkohol bereits verflüchtigt, während Sie noch immer mit dem Einsprühen beschäftigt sind.

Die Abbildungen in diesem Kapitel wurden uns (mit Ausnahme von „Tisch decken") freundlicherweise von der Firma Merial zur Verfügung gestellt.

G THERAPEUTISCHE MASSNAHMEN

G6 KRALLEN KÜRZEN

ALLGEMEINES

Bei manchen Haustieren ist es von Zeit zu Zeit erforderlich, die Krallen zu kürzen. Besonders alte, gehbehinderte Tiere oder Heimtiere wie z.B. Meerschweinchen und Vögel, die sich die Krallen nicht ausreichend abwetzen, müssen dazu in die Praxis gebracht werden. Sie können diese Arbeit übernehmen, aber es ist ratsam, eine Hilfsperson hinzuzuziehen, die das Tier fixiert. Das Kürzen der Krallen selbst ist meistens nicht schmerzhaft, doch für manche Tiere unangenehm.

VORBEREITUNG

- Tisch decken:

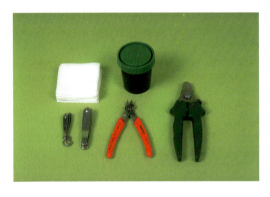

– große Krallenschere
– kleine Krallenschere
– Nagelzange
– Tupfer
– Eisen-III-Chlorid-Lösung
– evtl. Elektrokauter.
- Sorgen Sie dafür, daß der Elektrokauter betriebsbereit und vorgewärmt ist.

DURCHFÜHRUNG

- Setzen Sie das Tier auf den Behandlungstisch. Der Tierhalter oder eine andere Hilfsperson fixiert das Tier und die jeweilige Pfote.

- Beim Krallenkürzen darf nicht ins Fleisch geschnitten werden. Dies erscheint selbstverständlich, ist jedoch bei einem Tier, das auch im fixierten Zustand immer noch für Überraschungen gut ist, nicht immer leicht. Eine schmerzende und blutende Wunde würde das Vertrauensverhältnis von Tier und Tierhalter in Ihre Praxis u.U. nachhaltig stören.

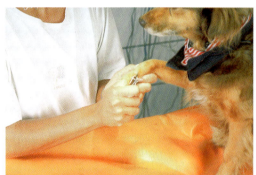

- Bei Tieren mit hellem Krallenhorn sind die durchscheinenden Blutgefäße gut zu erkennen. Die Nägel können bis 2 mm unterhalb der Gefäße gekürzt werden.
- Die Wahl der Krallenschere richtet sich nach Größe und Stärke der zu kürzenden Kralle.
- Bei Tieren mit dunklem Krallenhorn sollten Sie sich zunächst die Pfote als ganzes ansehen. Beurteilen Sie dabei, ob die Krallen überhaupt auf dem Boden aufsetzen. Idealerweise enden sie knapp über dem Boden.
- Machen Sie den Tierhalter auf die Notwendigkeit regelmäßiger Krallenkürzungen aufmerksam. Verschaffen Sie sich dazu einen Überblick über die durchschnittlichen Wachstumszeiten der Krallen bei den verschiedenen Tierarten. Es gibt Hunde, Katzen und Kaninchen, denen nie die Krallen gekürzt werden müssen.

TIPS UND TRICKS

- Manche Hunde, z.B. gelegentlich Schäferhunde, Schäferhundmischlinge und Terri-

THERAPEUTISCHE MASSNAHMEN   G

er, weisen eine Krallenlänge auf, die auf den ersten Blick überlang erscheint, aber mit Nerven und Gefäßen bis zur Spitze versorgt sind. Hier ist auch ein etappenweises Kürzen sinnlos.

- Wenn das Fell auf den Pfoten sehr kurz oder glatt ist (z.B. beim Dobermann), erscheinen die Krallen mitunter ebenfalls zu lang. Wenn Sie feststellen, daß kein Horn zu kürzen ist, teilen Sie dies dem Tierhalter auch so mit. Auch wenn er vergeblich gekommen ist, weiß er doch jetzt, daß die Krallenlänge in Ordnung ist.
- Daumenkrallen (vorne) und eventuelle Wolfskrallen (hinten) werden wenig beansprucht. Achten Sie also darauf, und kürzen Sie entsprechend.
- Zu lange oder gar eingewachsene Krallen werden vom Tierhalter oft nicht bemerkt. Nutzen Sie deshalb, besonders bei einem neuen Tier, jede Gelegenheit, die Krallenlänge zu kontrollieren (z.B. während eines Gesprächs zwischen Tierhalter und Tierarzt im Behandlungsraum).
- Sie können einem Hundehalter bei zu langen Krallen raten, das Tier vermehrt über Asphalt laufen zu lassen, da hierdurch mehr Horn abgerieben wird und die Krallen automatisch auf eine Länge knapp über dem Boden gestutzt werden.
- Wenn die Krallen so lang sind, daß sie beim Zurückschneiden bluten, werden in der ersten Sitzung nur die Spitzen gekürzt. Bei einem Wiedervorstellungstermin einige Wochen später haben sich Nerven und Gefäße dann aus der Krallenspitze zurückgezogen, und die Krallen lassen sich so schrittweise auf eine normale Länge bringen.

PROBLEME UND SONDERFÄLLE

- **Blutung:** Kommt es trotz aller Vorsichtsmaßnahmen einmal zu einer Blutung, stoppen Sie diese rasch und nachhaltig mit dem Elektrokauter. Bewahren Sie in einer solchen Situation Ruhe, und erklären Sie dem Tierhalter, daß die Blutung nicht schlimm ist und sogleich gestoppt werden kann. Tupfen Sie dazu das austretende Blut zunächst ab, und veröden Sie dann das blutende Gefäß bzw. das Krallenende mit dem vorgeheizten Elektrokauter. Kontrollieren Sie abschließend mehrmals das Krallenende, ob die Blutung auch wirklich gestoppt wurde. Die Kauterisation ist für das Tier nicht schmerzhaft, aber es entsteht ein unangenehmer Geruch durch das verbrannte Horn. Sie können jedoch auch ein in Eisen-III-Chlorid-Lösung getränktes Wattestäbchen an die blutende Kralle drücken.
- **Vogelhalter:** Vogelhalter sollen kein Sandpapier um die Sitzstangen im Käfig wickeln, da die Abnutzung der Krallen hierduch nicht gefördert wird. Besser sind unterschiedlich dicke Sitzstangen aus verschiedenen Materialien.
- **Eingewachsene Kralle:** Ist eine Kralle eingewachsen, besprühen Sie diesen, meist sehr schmerzhaften Bereich mit einem Oberflächen-Lokalanästhetikum. Nach einer kurzen Einwirkzeit von ca. $1/2$ min kann die eingewachsene Kralle gekürzt und die verletzte Haut versorgt werden. Wenngleich die Entfernung einer eingewachsenen Kralle für das Tier unangenehm ist, ist eine Injektionsnarkose nicht nötig.

G THERAPEUTISCHE MASSNAHMEN

G7 SONDENERNÄHRUNG

ALLGEMEINES

Wenn Tiere aufgrund einer Erkrankung (Katzenschnupfen), eines Unfalls (Kieferbruch) oder Operation nicht selber fressen können, der Magen-Darmtrakt aber funktioniert, müssen sie per Sonde ernährt werden. Über eine Ernährungssonde, die durch ein Nasenloch über die Speiseröhre in den Magen führt, können ausreichende Mengen Nahrung und Wasser über längere Zeit eingegeben werden. Sie wird von Hunden und Katzen meistens problemlos akzeptiert.

VORBEREITUNG

- Tisch decken:

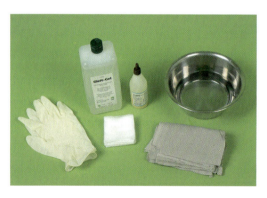

– Ernährungssonde
– Lokalanästhetikum
– Gleitgel
– Spritze mit steriler NaCl-Lösung
– Kleber
– Klammerer oder Nadelhalter
– Pinzette
– Nadel und Faden
– Halskragen

zum Füttern:
– Waage
– Spritze (Katze und kleiner Hund 5 ml, großer Hund 20 ml)
– abgemessene und leicht erwärmte Flüssignahrung
– Spritze mit Wasser (10 ml).

DURCHFÜHRUNG

- Um die erforderliche Länge der Magensonde abzuschätzen, halten Sie den Schlauch von außen an die Maulspitze und folgen dem Verlauf von Maul, Rachen und Speiseröhre bis zum Magen.
- Das Nasenloch des Tieres wird durch Auftropfen oder Aufsprühen eines Lokalanästhetikums unempfindlich gemacht.
- Versehen Sie den Schlauch mit einem Gleitgel.
- Schieben Sie den Schlauch in ein Nasenloch. Die Richtung ist dabei ventromedial, so daß die Sonde in den ventralen Nasengang gleitet.

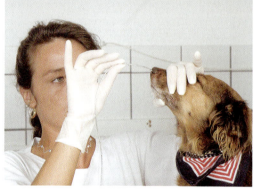

- Der im Rachen einsetzende Schluckreflex befördert den Schlauch rasch in die Speiseröhre und in den Magen.
- Um den Sitz der Sonde zu kontrollieren, spritzen Sie etwas sterile Kochsalzlösung in die Sonde. Bei Lage in der Luftröhre kommt es zum Husten.
- Die richtig plazierte Sonde wird nah am Nasenloch fixiert. Dies geschieht entweder durch Festkleben der Sonde an den Haaren mit einem Alleskleber (Vorsicht!) oder durch eine Klammer oder Heftnaht. Das Anlegen eines Halskragens verhindert das Herausreißen der Sonde mit den Pfoten.

THERAPEUTISCHE MASSNAHMEN   G

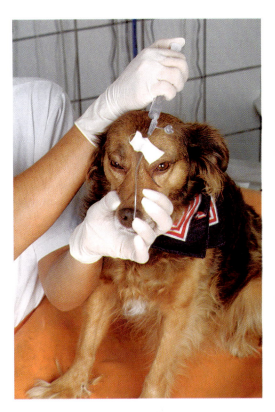

- Öffnen Sie den Verschluß der Sonde, und geben Sie mit einer Spritze Flüssignahrung durch die Sonde.
- Spülen Sie die Sonde nach der Nahrungsgabe mit Wasser und verschließen Sie sie wieder.
- Das Gewicht des Tieres wird täglich kontrolliert.
- Die Futtermenge wird nach den Angaben des Herstellers der Flüssignahrung festgelegt. Sie müssen unbedingt ein Protokoll darüber führen, wann Sie wieviel von welcher Nahrung und/oder Flüssigkeit gegeben haben.

TIPS UND TRICKS

- Wenn Sie die Sonden im Kühlschrank aufbewahren, werden sie etwas rigider und lassen sich leichter schieben.

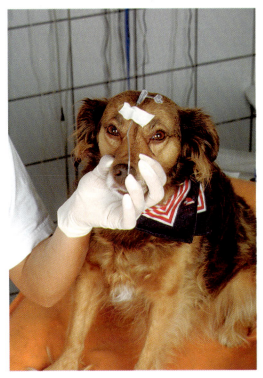

G THERAPEUTISCHE MASSNAHMEN

G8 ZAHNSTEINENTFERNUNG (MANUELL/SONO)

ALLGEMEINES

Die Zahnsteinentfernung bei Hunden und Katzen kann manuell oder mittels Ultraschall erfolgen. Die manuelle Entfernung wird vom Tier meist etwas besser toleriert, während die Zahnsteinentfernung mit Ultraschall das Tier wegen des schrillen Geräusches sehr ängstigt. Die Behandlung erfolgt hierbei somit ausschließlich in Narkose. Doch auch die manuelle Behandlung ist beim wachen Tier nicht leicht, da die Tiere die Manipulation am und im Maul meist nicht tolerieren. Deshalb wird eine gründliche manuelle Zahnsteinentfernung ebenfalls unter Narkose durchgeführt. Sie sollten für eine manuelle Behandlung etwa eine halbe Stunde rechnen, bei Ultraschalleinsatz etwa 15–20 min.

VORBEREITUNG

• Tisch decken:

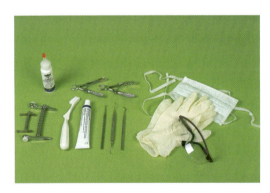

– Zahnstein-Entfernungszange
– Zahnreiniger (für kleine Haustiere)
– Handschuhe
– Mundschutz
– Kürette (bei Zahnfleischrückgang)
– Poliermittel (z.B. Super-Polish®)
– Zahnbürste
– Tupfer
– Maulspreizer
– Zahnfleischsalbe (z.B. Dentisept®)
– z.B. CHX-Mundspülung® oder Wasserstoffsuperoxid (H_2O_2).

bei Ultraschallanwendung:
– zusätzlich Schutzbrille.

• Die Untersuchung der Zähne und der Maulhöhle kann z.B. einmal im Jahr im Rahmen der Routineimpfung erfolgen. Hierbei reicht dann oft ein genauer Blick in das Maul des Tieres, um festzustellen, wie dringlich die Zahnsteinentfernung ist. Bei einem Tier mit nur geringem Zahnstein, wird versucht, im Rahmen der „Geduld" die vorderen Zähnen des Tieres so weit wie möglich von Zahnstein zu befreien. Ist absehbar, daß diese Maßnahmen nicht ausreichen, wird für das Tier ein separater Termin zur Zahnsteinentfernung in Narkose (und ggf. Weiterbehandlung z.B. mit Zahnextraktion) vereinbart.

DURCHFÜHRUNG

• Die Narkose wird vor der Behandlung vom Tierarzt eingeleitet.
• Das Tier wird auf der Seite gelagert.
• Ziehen Sie jetzt Handschuhe und Mundschutz an.
• Zunächst wird der Maulspreizer auf einer Seite eingesetzt. Sie behandeln erst an der gegenüberliegenden Seite die Zahnaußenseite und dann an der Seite des Maulspreizers die Zahninnenseite.

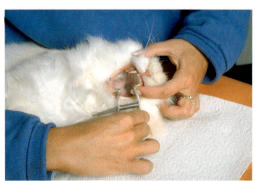

THERAPEUTISCHE MASSNAHMEN G

- Arbeiten Sie mit der Zahnstein-Entfernungszange, um den gröbsten Zahnstein zu beseitigen. Setzen Sie dazu die Zange genau an der Zahnfleischgrenze an. Beim Zusammendrücken der Zange wird der Zahnstein abgezogen und z.T. abgesprengt.

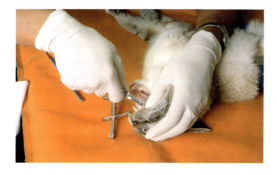

- Beginnen Sie am vorderen Oberkiefer und arbeiten Sie sich nach hinten vor. Danach entfernen Sie den Zahnstein am Unterkiefer, Zahn für Zahn, bis in die Tiefe des Mauls.

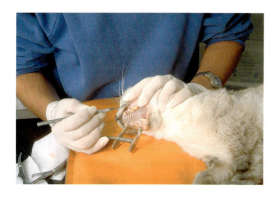

- Jetzt nehmen Sie den Zahnreiniger (Scaler) zur Hand und tupfen blutende Stellen ab, um Zahnsteinreste gut sehen zu können. Mit dem Reiniger entfernen Sie diese Reste. Achten Sie dabei darauf, daß Sie auch in die Zahnzwischenräume gehen. Sie dürfen dabei nicht zu vorsichtig sein – mit dem Reiniger arbeiten Sie durchaus kräftig, der Zahnstein wird abgekratzt.
- Die Zahnsteinentfernung muß unbedingt bis unter das Zahnfleisch reichen. Auch wenn dadurch kleine Blutungen ausgelöst werden, kann nur dadurch verhindert werden, daß der Zahnstein sich weiter unter dem Zahnfleisch ausbreitet.
- Wischen Sie die Zähne mit einem in Mundspülung getränkten Tupfer ab. Dadurch können Sie sehen, ob der Zahnstein vollständig entfernt wurde.
- Bearbeiten Sie die Zähne noch einmal mit dem Reiniger nach, um auch die letzten Zahnsteinbeläge zu entfernen.
- Entfernen Sie jetzt den Maulspreizer.
- Drehen Sie das Tier auf die andere Seite. Dabei sollte der Weg grundsätzlich über den Bauch gehen, da es bei einer Drehung über den Rücken zu einer Magendrehung kommen kann, die eine Notfall-OP nach sich zöge.
- Setzen Sie jetzt den Maulspreizer auf der anderen Seite ein, und verfahren Sie erneut wie oben beschrieben.
- Nach der Zahnsteinentfernung putzen Sie dem Tier mit Zahnbürste und Poliermittel die Zähne. Die ungefährlichen Poliermittelreste werden später von dem wachen Tier geschluckt.

TIPS UND TRICKS

- Sie können dem Tierhalter empfehlen, bei leichtem Zahnstein oder zur Prophylaxe dem Tier gelegentlich spezielles Futter zu verabreichen, daß durch seine Härte in einem gewissen Maß den Zahnstein abreiben kann. Möglich ist zur Prophylaxe auch die gelegentliche Gabe von C.E.T.-Kaustrips® (bei Katzen C.E.T. Kaurolls®).
- Eine andere Methode zur Entfernung leichter Zahnsteinbeläge sind die im Handel erhältlichen Reinigungsgele, die auch einfach mit den Fingern oder mit der Zahnbürste aufgetragen werden können.
- Um dem Tierhalter saubere Zähne zu präsentieren, können Sie die Zähne noch einmal mit Mundspülung und Tupfern von den letzten Poliermittel- und Blutspuren befreien.
- Wenn der Tierhalter seinem Tier zukünftig selber die Zähne putzen möchte, sollte er

G THERAPEUTISCHE MASSNAHMEN

Zahncreme für Tiere verwenden, die ohne weiteres vom Tier geschluckt werden kann.

Zahnsteinentfernung mit Ultraschall

Die Zahnsteinentfernung mittels Ultraschall ist eine moderne, apparative Methode, die der Tierarzthelferin die Arbeit erleichtert. Vor einer Ultraschallbehandlung wird mancherorts bei Vorliegen einer Zahnfleischentzündung eine Antibiotika-Kur über 5–7 Tage durchgeführt, da Streptokokken über den Blutweg zu einer Herzklappenschädigung des Tieres führen können.

- Ziehen Sie vor Beginn Handschuhe, Mundschutz und Schutzbrille an.
- Lagern Sie das Tier wieder auf der Seite, wobei das Maul nach unten gerichtet sein muß. Bei der Ultraschallbehandlung wird nämlich zur Kühlung Wasser eingesetzt. Das narkotisierte Tier könnte also Wasser aspirieren, wenn das Maul nicht entsprechend tief gelagert wird.
- Bewegen Sie den Ultraschallkopf nur vom Zahnfleischrand zum Zahnrand hin.
- Auch ist es wichtig, den Ultraschallkopf nicht länger als 2 s an eine Stelle zu halten, da eine zu lange Beschallung zur Zahnschmelzschädigung führen kann. Sie müssen mit dem Gerät also immer in Bewegung bleiben.
- Nach der Behandlung ist hier das Polieren unerläßlich, da der Ultraschall kleine Kratzer und Rillen auf den Zähnen erzeugt, die durch das Polieren wieder geglättet werden müssen.
- Abschließend können Sie auch hier für den Tierhalter die Zähne mit Tupfern und Mundspülung säubern.
- Kippen Sie den Behandlungstisch so, daß der Kopf des Tieres tiefer gelagert wird, damit das Wasser aus dem Maul laufen kann. Wenn sich der Tisch nicht kippen läßt, lagern Sie statt dessen den Rumpf des Tieres z.B. auf einem dicken Handtuch oder einer Decke.
- Strengste Hygiene ist bei der Tätigkeit sehr wichtig, da im Zahnstein eingeschlossene Bakterien(-Sporen) auch dem Menschen gefährlich werden können.
- An den oberen Prämolaren bei Hunden und den oberen Canini bei Katzen gibt es tiefe Stellen, in denen sich Plaques schnell festsetzt. Diese Stellen dürfen nicht mit dem Ultraschallgerät bearbeitet werden und müssen manuell vom Zahnstein befreit werden.

Notizen

UNTERSUCHUNGEN UND TESTS H

Notizen

H1 ALLERGIE-TEST

ALLGEMEINES

Bei allergischen Erkrankungen reagiert das Tier auf bestimmte Stoffe überempfindlich. Um herauszufinden, wogegen das Tier allergisch ist, wurden standardisierte Tests von verschiedenen Herstellern entwickelt, die sich nur in geringem Maß unterscheiden. Sie müssen sich jedoch vor der Durchführung mit den spezifischen Anforderungen in der Gebrauchsanweisung vertraut machen. Es werden dabei z.B. 12 Allergene durch das Setzen intrakutaner Quaddeln geprüft. Zusätzlich appliziert man sogenannte Kontrollsubstanzen, die aus einer Negativkontrolle und einer Positivkontrolle bestehen. Die Negativkontrolle für den Prick-Test enthält eine Glycerin-Lösung, die Positivkontrolle enthält Histamin. Histamin ist ein körpereigener Stoff, der bei einer Allergie vom Körper freigesetzt wird, was sich durch Juckreiz und Hautquaddeln unangenehm bemerkbar macht. Bei der Durchführung des Prick-Testes dient die Positivkontrolle als Testmarker für die anderen Allergene. Es kommt dabei meist zu Rötung und Juckreiz, deren Intensität anzeigt, in welchem Maß das Tier reagiert, *wenn* es reagiert.

VORBEREITUNG

- Bevor der Test durchgeführt wird, muß die Medikation des Tieres einige Wochen ausgesetzt werden. Letztlich entscheidet darüber jedoch der Tierarzt.
- Legen Sie sich alle notwendigen Materialien zurecht:
  - Test-Set (wird meist kühl gelagert)
  - 1 ml Spritzen (mit oder ohne integrierter Kanüle), und zwar für jedes Reagenz eine
  - ggf. dünne Kanülen (z.B. 26 G)
  - Hautschreiber
  - Scherapparat.
- Ziehen Sie die in der Gebrauchsanweisung vorgeschriebene Menge von jedem Fläschchen auf, und lassen Sie die Spritze darin stecken, um eine Verwechslung zu vermeiden.

DURCHFÜHRUNG

- Vor der Durchführung muß die Brustwand oder ein Streifen an der Flanke sorgfältig trocken rasiert werden, da eine Naßrasur meist zu Hautreaktionen führt. Das Gebiet soll etwa 5 x 15 cm groß sein, so daß die bis zu 15 Felder einen Mindestabstand von 2 cm zueinander haben.
- Eine Hautdesinfektion darf nicht erfolgen.
- Markieren Sie sich zunächst die Injektionsorte mit einem hautfreundlichen Stift, der meist mit dem Allergie-Testset mitgeliefert wird. Gleichzeitig sollten Sie sich ein System zur eindeutigen Identifizierung der Allergene angewöhnen. Sie können z.B. die Einteilung des mitgelieferten Systems auf die Haut übertragen. Eine andere Möglichkeit ist es, die Nummern der Allergenfläschchen direkt auf die Haut zu schreiben, doch sollte dafür das Tier nicht zu klein sein, da sonst die Zahlen kaum lesbar sind.
- Legen Sie das Tier auf die Seite.
- Führen Sie die Nadel nun jeweils mit dem Schliff nach oben nahezu parallel zur Hautoberfläche in die Haut ein. Achten Sie darauf, knapp neben der Markierung hineinzugehen.
- Aspirieren Sie. Wenn Sie dabei Blut aufziehen, muß die Injektion unterbleiben, da Sie sonst das Allergen direkt in ein Blutgefäß injizieren würden, was einen allergischen Schock auslösen kann.
- Die Injektion muß intrakutan erfolgen, d.h. Sie stechen so flach wie möglich in die alleroberste Hautschicht.
- Injizieren Sie vorsichtig den gesamten Spritzeninhalt, und verfahren Sie so mit allen markierten Stellen. Wenn Sie die Injektionen richtig gesetzt haben, sind an jedem Injektionsort kleine Vorwölbungen entstanden (Hautquaddeln).

H UNTERSUCHUNGEN UND TESTS

- Entsorgen Sie nach jeder Injektion sofort Spritze und Kanüle.
- Stellen Sie die Fläschchen gleich nach Gebrauch wieder in den Kühlschrank.
- Nach dem vorgeschriebenen Zeitraum (meist etwa 20 min) kann der Test tierärztlicherseits abgelesen werden.

TIPS UND TRICKS

- Manchmal rinnt aus einer Quaddel etwas Flüssigkeit wieder heraus. Achten Sie sorgfältig darauf, daß diese nicht auf die umliegenden Felder läuft, da hierdurch das Testergebnis verfälscht werden kann.

PROBLEME UND SONDERFÄLLE

- **Geschädigte Hautpartien:** Der Allergietest soll nicht in vorgeschädigten Hautpartien erfolgen. Wenn die Brustwand oder die Flanken geschädigt sind, kann auch z.B. ein Streifen auf dem Rücken gewählt werden.
- **Unruhige Tiere:** Um auch bei unruhigen Tieren ein aussagekräftiges Ergebnis des Tests zu gewährleisten, sollten sie sediert werden.
- **Bluttests:** Seit einiger Zeit werden vermehrt Bluttests zur Allergietestung angeboten. Sie haben den Vorteil, daß auch eine Reihe weiterer Allergene wie Schimmelpilze und Futtermittel auf ihre Wirkung für das Tier hin getestet werden können. Dabei werden dann Blutstropfen auf entsprechende Teststreifen aufgetragen, die noch über 12 Stunden mit verschiedenen Substanzen behandelt werden müssen. Anschließend kann das Ergebnis abgelesen werden. Diese Tests werden auch in einigen veterinärmedizinischen Labors durchgeführt und zwar zu einem weitaus günstigeren Preis, als dies in der Praxis möglich ist.

H2 ASSISTENZ BEI KOLOSKOPIE

ALLGEMEINES

Die Untersuchung des Dickdarms mit einem biegsamen (flexiblen) Schlauch mit eingebauter Lichtquelle und Optik (Endoskop) dient vorwiegend der Diagnose von Entzündungen und Tumoren. Es können neben der Betrachtung der Darmschleimhaut auch Gewebeproben entnommen werden (Biopsie). In bestimmten Fällen erfüllt die Endoskopie auch therapeutische Zwecke, wie z.B. bei der Abtragung von Polypen. Die wichtigsten Komplikationen dieser Untersuchung sind Blutungen und Perforationen (Verletzungen, die die ganze Darmwand betreffen).

VORBEREITUNG

- Die Aufklärung des Tierhalters wird vom Tierarzt durchgeführt.
- Das Tier bleibt von 22.00 Uhr des Vortags an nüchtern und trinkt auch nichts mehr. In manchen Praxen werden 8 Stunden Nüchternheit für ausreichend angesehen. Medikamente sollen erst nach der Untersuchung wieder gegeben werden.
- Tisch decken:

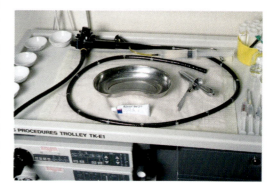

– Endoskop
– Biopsiezange zur Entnahme von Gewebeproben aus den verschiedenen Darmab-

UNTERSUCHUNGEN UND TESTS   H

schnitten (Die Biopsiezange bleibt, außer zur Reinigung und zur Probeentnahme, immer geschlossen.)
- beschriftete Probenröhrchen und Versandbehälter
- Spritzen
- Kanülen
- Braunüle
- Injektionsnarkotikum (je nach Tierart) mit Spritze und Kanüle zum Aufziehen
- Mandrins zum Verschluß eines Zugangs (und Stöpsel)
- Infusionssystem
- Pflaster
- Desinfektionsspray
- 500 ml Infusionslösung (physiologische Kochsalzlösung)
- Fremdkörperfaßzange
- Röhrchen mit Formalin und Versandbehälter zum Versand von Biopsien.
- Stellen Sie die Untersuchungsapparatur zurecht, und schließen Sie das Endoskop an.

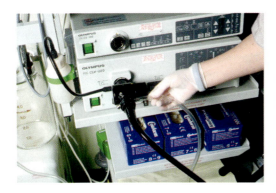

- Halten Sie das Spülgerät bereit.
- Überprüfen Sie die Lichtquelle. Gleichzeitig sollten Sie sich vergewissern, ob die eingebaute Ersatzbirne intakt ist.
- Unterlegen Sie Zellstoff.

- Das Tier wird auf den Bauch oder auf die Seite gelegt.

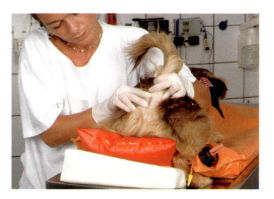

DURCHFÜHRUNG – ENTNAHME VON GEWEBEPROBEN

- Wenn der Tierarzt die Biopsiezange nicht selbst einführt, werden Sie den Draht mit geschlossener Spitze in den entsprechenden Kanal des Endoskops einführen.
- Halten Sie die Zange immer geschlossen, bis der Tierarzt das Kommando „Auf" gibt. Dann hat das Endoskop die vom Tierarzt als geeignet betrachtete Stelle der

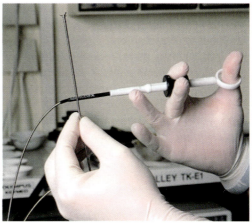

Biopsiezange auf

H UNTERSUCHUNGEN UND TESTS

Darmschleimhaut erreicht, um dort eine Gewebeprobe zu entnehmen. Beim Kommando „Zu" schließen Sie die Zange und ziehen sie heraus.

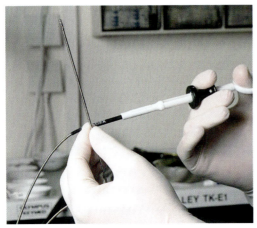

Biopsiezange zu

- Anschließend wird das entnommene Gewebestück in ein Probenröhrchen gegeben.
- Nach Abschluß der Untersuchung wird zusätzlich eine kleine Menge Formalin (1–2 ml) in jedes Probenröhrchen gegeben. Das Formalin dient der Konservierung des entnommenen Gewebes bis zur Weiterverarbeitung in der Pathologie.
- Danach werden die mit dem Kunden- und Tiernamen und der Entnahmestelle beschrifteten Röhrchen für den Versand vorbereitet. Hier ist größte Sorgfalt geboten, da die Verwechslung von entnommenen Proben und Befunden schwerwiegende Folgen haben kann (siehe I6, Versand von Laborproben).
- Nach der Untersuchung ziehen Sie das Gerät heraus und befreien es zunächst mit Zellstoff von groben Verunreinigungen. Alle Kanäle werden mit warmem Wasser durchgespült und durchgesaugt.
- Die Hauptreinigung innen und außen erfolgt in einer Reinigungslösung.
- Die Endreinigung wird in klarem Wasser durchgeführt.
- Denken Sie auch daran, den Kontrollteil und den Versorgungsschlauch mit Versorgungsstecker zu reinigen.
- Dann werden die Kanäle, die Luftdüse und die Wasserdüse getrocknet.
- Zur Desinfektion wird das Ventil des Instrumentierkanals in eine 10%ige Desinfektionslösung gelegt. Das Ventilgewinde wird mit Wattestäbchen und Desinfektionslösung desinfiziert, die Schutzkappe am distalen Ende entfernt und in die Lösung gegeben.
- Wasserdichte Endoskope werden komplett in die Flüssigkeit getaucht. Anderenfalls wird nur der Einführungsschlauch hineingegeben.
- Es wird nun erneut gründlich mit destilliertem Wasser gespült. Alle Kanäle werden durchgesaugt und trockengeblasen. Die Ventile und die trockene Schutzkappe werden wieder eingesetzt.
- Die Lagerung des Endoskops erfolgt entweder hängend oder liegend, aber immer möglichst gestreckt.

TIPS UND TRICKS

- Geben Sie bei Praxisschluß einen kleinen Tropfen Speiseöl auf die Zangenspitze, damit diese sich am folgenden Tag mühelos öffnen läßt. Kleinste Reste von Desinfektionsmittel oder Reinigungsmittel können bereits zu Verklebungen der Zangenblätter führen. Ein gewaltsames Sprengen solcher Verklebungen kann die Zange beschädigen.
- Stellen Sie absolut sicher, daß das Probenröhrchen mit dem Formalin gut verschlossen ist.

H3 ASSISTENZ BEI GASTROSKOPIE

ALLGEMEINES

Die Magenspiegelung (Gastroskopie) in einer tierärztlichen Praxis wird meist bei anhaltend blutigem Erbrechen durchgeführt, wenn alle medikamentösen Behandlungsversuche bereits fehlgeschlagen sind. Die Methode wird auch zur Abklärung unklarer Bauchbeschwerden, bei der Tumorsuche und zur Fremdkörperentfernung angewandt.
Die Durchführung der Magenspiegelung variiert in Abhängigkeit von dem verwendeten Gerät. In den meisten Fällen wird jedoch wie unten beschrieben vorgegangen.

VORBEREITUNG

- Der Tierhalter muß vom Tierarzt aufgeklärt werden.
- Das Tier bleibt ab 22.00 Uhr des Vortags nüchtern und trinkt auch nichts mehr. In manchen Praxen werden 8 Stunden Nüchternheit als ausreichend angesehen. Medikamente sollen erst nach der Untersuchung wieder gegeben werden.
- Die benötigten Materialien entsprechen denen der *Assistenz bei Koloskopie* (H2). Lediglich das Endoskop ist ein etwas anderes:
  - Endoskop
  - Spritzen
  - Kanülen, Braunülen
  - Injektionsnarkotikum (je nach Tierart) mit Spritze und Kanüle zum Aufziehen
  - Mandrins zum Verschluß eines Zugangs (und Stöpsel)
  - Infusionssystem und Braunüle
  - Pflaster
  - Desinfektionsspray
  - 500 ml Infusionslösung (physiologische Kochsalzlösung)
  - Fremdkörperfaßzange
  - Biopsiezange
  - Röhrchen mit Formalin und Versandbehälter zum Versand von Biopsien.
- Schließen Sie das Gastroskop an die Lichtquelle und an die Absaugevorrichtung an, und schalten Sie es dann ein (siehe H2, Assistenz bei Koloskopie).
- Beschriften Sie das Röhrchen für Biopsien vollständig mit Name, Datum und Entnahmestelle.
- Das Tier wird auf den Bauch oder auf die Seite gelegt.
- Sie stehen neben dem Kopf des Tieres und halten den Kopf in der vom Untersucher gewünschten Position fest.

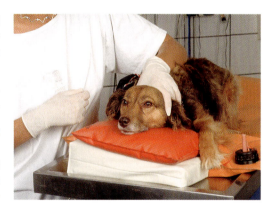

DURCHFÜHRUNG – ENTNAHME VON GEWEBEPROBEN

- Eventuell muß der Raum abgedunkelt werden.
- Bei Probenentnahme reichen Sie die Biopsiezange an. Der Tierarzt führt die geschlossene Zange in die Öffnung des Gastroskops ein. Ist die Zange richtig positioniert, gibt der Tierarzt die Kommandos zum Öffnen („Auf") und Schließen („Zu") der Zange. Die Zange wird dann im geschlossenen Zustand herausgezogen.
- Das entnommene Gewebestück (Bioptat) wird in das bereitstehende Röhrchen gegeben.
- Nach der Untersuchung ziehen Sie das Gerät heraus und befreien es zunächst mit Zellstoff von groben Verunreinigungen.

H UNTERSUCHUNGEN UND TESTS

Alle Kanäle werden mit warmem Wasser durchgespült und durchgesaugt.
- Die Hauptreinigung innen und außen erfolgt in einer Reinigungslösung.
- Die Endreinigung wird in klarem Wasser durchgeführt.
- Denken Sie auch daran, Kontrollteil und den Versorgungsschlauch mit Versorgungsstecker zu reinigen.
- Dann werden die Kanäle, die Luftdüse und die Wasserdüse getrocknet.
- Zur Desinfektion wird das Ventil des Instrumentierkanals in eine 10%ige Desinfektionslösung gelegt. Das Ventilgewinde wird mit Wattestäbchen und Desinfektionslösung desinfiziert, die Schutzkappe am distalen Ende entfernt und in die Lösung gegeben.
- Wasserdichte Endoskope werden komplett in die Flüssigkeit getaucht. Anderenfalls wird nur der Einführungsschlauch hineingegeben.
- Es wird nun erneut gründlich mit destilliertem Wasser gespült. Alle Kanäle werden durchgesaugt und trockengeblasen. Die Ventile und die trockene Schutzkappe werden wieder eingesetzt.
- Die Lagerung des Endoskops erfolgt entweder hängend oder liegend, aber immer möglichst gestreckt.

TIPS UND TRICKS

- Wenn das Tier noch nicht richtig schläft, kann etwas Xylocainspray in den Rachen gesprüht werden, um den Würgreflex zu umgehen.
- Einmalkanülen sind sehr hilfreich, um das entnommene Gewebestück aus der Zange herauszulösen.

H4 ASSISTENZ BEI SONOGRAPHIE

ALLGEMEINES

Als zusätzliches diagnostisches Instrument oder als Alternative zur Röntgenaufnahme wird die Ultraschalldiagnostik in der Tiermedizin verstärkt eingesetzt. Zum Prinzip: Im Gerät erzeugte Ultraschallwellen werden von Körperstrukturen reflektiert und im Gerät durch Umwandlung in elektrische Impulse auf einem Bildschirm sichtbar gemacht.

VORBEREITUNG

- Schalten Sie das Ultraschallgerät ein.
- Halten Sie eine Schermaschine bereit.

DURCHFÜHRUNG

- Das Tier muß für die Ultraschalldiagnose an den Stellen geschoren werden, wo der Ultraschallkopf aufgesetzt wird, denn Haare können die Bildqualität sehr stark stören. Meist genügt es, einen kleinen Bereich am Bauch zu scheren, was dem Tierhalter aber *vorher* mitgeteilt werden sollte.
- Dieser Bereich wird nun mit Alkohol entfettet.
- Wenn im Raum keine Hektik herrscht und das Tier ein gewisses Vertrauen in die Hilfspersonen hat, kann in den allermeisten Fällen auf eine Sedation verzichtet werden.
- Hilfreich für den Untersuchenden ist es, wenn der Raum abgedunkelt werden kann, so ist der Bildschirm besser zu sehen.

UNTERSUCHUNGEN UND TESTS   H

- Meistens wird die Untersuchung in Rückenlage auf einem Lagerungskissen durchgeführt, das Tier wird von der Helferin leicht gestreckt gehalten. Je nach Größe und Stimmung des Tieres kann der Tierhalter dabei helfen. Seitliche Lage und stehende Position sind ebenfalls möglich.

- Anschließend wird Ultraschallgel aufgetragen, da Luft zwischen dem Schallkopf und der Körperoberfläche ein Bild unmöglich macht. Je länger das Gel einwirken kann, desto besser die Bildqualität.
- Nach der Untersuchung wird das Gel abgewischt, damit es von den Tieren nicht abgeleckt wird.
- Die vom Tierarzt angefertigten Bilder werden direkt am Gerät beschriftet und mit Datum versehen. Anschließend werden sie entweder in der Karteikarte, in einem kleinen Ordner oder per Scanner in der „elektronischen Karteikarte" des Praxiscomputerprogrammes archiviert.

TIPS UND TRICKS

- Eine gefüllte Harnblase erleichtert die Orientierung des Untersuchenden. Bitten Sie deshalb den Tierhalter, dem Tier 1–2 Stunden vorher viel zu trinken zu geben (mit etwas Milch im Wasser schmeckt es besser) und den Harnabsatz des Tieres durch Ablenkung und Verbleib im Haus zu unterbinden. Außer Haus soll der Tierhalter nicht mit dem Tier stehenbleiben. Katzen entfernt man die Katzentoilette.

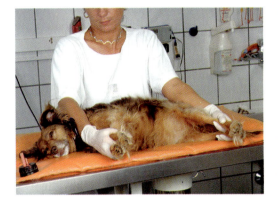

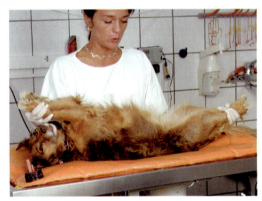

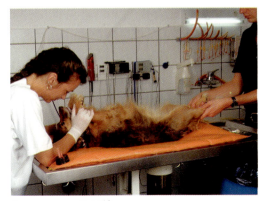

Lagerung mit Hilfsperson

H UNTERSUCHUNGEN UND TESTS

H5 ANLEGEN DES EKG

ALLGEMEINES

Unabhängig davon, ob das EKG-Gerät mit Krokodilklemmen oder Nadelelektroden ausgestattet ist, werden für eine übliche Ableitung die Kontakte an die vier Gliedmaßen angeklemmt. Die Tiere brauchen dafür nicht geschoren zu werden, da die verwendeten Stellen relativ dünn behaart sind: vorne die Haut direkt hinter dem Ellenbogen und hinten in der Hautfalte am oberen Ende des Schienbeines (Kniefalte).

VORBEREITUNG

- Legen Sie sich alles, was Sie zur EKG-Ableitung benötigen, zurecht:
  – Kontaktgel und/oder Alkohol
  – Papiertücher.

DURCHFÜHRUNG

- Legen Sie eine Unterlage (OP-Matte) auf den Untersuchungstisch. Das EKG darf nicht auf einer Metallunterlage geschrieben werden.
- Stellen Sie das Gerät so auf, daß sie genug Platz zum Arbeiten haben und trotzdem möglichst geschützt sind, falls das Tier unruhig werden sollte.
- Schauen Sie nach, ob die Kabel der Elektroden gebrauchsfähig sind, und entwirren Sie eventuell verdrehte Teile.
- Benetzen Sie evtl. bereits jetzt die Elektroden mit etwas Kontaktgel, besonders wenn das Tier sehr unruhig ist.
- Lagern Sie das Tier für eine Standardableitung auf der rechten Seite, aber denken Sie daran, daß bei sehr unruhigen Tieren mit Atemnot ein EKG auch im Sitzen oder Stehen geschrieben werden kann!
- Die Gliedmaßen sollten von einer Hilfsperson schon jetzt möglichst so gehalten werden, wie es für das korrekte Schreiben des EKGs erforderlich ist, damit sich die Elektroden nicht durch das Umlagern lockern. Die Haltung der Gliedmaßen ist parallel zueinander und im rechten Winkel zur Wirbelsäule.

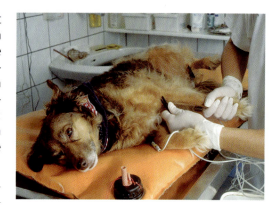

- Scheiteln Sie falls nötig die Haare, und befeuchten Sie die Kontaktstellen und/oder die Klemmen mit reichlich Alkohol oder Kontaktgel.
- Wenn das Tier gelagert ist, sollten Sie möglichst ohne Unterbrechungen mit dem Anlegen der Elektroden beginnen können.
- Befestigen Sie die Elektroden. (Die Seitenangaben beziehen sich immer auf die Körperseite. „Rechts" ist also die rechte Seite aus Sicht des Tieres):
  vorne rechts: rot
  vorne links: gelb
  hinten links: grün
  hinten rechts: schwarz
- Halten Sie das Tier so, daß es sich möglichst nicht bewegen kann.

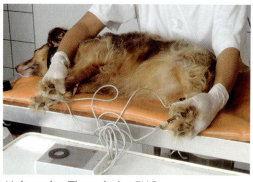

Halten des Tieres beim EKG

UNTERSUCHUNGEN UND TESTS   H

- Jetzt können Sie mit dem Schreiben des EKGs beginnen. Sollte eine Elektrode zu locker oder an einer falschen Stelle sitzen, können Sie dies am EKG sehen und es korrigieren.
- Die benetzten Haarstellen säubern Sie mit den Papiertüchern.
- Beschriften Sie das EKG eindeutig mit Namen des Tieres und des Tierhalters sowie mit dem Datum.

TIPS UND TRICKS

- Um sich die Reihenfolge der Elektroden besser merken zu können, kleben Sie einen kleinen Zettel mit Abkürzungen (z.B. „vo. li.") und den entsprechenden Farbpunkten dazu direkt an das EKG-Gerät - das ist relativ unauffällig, aber sehr hilfreich!
- Machen Sie sich rechtzeitig mit dem Gerät vertraut, und üben Sie z.B. das Papiereinlegen.
- Wenn in Ihrem EKG Thermopapier liegt, wird dies nach einiger Zeit verblassen. Sie können den Prozeß etwas aufhalten, indem Sie das EKG nach Möglichkeit im Dunkeln lagern.

PROBLEME UND SONDERFÄLLE

- **Atemnot:** Bei Tieren mit Atemnot wählen Sie die für das Tier angenehmste Position (siehe oben).
- **Sehr unruhige Tiere:** Sehr unruhige Tiere lassen Sie, wenn es möglich ist, sich langsam an die Situation gewöhnen – eine möglichst stressfreie, ruhige Vorgehensweise ist wichtig für eine gelungene Ableitung. Der Tierhalter kann durch beruhigendes Zureden am Kopf des Tieres und durch Streicheln bei der Beruhigung des Tieres helfen.
- **Tele-EKG**: Bei bestimmten Stellen können Sie das EKG per Telefon übertragen und auswerten lassen (siehe J4, Adressen). Zuvor müssen Sie jedoch einen Untersuchungsbefund an diese Stelle senden.

H6 RÖNTGEN

ALLGEMEINES

Röntgenstrahlen sind elektromagnetische Wellen, die feste Substanzen durchdringen, dort aber auch abhängig von der Substanz teilweise absorbiert werden. Die durch den Körper hindurchgehenden Strahlen schwärzen lichtempfindliche Filme. Somit sind auf Röntgenbildern Körperteile mit großer Absorption wie z.B. Knochen heller zu sehen als Körpersubstanzen wie Fett und Muskel, welche von der Strahlung durchdrungen wurden.

Röntgenstrahlen können als ionisierende Strahlen Zellen und Gewebe zerstören. Die Röntgenverordnung (1988) regelt deshalb durch ihre Bestimmungen über den Schutz vor Schäden durch Röntgenstrahlen (Strahlenschutz) das Verhalten im Bereich einer Röntgenanlage. Die Inhaber von Tierarztpraxen sind als Strahlenschutzbeauftragte für die Einhaltung der Vorschriften zuständig. Die Mitarbeiter werden halbjährlich über den Strahlenschutz belehrt. Jede Helferin muß Kenntnisse über die Anwendung nachweisen, um sich und andere zu schützen. Um die Zahl der Röntgenaufnahmen so gering wie möglich zu halten, muß die Technik des Röntgens perfekt beherrscht werden.

Bei der Röntgenaufnahme werden in der über dem Tisch angebrachten Röntgenröhre Elektronen erzeugt und mittels Hochspannung vom Generator stark beschleunigt und wieder abgebremst. Dadurch entsteht Röntgenstrahlung, die durch eine Blende auf das Tier geleitet wird. Die Größe der Blendenöffnung entspricht dem gewählten Filmformat. Am Schaltpult wird vorher die Spannung in Kilovolt (kV), die Stromstärke in Milliampere (mA) und die Zeit in Sekunden (s) eingestellt. Je höher die Spannung ist, desto „schneller" und „härter" ist die Strahlung und durchdringt das Gewebe stärker. Je geringer die Spannung ist, um so mehr Strahlung wird

H UNTERSUCHUNGEN UND TESTS

von den Geweben absorbiert. Eine hohe Stromstärke bewirkt, daß mehr Röntgenstrahlung entsteht, welche schwärzere Röntgenbilder erzeugt. Mit der Stromstärke verbunden ist die Belichtungszeit (s). Große und schwere Tiere werden mit höherer Spannung und Stromstärke geröntgt.

VORBEREITUNG

- Wählen Sie die in Abhängigkeit des zu untersuchenden Körperteils die kleinstmögliche Filmgröße. In der Tierarztpraxis übliche Größen sind für Abdomen- und Thoraxaufnahmen von mittleren bis großen Hunden 30 x 40 cm, mittlere bis kleine Hunde 24 x 30 cm, sehr kleine Hunde und Katzen 18 x 24 cm. Wenn die Pfote eines Hundes geröntgt wird, genügt 18 x 24 cm, bei der Katzenpfote 9 x 13.
- Die lichtempfindlichen unbelichteten Filmblätter werden in lichtundurchlässigen Schachteln aufbewahrt, die nur in Dunkelheit geöffnet werden dürfen. Deshalb gehört zu jedem Röntgengerät eine Dunkelkammer, in der die Filme in Kassetten eingelegt bzw. belichtete Filme weiterbearbeitet werden, bis sie durch die Fixierung lichtunempfindlich geworden sind und betrachtet werden können. Die Tür der Dunkelkammer muß von innen abschließbar sein. Ansonsten ist ein Warnhinweis „Nicht eintreten!" auf der Tür unerläßlich. Der Lichtschalter muß sich ebenfalls im Innern des Raumes befinden, damit er nicht versehentlich von außen betätigt werden kann.
- Röntgenkassetten gibt es ebenfalls in verschiedenen Größen und Qualitäten. Sie bestehen meist aus Aluminium mit einem bleihaltigen Boden, damit die Röntgenstrahlung nach Durchdringung von Tier und Film dort absorbiert werden kann. Das Innere der Kassette ist mit Spezialfolien ausgelegt, die die Röntgenstrahlung verstärken. Dadurch verringert sich die erforderliche Strahlungsstärke.

DURCHFÜHRUNG

- Legen Sie sich die verschlossene Filmschachtel und die entsprechende Kassette geöffnet zurecht. Das Innere der Kassette muß sauber und staubfrei sein.
- Schließen Sie die Türe von innen ab. Wenn das Licht in der Dunkelkammer ausgeschaltet und das Rotlicht eingeschaltet ist, öffnen Sie die Filmschachtel und entnehmen den Film.
- Fassen Sie den Film nur am äußersten Rand an, um Fingerabdrücke zu vermeiden.
- Legen Sie den Film in die Kassette, und verschließen Sie diese dann. Schalten Sie nie das Licht ein bzw. öffnen Sie nie die Tür, bevor Sie das „Klick" gehört haben, das davon zeugt, daß die Kassette fest verschlossen ist. Erst jetzt darf wieder Licht in den Raum gelangen.
- Bringen Sie die Kassette zum Röntgengerät, und legen Sie sie mit der Bleiseite nach unten in die direkt unter dem Röntgentisch montierte Schublade ein. Auf der Oberseite plazieren Sie dann ein Blei-„L" (für die linke Körperseite) oder -„R" (für die rechte Körperseite).
- Jede Aufnahme wird mit folgenden Angaben in ein Röntgenbuch eingetragen:
– Datum
– Tierhaltername
– Tierart
– Gewicht
– Körperteil
– Lagerung
– Spannung
– Stromstärke
– Belichtungszeit
– Tierarzt-/Helfername
– Qualität des fertigen Bildes.
- Im Röntgenbereich sollen sich während der Aufnahme so wenig Personen wie möglich aufhalten. Der Abstand zum Nutzstrahlenbündel muß möglichst groß sein.
- Jede Person im Raum muß Röntgenschutzkleidung (Röntgenschürze und evtl. Handschuhe aus Blei) tragen. Bei Personen die

aus beruflichen Gründen strahlenexponiert sind (z.B. Tierarzthelferin, Tierarzt, Azubi), mißt unter der Schürze ein Personendosimeter die auf den Körper auftreffende Röntgenstrahlung.
- Zur Lagerung wird das Tier unter beruhigendem Zureden in die gewünschte Lage auf den Tisch gesetzt oder gelegt. Die Hilfe des Tierhalters kann dabei von Vorteil sein.
- Vergessen Sie nie, daß die Strahlenschutzbestimmungen auch für die Tierhalter gelten. Frauen müssen nach einer evtl. bestehenden Schwangerschaft befragt werden. Personen unter 18 Jahren dürfen den Röntgenbereich während einer Aufnahme nur zu Ausbildungszwecken betreten. Auch der Tierhalter wird mit Röntgenschürze und Handschuhen ausgestattet.
- Vor der Aufnahme wird die zu untersuchende Stelle ausgeleuchtet. Kein Körperteil der haltenden Person, auch nicht die durch Blei geschützte Hand, darf im Strahlenfeld liegen. Die Aufnahme wird mit einem Hand- oder Fußschalter ausgelöst.
- Nehmen Sie die Kassette aus der Schublade, und bringen Sie sie zur Dunkelkammer.
- Im Dunkeln wird der nun belichtete Film aus der Kassette genommen und mit Tier- und Tierhalternamen und Datum beschriftet, wofür es spezielle Stifte gibt. Besser ist es jedoch, mit der Schreibmaschine einen vorgedruckten Papierstreifen, den sog. Scribor zu beschriften und dann in einem speziellen Belichtungsgerät die Daten auf den Film zu übertragen.
- Geben Sie den Film in die automatische Entwicklungsmaschine. Bei der Entwicklung von Hand spannen Sie den Film in einen Rahmen ein und hängen ihn in den Entwicklertank.
- Stellen Sie einen Wecker auf ca. 3 min. Der genaue Zeitraum hängt vom Entwicklertyp und der Raumtemperatur ab und erfordert etwas Übung und Erfahrung.
- Nach Ablauf der Zeit wird der Film mitsamt dem Rahmen aus dem Entwicklertank genommen, kurz durch den Wassertank geschwenkt und dann in den Fixiertank gehängt.
- Nach ca. 5 min und erneutem Spülen im Wassertank ist das Bild fixiert.
- Schalten Sie jetzt das Licht an. Das Bild kann nun vor einem Röntgenbildbetrachter begutachtet werden. In einem Trockengestell ist das Bild nach einigen Stunden trocken und kann archiviert werden. In einer Trockenkammer mit Heizung und Ventilator trocknen die Aufnahmen in etwa 10 min.
- Die Röntgenchemikalien müssen bei nachlassender Bildqualität aufgefrischt oder erneuert werden. Ein grober Richtwert sind etwa 500 Aufnahmen, bis die Qualität deutlich nachläßt. Gebrauchte Chemikalien sind Sondermüll und müssen von Spezialfirmen entsorgt werden.

TIPS UND TRICKS

- Röntgenchemikalien verursachen schwer entfernbare Flecken. Deshalb darf beim Baden der Rahmen in den verschiedenen Tanks nicht zu viel Flüssigkeit aufgewirbelt werden. Werden noch nasse Bilder betrachtet, hält man ein altes Handtuch unter den tropfenden Rahmen.
- Manchmal muß ein Röntgenbild sofort vom Tierhalter mitgenommen werden. Dann kann man es mit einem Fön trocknen.
- Die Erfordernisse des Strahlenschutzes erschweren eine Aufnahme manchmal sehr, besonders wenn es gilt, das Tier festzuhalten. Ein gestrecktes Bein kann z.B. zum Röntgen mit einem Strick versehen und gezogen werden. Sedierte Tiere sind leichter in Position zu bringen. Auch Sandkissen leisten hier sehr gute Dienste.
- Ältere Röntgengeräte erzeugen manchmal beim Auslösen der Aufnahme laute knackende Geräusche. Wenn sich das Tier dadurch erschreckt und bewegt, wird die Aufnahme verwackelt. Lautes, aber beruhigendes Reden übertönt diese Geräusche.

H UNTERSUCHUNGEN UND TESTS

- Lagern Sie bereits bestückte Kassetten immer außerhalb des Röntgenraumes.

PROBLEME UND SONDERFÄLLE

- **Narkotisierte Vögel oder Nager:** Sie lassen sich am besten mit Pflaster vorsichtig in der gewünschten Position auf dem Röntgentisch lagern.
- **Aufnahmen bei Hüftgelenkdysplasie:** Die Hüftgelenkdysplasie (HD) ist die häufigste Störung der Skelettentwicklung beim Hund. Durch anomales Wachstum des Oberschenkelkopfes kommt es zu einer Luxation oder Subluxation des Femurkopfes. Es handelt sich um eine multifaktorielle Erkrankung, bei der hereditäre und Umwelteinflüsse (Haltung und Fütterung) eine Rolle spielen. Zur Untersuchung auf HD wird der Sitz des Oberschenkelkopfes in der Pfanne röntgenologisch untersucht. Der Strahlengang ist dabei ventrodorsal, d.h. der Hund liegt auf dem Rücken (in einer Schrage, unter Narkose). Die Hintergliedmaßen sind dabei nach hinten gezogen und sollen parallel zueinander sein (Position 1). Bei manchen Rassen wird auch die Position 2 (Froschhaltung der Hinterbeine) gefordert. In der Röntgenaufnahme wird der sog. Norbert-Winkel bestimmt, der den Sitz des Oberschenkelkopfes in der Gelenkpfanne mißt. Für die Züchter ist die Beurteilung der Aufnahmen durch Fachleute außerordentlich wichtig. Deshalb muß die richtige Lagerung und Haltung des Hundes bei der Aufnahme sorgfältig kontrolliert werden.

H7 SCHIRMER-TRÄNEN-TEST

ALLGEMEINES

Bei Verdacht auf mangelnde Tränenproduktion kann die vorhandene Tränenflüssigkeitsmenge eines Tieres mit speziellen Filterpapierstreifen gemessen werden. Dies ist z.B. für die Unterscheidung von übermäßiger Tränenproduktion und Abflußstörungen bzw. zur Diagnose einer Keratokonjunktivitis sicca hilfreich. Sie sollten diesen Test möglichst am nicht narkotisierten Tier durchführen und immer vor dem Einbringen von Augentropfen oder -salben, v.a. solchen mit lokalanästhetischer Wirkung, die den Tränenfluß reduzieren.

Stark verklebte Augen müssen Sie vor dem STT mit einem Wattestäbchen oder mit weichen Papiertuch säubern, allerdings ohne flüssige Hilfsmittel. Nach der Reinigung der Augen warten Sie einige Minuten, um wieder ein korrektes Testergebnis zu ermöglichen.

VORBEREITUNG

- Tisch decken:

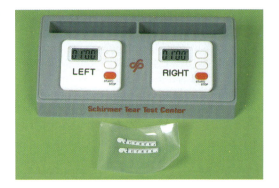

– ein Teststreifen pro Auge
– Uhr mit Sekundenzeiger
– Stoppuhr oder spezielles „Testcenter" (Pharmaindustrie) (siehe J4, Adressen)

UNTERSUCHUNGEN UND TESTS   H

DURCHFÜHRUNG

- Lassen Sie die Teststreifen, falls sie nicht vorgeknickt oder mit einer Kerbe versehen sind, zunächst in der sterilen Verpackung, und biegen Sie das abgerundete Ende durch die Schutzhülle so um, daß Sie es gleich in den Bindehautsack „einhängen" können.

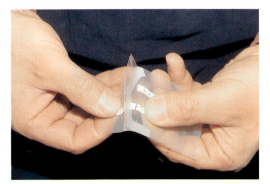

Richtig – Knicken Sie das abgerundete Ende des Streifens noch im Plastikbeutel leicht ab.

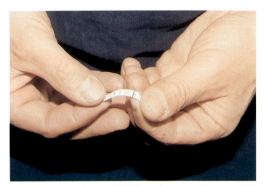

Falsch – Berühren Sie das abgerundete Ende nicht mit den Fingern, da hierdurch das Fließverhalten des Papiers sehr beeinträchtigt werden kann.

- Entnehmen Sie den ersten Streifen, ohne das runde Ende mit den Fingern zu berühren.
- Ziehen Sie den unteren Lidrand des Tieres leicht nach unten-außen, und plazieren Sie den Streifen in der Mitte des unteren Bin-

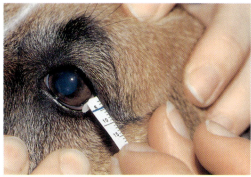

Einlegen des Streifens

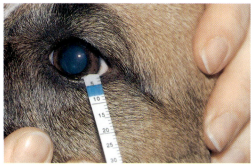

Bei gesunden Tieren verfärbt sich der Streifen bereits nach wenigen Sekunden.

dehautsacks, indem Sie das gebogene Ende oder die Kerbe dort einhaken. Der Streifen sitzt meist recht fest, ohne daß er zusätzlich fixiert werden muß.
- Wenn der Teststreifen im Bindehautsack hängt, nehmen Sie die Zeit.
- Nach genau einer Minute entfernen Sie den Teststreifen wieder aus dem Bindehautsack und lesen ihn sofort ab. Auf den Streifen befindet sich eine mm-Skala, die sehr leicht erkennen läßt, wieweit die Tränenflüssigkeit gewandert ist. Dieser Wert erlaubt Rückschlüsse auf die vorhandene Tränenmenge. Mit dem zweiten Streifen verfahren Sie entsprechend am anderen Auge.
- Normal sind Werte ab ca. 15–20 mm/min und auch darüber. Bei Werten unter 5 mm besteht der Verdacht auf bestimmte Augenerkrankungen. Aber auch hier gilt, daß

H UNTERSUCHUNGEN UND TESTS

die Werte immer in Zusammenhang mit den anderen Befunden gesehen werden müssen.

H8 BLUTDRUCKMESSUNG MIT DEM MEMOPRINT®

ALLGEMEINES

Der MEMOPRINT ist ein oszillometrisches Blutdruckmeßgerät nach neuestem technischen Standard, das zusammen mit den Manschetten speziell für die Tiermedizin entwickelt und präzise an die anatomischen und physiologsichen Gegebenheiten bei Kleintieren angepaßt wurde. Damit ist heute die Blutdruckmessung bei Hund und Katze einfach, schnell und zuverlässig durchführbar.

Die Routineuntersuchung des Blutdrucks dient der Früherkennung von Erkrankungen, die mit einem erhöhten Blutdruck einhergehen wie z.B. kardiovaskuläre Erkrankungen, Niereninsuffizienz, zentralnervöse Störungen oder bestimmte Stoffwechselerkrankungen. Aber natürlich ist der Einsatz auch in der Anästhesie, prä- und postoperativ, zur Therapie- und Verlaufskontrolle und bei hypotonen Notfällen wichtig. Das Scheren der Gliedmaße zur Blutdruckmessung ist *nicht* erforderlich. Bei einem langhaarigen Tier kann das Anfeuchten der Haare von Vorteil sein.

VORBEREITUNG

- Wählen Sie die Manschettengröße in Abhängigkeit von der Größe bzw. vom Gewicht des Tieres:
Katzenmanschette: Katzen/kleine Hunde (< 5 kg)
kleine Manschette: Hunde (5–15 kg)
große Manschette: Hunde (> 15 kg).
- Kontrollieren Sie, ob alle Grundeinstellungen richtig gewählt wurden (Datum, Uhrzeit, Druckvorwahl der Aufpumpstärke in mmHg, Puls, Datendruckvorwahl 15 oder 30).

UNTERSUCHUNGEN UND TESTS   H

DURCHFÜHRUNG

- Die optimale Position bei der Blutdruckmessung ist für den Hund die Brust- oder Seitenlage. Katzen befinden sich ebenfalls in Brustlage, können aber auch auf den Arm genommen werden. Wichtig ist dabei eine entspannte Gliedmaße. Grundsätzlich ist also jede Position möglich, sofern kein Druck durch das Aufstellen oder Wegziehen der Gliedmaße erzeugt wird.
- Bringen Sie **beim Hund** die Manschette **distal zum Ellenbogengelenk** an. Der Schlaucheintritt in die Manschette sollte dabei im Bereich der Arterie liegen. Der Schlauch selbst wird nach distal weitergeführt.
- **Bei der Katze** legen Sie die Manschette **proximal des Ellenbogengelenks** an. Die Gliedmaße wird beim Anlegen gestreckt.

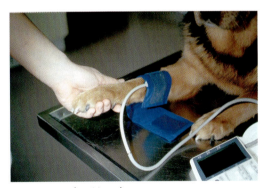

Lagerung des Hundes

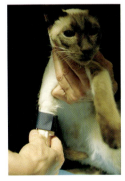

Halten der Katze

- Wickeln Sie die Manschette eng um die Extremität.

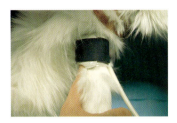

- Wählen Sie die Druckvorwahl immer auf 180 mmHg. Sollten höhere Druckwerte vorliegen, werden sie vom Gerät automatisch erkannt, und die Manschette wird entsprechend auf einen höheren Wert aufgepumpt.
- Die Messung von systolischem und diastolischem Wert dauert etwa 30 s, bei unruhigen Tieren maximal 1–2 min.
- Speichern Sie jedes Einzelergebnis.
- Lassen Sie sich nach Beendigung der Messung das Ergebnis ausdrucken, und löschen Sie den Speicher dann.
- Reinigen Sie Gerät und Manschette bei Bedarf nur mit einem leicht angefeuchteten Tuch und etwas Spülmittel. Biegen Sie die Manschette nie nach rückwärts.

TIPS UND TRICKS

- Wenn Sie eine Meßreihe durchführen möchten, sollten Sie 3–5 Messungen hintereinander durchführen und abspeichern. Drücken Sie dazu die Taste „Speichern" nach jeder Einzelmessung. Nach der Untersuchung können Sie dann die Einzelwerte und den ermittelten Durchschnittswert ausdrucken.

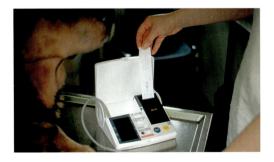

H UNTERSUCHUNGEN UND TESTS

- Wie auch beim Menschen können Blutdruck und Puls durch Aufregung, Angst und Nervosität erheblich steigen. In diesem Fall sind Mehrfachmessungen (Meßreihen an verschiedenen Tagen) für eine zuverlässige Diagnose unerläßlich.
- Die Messung ist meist etwas einfacher, wenn Sie die Manschette während der Messung medial oder lateral mit Daumen oder Zeigefinger fixieren, ohne dabei jedoch Druck auf die Manschette auszuüben.
- Bei der ersten Messung sind die Tiere oft etwas unruhig und können durch Bewegungen Artefakte verursachen. Befindet sich das Gerät noch in der Aufpumpphase, wird dadurch die Manschette stärker aufgepumpt (bis auf 300 mmHg) und die Messdauer unnötig verlängert. In diesem Fall sollte man die Messung sofort mit dem I/O-Schalter abbrechen und erneut beginnen.
- Durch eine Vorwahl der Druckereinstellung auf 15 oder 30 können Sie bis zu 15 bzw. 30 Messungen im Gerät speichern und anschließend in Ruhe ausdrucken. Bei der Voreinstellung „aktuell" wird immer nur der zuletzt gemessene Wert ausgedruckt.
- Setzen Sie das Thermo-Druckpapier des Gerätes keinem hellen Licht aus, da es dadurch rasch bis zur Unleserlichkeit verblassen kann.
- Zum Wechsel des Druckerpapiers transportieren Sie das Papier immer durch Drücken der Taste „Papiervorschub" weiter. Ziehen Sie es niemals nach hinten heraus.
- Wenn Sie den Netzstecker des Gerätes ziehen, gehen alle gespeicherten Daten verloren, sofern Sie keine Batterien eingelegt haben.

PROBLEME UND SONDERFÄLLE

- **Pulswellen bei Katzen:** Die hohe Herzfrequenz der Katze läßt manchmal zwei Pulswellen so kurz aufeinander folgen, daß sie vom Gerät als eine interpretiert werden. Auf die Blutdruckmessung hat dies jedoch keinen Einfluß.
- **Tremor bei Hunden:** Wenn die Messung durch einen Tremor erschwert wird, können Sie beim Hund auch an der Schwanzwurzel messen. Wählen Sie hierzu dann die kleine Manschette.
- **Bewegung des Tieres:** Das Gerät besitzt eine gewisse Toleranz gegenüber Bewegungen des Tieres. Bei zu starken Bewegungen gibt das Gerät eine entsprechende Meldung. In diesem Fall sollten Sie die Messung grundsätzlich wiederholen.

Für die Überlassung der Abbildungen zu diesem Kapitel bedanken wir uns bei der Firma S+BmedVET GmbH.

IM LABOR   I

Notizen

I1 ANTIBIOGRAMM UND KEIMDIFFERENZIERUNG

ALLGEMEINES

Finden sich im Harnsediment vermehrt Leukozyten und/oder Bakterien, sollte eine Kultur angelegt werden (z.B. Uricult®).

VORBEREITUNG

- Diese Laborarbeiten werden immer auf desinfizierten Arbeitsflächen durchgeführt, damit sich zu den Keimen im Urin nicht andere Keime gesellen.
- Desinfizieren Sie vor und nach der Arbeit ihre Hände bzw. tragen Sie Handschuhe, damit Sie das Untersuchungsergebnis nicht durch Keime an Ihren Händen verfälschen bzw. sich selbst und andere nicht durch die Keime, mit denen Sie gearbeitet haben, gefährden.

DURCHFÜHRUNG

- Tauchen Sie den Nährboden so in den Urin ein, daß die Agarschichten auf beiden Seiten vollständig benetzt sind. Sie können den Nährboden auch mit dem Urin vorsichtig begießen, allerdings geht dabei schnell etwas daneben.
- Führen Sie dies also lieber mit einer Nierenschale als Unterlage durch.
- Lassen Sie überflüssigen Urin am Gefäßrand abfließen.
- Halten Sie dann den Nährbodenträger senkrecht und tupfen Sie seinen unteren Rand mit sauberem Zellstoff ab.
- Schieben Sie den Nährbodenträger in den Behälter zurück, ohne die benetzten Flächen zu berühren und verschließen Sie das Gefäß.
- Bebrüten Sie die Kultur 24 Stunden lang bei 37 °C im Inkubator. Anschließend läßt sich erkennen, ob ein Keimwachstum stattgefunden hat.
- Bei 10^3 Keimen kann es sich noch um eine Verunreinigung der Probe handeln. Ab 10^4 Keimen müssen Sie von einer Infektion ausgehen und durch weitere Differenzierung versuchen, den Erreger zu bestimmen.
- Mit einer ausgeglühten Öse wird von beiden Seiten des Trägers ein wenig Keimmaterial abgenommen.
- Anschließend streichen Sie mit der ausgeglühten Öse über eine Nährbodenplatte. Die Öse darf jedoch nicht mehr rotglühend sein oder gar beim Beimpfen der Platte zischen.

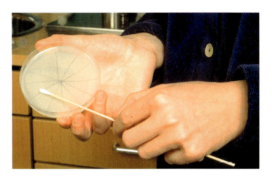

- Beschriften Sie die Platte mit dem Namen des Tierhalters und dem Datum.
- Die Platte wird wiederum 24 Stunden lang bei 37 °C bebrütet.
- Es werden sich Bakterienkolonien gebildet haben, die als kleine Punkte sichtbar sind. Die Art der Kolonienbildung weist auf die Art des Keimes hin.
- Die Unterscheidung ist nicht ganz einfach, da sich die Kolonien oft nur durch geringe Farbverschiebungen oder die Art ihres Glanzes voneinander unterscheiden. Sind zwei Kolonien zu erkennen, muß von jeder eine Keimdifferenzierung und ein Antibiogramm angelegt werden.

Je nach Anbieter (hier: Biotest RAS-ID) wird etwa folgendermaßen gearbeitet:

- Mit der ausgeglühten Öse wird eine Einzelkolonie abgenommen.
- Geben Sie das Material auf einen Objektträger und fügen Sie einige Tropfen ID-Gram hinzu.

I IM LABOR

- Vermengen Sie beides mit der Öse und ziehen Sie diese dann langsam hoch. Entsteht dabei ein feiner Schleimfaden, ist der Keim Gram-negativ. Entsteht kein Schleimfaden, ist der Keim Gram-positiv.
- Danach entscheiden Sie, ob Sie mit der Testplatte RAS-ID Gram-negativ oder RAS-ID Gram-positiv weiterarbeiten. Im Zweifelsfall verwenden Sie beide.
- Die Platten sind tiefgefroren und müssen 15–20 min lang aufgetaut werden.
- Zu jeder Testplatte gehört ein Gläschen mit 4,5 ml sterilem, deionisiertem Wasser, versetzt mit 0,02 % Tween 80® (Inokulierungsverdünner), eine Inokulumschale mit Inokulator und das Ergebnisprotokoll.
- Zur Herstellung der Trägerlösung für das Keimmaterial (Inokulum) werden je nach Koloniegröße eine oder mehrere kleine Einzelkolonien mit ausgeglühter Öse abgenommen und in 1–2 ml steriler Kochsalzlösung gelöst. 0,5 ml dieser Suspension werden dann in das mitgelieferte Röhrchen pipettiert und gut durchmischt.
- Zur Beimpfung wird die Platte zunächst mit der Proben-Nummer und/oder dem Namen des Patienten beschriftet.
- Ziehen Sie die Siegelfolie der Platten ab.
- Nehmen Sie den Deckel von der Inokulum-Schale ab. Der Deckel dient gleichzeitig als Einweg-Inokulator.
- Gießen Sie die Suspension in die Schale, und verteilen Sie sie gleichmäßig.
- Setzen Sie den Deckel wieder auf die Schale. Die Stifte tauchen in die Lösung ein und werden benetzt.
- Setzen Sie jetzt den Inokulator auf die RAS-ID-Platte. Die Stifte beimpfen nun alle Näpfchen der Platte.
- Zum Überschichten der biochemischen Reaktion müssen die mit einem roten Kreis markierten vier Näpfchen der Gram-negativen Schale mit 2 oder 3 Tropfen sterilem Paraffinöl bedeckt werden. Auf der Gram-positiven Platte werden die beiden mit blauem Kreis versehenen Näpfchen ebenfalls bedeckt.
- Die Platten werden nun mit einer leeren Testplatte überdeckt, um sie vor Austrocknung zu schützen.
- Anschließend werden die Platten über 24 Stunden bei 37 °C bebrütet.
- Zum Ablesen der Sensibilitätsbestimmung betrachtet man zunächst das erste Näpfchen auf der Platte (Wachstumskontrolle), bei dem man wahrscheinlich eine Trübung oder Knopfbildung im Zentrum erkennt. In den weiteren sieben Näpfen der ersten Reihe findet die Resistenztestung statt:
  – *keine Trübung* (kein Wachstum): sensibler Keim,
  – *geringe Trübung* (mäßiges Wachstum): intermediärer Keim,
  – *starke Trübung* (starkes Wachstum): resistenter Keim.
- Tragen Sie das Ergebnis in das Ergebnisprotokoll ein.
- In der zweiten Reihe erfolgt die Keimidentifikation. Es kommt hier zu Farbumschlägen. Dann werden die Näpfchen der unteren Reihe mit einer Farbtafel verglichen.
- Gelegentlich muß bei Gram-negativen Keimen ein Oxidasetest durchgeführt werden, der sich nicht auf der Platte befindet. Allerdings stehen Oxidasestreifen zur Verfügung. Mit ausgeglühter Öse wird eine Einzelkolonie aufgenommen und auf dem Streifen verrieben. Bei positiver Reaktion verfärbt sich der Streifen innerhalb von 10 s blau.
- Beimpfte Platten werden als infektiöser Müll entsorgt, also vorher desinfiziert.
- Desinfizieren Sie sich abschließend die Hände.

TIPS UND TRICKS

- Achten Sie beim Ablesen auf gute und nach Möglichkeit gleichbleibende Lichtverhältnisse.
- Während der Bebrütung im Inkubator kann es zu Kondenswasserbildung am Boden der Testplatte kommen. Trocknen Sie die Platte vor dem Ablesen, um ein fehlerfreies Ablesen sicherzustellen.

- Die Platten sollten nie vor Ablauf von mindestens 16 Stunden abgelesen werden, da langsamer wachsende Keime sonst nicht registriert werden. Jedoch sollten auch die 24 Stunden nicht überschritten werden, da es sonst zu Veränderungen bei der Sensibilitätsprüfung kommen kann.

I2 LEUKOZYTEN- UND ERYTHROZYTENZÄHLUNG MIT DER ZÄHLKAMMER

Leukozytenzählung

ALLGEMEINES

Die Zellzählung unter dem Mikroskop erfolgt mit einer sogenannten Zählkammer, die nach ihren Erfindern Neubauer, Türk oder Bürker benannt ist. Die am meisten verwendete (und nachfolgend beschriebene) Neubauer-Zählkammer besteht aus zwei etwas erhöhten Seitenstegen und einem Mittelsteg. Auf dem Mittelsteg befinden sich zwei Zählraster, wobei das zweite lediglich der Kontrolle dient. Sie sind in 9 Großquadrate aufgeteilt, die jeweils aus 16 Mittelquadraten bestehen. Die Mittelquadrate des mittleren Großquadrates sind in je 16 Kleinquadrate unterteilt.

VORBEREITUNG

- Tisch decken:

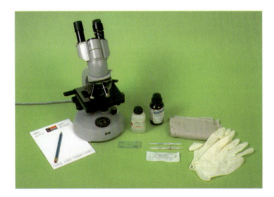

- *Leukozytenpipette mit kleiner Mischbirne und 11er Markierung*
- *Neubauer-Zählkammer*
- *geschliffenes Deckgläschen*
- *Nativblut oder (ungerinnbares) EDTA-Blut*
- *3%ige Essigsäure (zur Verdünnung) oder Türk-Lösung*

IM LABOR

- *2 ml-Spritze mit einem kleinen Schlauch an der Spitze (zum Aufziehen der Pipette)*
- *etwas Zellstoff (zur Reinigung der Pipettenspitze)*
- *Mikroskop mit 10er Objektiv*
- *Papier und Bleistift*
- *evtl. Schüttelmaschine.*
- Die Mischpipette muß sauber und trocken sein, und die Spitze darf nicht beschädigt sein.

DURCHFÜHRUNG

- Der Schlauch mit der Spritze wird am oberen Ende der Pipette befestigt.
- Mit der Spritze ziehen Sie zunächst frisch entnommenes Nativblut oder mit EDTA vermischtes Blut bis zur Pipettenmarkierung 0,5 auf. Halten Sie dabei die Pipette auf Augenhöhe, und achten Sie darauf, daß keine Luftbläschen entstehen.
- Reinigen Sie die Pipettenspitze nun von außen mit etwas Zellstoff. Machen Sie dies mit einer raschen Bewegung von oben nach unten, damit Sie nicht versehentlich wieder etwas Blut aus der Pipette saugen und damit das Mischungsverhältnis verändern.
- Ziehen Sie zur Verdünnung nun die Türk-Lösung bis zur Marke 11 knapp oberhalb der Mischbirne auf. Die Essigsäure der Türk-Lösung zerstört dabei die Erythrozyten, und das Gentianaviolett färbt die Leukozyten.
- Verschließen Sie die Pipette mit den Fingern an beiden Enden, und mischen Sie den Inhalt durch. Falls vorhanden legen Sie die Pipette dazu auf eine Schüttelmaschine.
- Befeuchten Sie die Seitenstege der Kammer etwas mit Ihren Fingern und schieben Sie das geschliffene Deckglas mit beiden Daumen so auf die Stege, daß rechts und links die Newton-Farbringe sichtbar sind. Nur dann ist die Höhe der Kammer genau 0,1mm.
- Entleeren Sie nun den unteren Teil der Pipette (Kapillarteil), der nur Türk-Lösung enthält (3–5 Tropfen), denn die Mischung erfolgt nur in der Mischkammer, d.h. man verwirft den ersten von 11 Teilen. Die restlichen 10 Teile setzen sich aus 0,5 Teilen Blut und 9,5 Teilen Türk-Lösung zusammen. Zur leichteren Berechnung geht man jedoch von einem Mischungsverhältnis von 1:20 aus.
- Setzen Sie nun die Pipettenspitze an den Rand des Deckgläschens schräg auf den mittleren Sockel der Kammer. Durch die Kapillarkräfte wird die Mischung in die Zählkammer gezogen. Nach einer kurzen Wartezeit können Sie mit der Auszählung beginnen.
- Verwenden Sie am Mikroskop das 10er Objektiv.
- Die Leukozyten werden in den 4 äußeren Großquadraten gezählt. Jetzt müssen Sie die gleichmäßige Zellverteilung in den 4 Feldern kontrollieren, indem Sie die Ergebnisse miteinander vergleichen. Die Zellzahlen sollten nicht mehr als 20 % voneinander abweichen. Beispiel: Sie zählen in den 4 Feldern 30, 35, 32, und 33 Zellen. 20 % von 30 = 6 Zellen. Die Nachbarfelder dürfen bei gleichmäßiger Zellverteilung 30 +/- 6 Zellen ergeben, also von 24 bis 36 Zellen enthalten. Das ist in diesem Fall erfüllt. Jetzt werden die Ergebnisse der 4 Felder addiert und mit 50 multipliziert. Sie erhalten die Leukozytenzahl /µl Blut.

Erythrozytenzählung

Die Erythrozytenzählung unterschiedet sich nur in einigen Punkten vom Vorgehen bei Leukozyten. Diese Unterschiede seien hier kurz aufgeführt.

- Die Mischpipette wird größer gewählt. Sie besitzt eine 101er-Markierung, wodurch später das erforderliche Mischungsverhältnis von 1:200 entstehen kann.
- Als Verdünnungsmittel wird hier die Hayem-Lösung verwendet.
- Das Blut wird ebenfalls bis zur Markierung 0,5 und dann mit der Hayem-Lösung bis zur Markierung 101 aufgezogen.

- Verwenden Sie am Mikroskop das 40er Objektiv.
- Warten Sie nach dem Füllen der Kammer ca. 5 min die Sedimentation der Erythrozyten ab, um die Erythrozytenzahl in 1 µl Blut zu bestimmen.
- Die Erythrozytenzahl wird in 5 auseinanderliegenden Mittelquadranten (Gruppenquadranten) durch Addition der Erythrozytenzahl aus jeweils 16 Kleinquadranten (= 1 Mittelquadrant) errechnet.
- Um die Erythrozytenzahl in 1 µl Blut zu bestimmen, wird die errechnete Zahl insgesamt mit 10000 multipliziert: zunächst mit 50, um das Flüssigkeitsvolumen von 5 Großquadraten zu berechnen (50 x 0,02 mm^2 = 1 mm^2), und dann noch einmal mit 200, um die 1:200-Verdünnung durch die Hayem-Lösung auszugleichen.

TIPS UND TRICKS

- Üben Sie die einzelnen Schritte, bevor Sie die Aktion zum ersten Mal mit echtem Blut durchführen: das Aufziehen der Pipette (z.B. mit Wasser) und das Befestigen des Deckgläschens auf der Zählkammer.
- Das Aufziehen bis zur Mischbirne funktioniert leicht, doch die Mischbirne selbst füllt sich nur schwer. Die Markierung 11 bzw. 101 liegt knapp darüber. Die Füllung der Kapillare erfolgt an dieser Stelle wieder sehr schnell, und wenn man nicht gut aufpaßt, überschreitet man diese Markierung.
- Es gibt Einmalsysteme zum Leukozyten- und Erythrozytenzählen (UNOPETTE), die den ganzen Ablauf sehr vereinfachen und die Fehlerquellen begrenzen.

I3 KOTUNTERSUCHUNG

ALLGEMEINES

In der Regel wird eine Kotuntersuchung vorbereitet, indem Sie dem Tierhalter bei entsprechendem Verdacht ein Kotprobenröhrchen mitgeben, das er bei nächster Gelegenheit wieder in der Praxis abgibt. Bereits mit bloßem Auge lassen sich in Kotproben manchmal Würmer oder Bandwurmglieder erkennen. Zur Erkennung bzw. Differenzierung von Parasiteneiern und -larven gibt es verschiedene mikroskopische Verfahren *(siehe Tabelle unten)*.

Das Flotationsverfahren wird am häufigsten angewendet. Ein negatives Ergebnis beim Nativpräparat hat eine eher geringe Aussagekraft, da es meist nur bei ausgeprägtem Befall positiv ist.

VORBEREITUNG

- Beschriften Sie das Kotprobenröhrchen mit dem Vor- und Nachnamen des Halters und dem Namen des Tieres, bevor Sie es dem Tierhalter aushändigen.

Untersuchung	Parasit (Hund)	Parasit (Katze)
Nativpräprat:	bei hochgradigem Parasitenbefall, Spulwurm, Hakenwurm, Kokzidien	Spulwurm, Hakenwurm, Kokzidien
Flotations-verfahren:	Spulwurm, Hakenwurm, Peitschenwurm, Hundebandwurm, Kokzidien	Spulwurm, Hakenwurm, Peitschenwurm, Hundebandwurm, Kokzidien

I IM LABOR

- Tisch decken *beim Nativpräparat*:

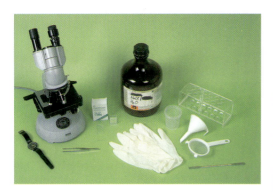

– Mikroskop
– Einmalhandschuhe
– Deckgläser
– Objektträger
– Kotprobe (z.B. am Holzspatel)
– physiologische NaCl-Lösung
– Spatel

zusätzlich beim Flotationsverfahren:
– Probengefäß
– gesättigte Kochsalzlösung (360 g NaCl auf 1l Wasser) oder Natriumnitratlösung
– Haarsieb
– Reagenzglas mit Ständer
– Uhr (z.B. Eieruhr)
– Pinzette.

DURCHFÜHRUNG

Nativpräparat

- Sie benötigen hierfür etwa 5 min.
- Entnehmen Sie aus der Kotprobe eine geringe Menge mit einem Holzspatel.
- Streichen Sie sie evtl. in einigen Tropfen physiologischer NaCl auf der Mitte des Objektträgers aus.
- Legen Sie jetzt das Deckgläschen auf.
- Durchmustern Sie das Präparat (siehe I4, Umgang mit dem Mikroskop).

Flotationsverfahren

- Sie benötigen hierfür etwa 5 min + 20 min Wartezeit.

- Vermengen Sie die Kotprobe mit reichlich gesättigter Kochsalzlösung in dem Probengefäß.
- Rühren Sie sie kräftig durch.
- Gießen Sie die Lösung jetzt durch ein Haarsieb in ein Reagenzglas (a).

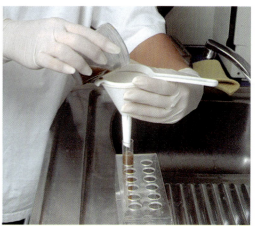

a

- Füllen Sie den Flüssigkeitsspiegel des Reagenzglases soweit mit gesättigter NaCl-Lösung oder 29,5% Natriumnitrat auf, daß sich eine kleine Haube bildet (b).

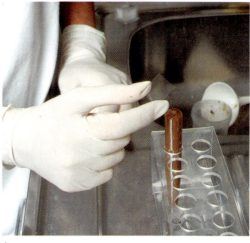

b

- Legen Sie das Deckgläschen auf die Lösung, und lassen Sie die Anordnung 20 min stehen. In dieser Zeit schwimmen die

IM LABOR

Wurmeier nach oben und heften sich an der Unterseite des Deckglases an, da ihr spezifisches Gewicht geringer ist, als das der gesättigten Lösung (c).

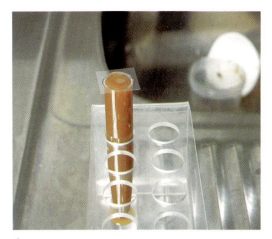

c

- Mit der Pinzette nehmen Sie dann das Deckgläschen ab und legen es auf den Objektträger. Seien Sie dabei besonders vorsichtig, da die Deckgläschen hauchdünn sind und sehr leicht zerbrechen können.
- Suchen Sie unter dem Mikroskop nun nach den Eiern.

TIPS UND TRICKS

- Wenn keine Kotprobe vorliegt, können Sie sie manchmal mit einem Thermometer gewinnen (und gleichzeitig die Temperatur messen).
- Bei festen Kotproben sollten Sie beim Nativpräparat zusätzlich auf den Objektträger einen Tropfen Wasser oder Kochsalzlösung geben.
- Verschiedene Hersteller haben für das Flotationsverfahren spezielle Systeme entwickelt, die einen direkten Kontakt mit dem Kot weitgehend ausschließen. Außerdem werden die kontaminierten Utensilien nicht gesäubert, sondern direkt verworfen.
- Der Kot sollte möglichst frisch sein, da die Embryos in den Eiern sich zu Larven entwickeln können, die eventuell schwer zu identifizieren sind.
- Ein negatives Ergebnis bedeutet nicht, daß das Tier parasitenfrei ist. Würmer machen auch mal Pause beim Eierlegen, so daß nicht in jeder Kotportion Eier zu finden sind. Außerdem sind nicht alle Würmer bereits geschlechtsreif und produzieren Eier.

PROBLEME UND SONDERFÄLLE

- **Welpen:** Katzen- und Hundewelpen werden grundsätzlich ab der 1. Lebenswoche im Abstand von je zwei Wochen entwurmt. Eine Kotprobe ist deshalb hier wenig sinnvoll, sofern die Klinik nicht ausdrücklich dafür spricht.

Notizen

I IM LABOR

I4 UMGANG MIT DEM MIKROSKOP

ALLGEMEINES

Mit dem Lichtmikroskop untersucht man in der tierärztlichen Praxis Blutzellen in der Zählkammer oder im Blutausstrich sowie (nach Vorbehandlung) Hautgeschabsel, Haare, Urin und Kot. Diese Materialien werden dafür in sehr geringer Menge auf einen Objektträger gebracht, mit einem hauchdünnen Deckglas bedeckt und bei maximal tausendfacher Vergrößerung analysiert. Auch Bakterien sind bei diesen Vergrößerungen noch erkennbar und oft auch identifizierbar. Das Mikroskopieren von Bakterien erfordert meist die vorherige Färbung des Präparats. Außerdem erfordert die Beobachtung mit tausendfacher Vergrößerung die Verwendung eines Ölimmersionsobjektivs und Öl.

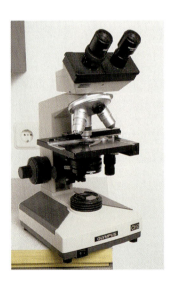

Okular
Objektiv
Kreuztisch
Triebknopf für Kreuztisch
Schieber für Irisblende
Lichtquelle und Kondensor

Mikrometerschraube   Makrometerschraube

VORBEREITUNG

- Halten Sie neben dem Mikroskop folgende Utensilien bereit:

– Laborbuch mit Abbildungen der häufigsten Würmer bzw. Wurmeier und Parasiten
– Objektträger
– Deckgläschen
– evtl. Leukozyten- und Erythrozytenzählkammer
– Flasche mit Immersionsöl
– Flasche mit 5–10 % Kalilauge.

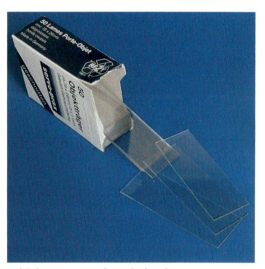

Objektträger und Deckgläschen

- Stellen Sie Arbeitsstuhl und Arbeitstisch auf eine bequeme Höhe ein.
- Sowohl das Schauen durch ein Monokular (*ein* Okular) wie durch ein Binokular (*zwei* Okulare) erfordert ein gewisses Maß an Übung. Versuchen Sie beim Monokular nicht, ein Auge zuzukneifen. Halten Sie beide Augen offen, entspannen Sie sich und konzentrieren Sie sich auf *ein* Auge. Es wird Ihnen nach einiger Übung gelingen, das andere Auge auszuschalten. Beim Binokular sehen Sie mit beiden Augen auf das Präparat, was oft leichter fällt und zudem ein plastisches Bild liefert. Allerdings müssen Sie den Abstand der beiden Okulare zuerst genau auf Ihre Augenweite einstellen, was ebenfalls ein wenig Übung erfordert.

IM LABOR

DURCHFÜHRUNG

- Klemmen Sie das vorbereitete Präparat auf dem Kreuztisch unter die Präparatehalter und werfen Sie einen ersten Blick durch das Okular, um zu sehen, ob sich das Präparat unter dem Objektiv befindet.
- Stellen Sie die Okulare an dem Ring auf Ihre Sehschärfe ein.
- Wählen Sie die zehnfache Objektivvergößerung, um eine Grobeinstellung mit der Makrometerschraube vorzunehmen.
- Blendeneinstellung: Fußblende maximal 1/3 geschlossen. Die Kondensorblende ist zunächst offen und wird später bei der Einstellung des Objektes nach Bedarf weiter geschlossen, um den Kontrast zu verbessern.
- Kondensoreinstellung: Hier muß unterschieden werden zwischen
  1. ungefärbtes, kontrastarmes Präparat (Hautgeschabsel, Harnsediment, Kot, Kammerzählung), wobei der Kondensor nach unten gezogen wird und
  2. gefärbtes, kontrastreiches Präparat (Blutausstrich), wobei der Kondensor hochsteht.
- Licht-/Dimmereinstellung: bei ungefärbtem Präparat (1.) wenig Licht, bei gefärbtem Präparat (2.) viel Licht.
- Bewegen Sie das Objektiv bis auf einige Millimeter an das Präparat heran. Achten Sie auch jetzt schon darauf, daß keines der Objektive das Präparat berührt. Am besten werfen Sie zur Sicherheit einen Blick von der Seite her auf Präparat und Objektiv. Gerät das Objektiv nämlich in Kontakt mit dem Präparat, kann sowohl das empfindliche Objektiv beschädigt als auch das Präparat zerstört werden.
- Wenn Sie nun wieder durch das Okular schauen, können Sie durch vorsichtiges Drehen an der Makrometerschraube das Präparat soweit einstellen, daß sich erste Strukturen erkennen lassen.
- Wenn Sie das Präparat sauber und scharf eingestellt haben, können Sie durch leichtes Spielen mit der Mikrometerschraube auch tiefere und höhere Strukturen erkennen, denn das Präparat hat immer noch eine gewisse Dicke.
- Kot- und Urinpräparate werden mäanderförmig durchmustert, d.h. in wellenförmigen Windungen.
- Bei Verwendung des 100er Objektivs ist der Einsatz von Immersionsöl erforderlich. Dazu gehen Sie folgendermaßen vor: Zunächst wird das Präparat wie oben beschrieben mit dem 10er Objektiv scharf gestellt. Dann drehen Sie das 10er Objektiv vorsichtig am Revolver zur Seite, ohne irgend etwas sonst am Mikroskop zu verstellen. Man sieht jetzt einen Lichtkegel durch das Präparat scheinen, genau darauf setzt man einen Tropfen Immersionsöl und dreht nun am Revolver das 100er Objektiv bis zum Einrasten in Position. Das Objektiv ist in das Öl eingetaucht. Man kann das Präparat jetzt mit dem Feintrieb scharf stellen.

Pflege

- Okulare und Objektive werden abgenommen und mit einem weichen, sauberen Lappen gereinigt. Bei groben und hartnäckigen Verschmutzungen können Sie etwas Xylol oder zur Not Alkohol auf den Lappen geben.
- Üben Sie keinen Druck auf die Linsen der Objektive aus.
- Verwenden Sie kein anderes Reinigungsmittel, da ein solches die Halterung der Linsen lösen kann.
- Bringen Sie das Mikroskop gelegentlich zu einem Optiker, der den Staub aus dem Inneren der Okulare entfernt und die Mechanik des Mikroskops kontrolliert und reinigt.

TIPS UND TRICKS

- Bei der Untersuchung auf Parasiten im Tierfell unter dem Mikroskop, erweisen sich Krusten und Haare selbst oft als störend bei der Beurteilung. Deshalb wird vor Auflage des Deckgläschens mit einer

Pipette ein Tropfen Kalilauge 10 % (KOH) auf das Präparat gegeben. Die Kalilauge löst Keratin (Haare) in 10–20 min so weit auf, daß das Präparat gut übersehbar wird.
- Besonders bei Kotuntersuchungen kann Ihnen das Spielen mit dem Feintrieb helfen, unverdaute Futterreste von Parasiten(-eiern) zu unterscheiden.
- Bei der Diskussion eines Präparates hilft man sich zur Lokalisation einer bestimmten Struktur mit dem Zifferblatt einer Uhr („*Ich glaube, bei 3 Uhr befindet sich ein Hakenwurm-Ei.*")
- Oft können auch die Okulare ausgetauscht werden, wodurch man eine zusätzliche Vergrößerungsstufe erreicht.
- Bei schwacher Beleuchtung sind feine Strukturen meist etwas besser zu erkennen.
- Durch Änderung der Kondensorhöhe verändern Sie die Kontraste.
- Für Brillenträger gibt es sog. Brillenokulare. Generell gilt, daß nur kurz- oder weitsichtige Personen gut ohne Brille mikroskopieren können, denn das Mikroskop gleicht diese Schwäche aus. Bei Astigmatismus (Stäbchensichtigkeit), muß mit Brille mikroskopiert werden, da sonst das Bild nie scharf ist.

PROBLEME UND SONDERFÄLLE

- **Zerbrechen eines Präparats:** Sollte es trotz aller Vorsichtsmaßnahmen doch zum Bruch eines Präparates kommen, müssen alle Splitter sehr sorgfältig mit einer Pinzette vom Mikroskop entfernt werden.
- **Fehlende Schärfe:** Sollten Sie trotz aller Bemühungen ein Präparat nicht scharf einstellen können, sollten Sie sich vergewissern, ob der Objektträger richtig aufliegt (Deckglas oben) und ob, wie z.B. beim gefärbten Blutausstrich, die Farbseite oben liegt.

I5 HARNGEWINNUNG UND -UNTERSUCHUNG

ALLGEMEINES

Urin ist relativ einfach zu gewinnen und zu untersuchen. Man unterscheidet zwischen makroskopischer (grobsinnlicher), chemischer und mikroskopischer Untersuchung sowie der Bestimmung des spezifischen Gewichts. Die Menge des pro Tier und Tag abgesetzten Urins ist stark abhängig von der Fütterung (Dosennahrung) und der Wasseraufnahme. Man rechnet etwa:
- 24–50 ml/kg beim Hund
- 9–20 ml/kg bei der Katze.

Der Harn eines gesunden Kleintieres ist klar. Trübungen oder Flocken deuten auf Erkrankungen hin. Die Farbe darf bei der Katze ein dunkleres Gelb annehmen als beim Hund, sehr heller Urin ist ein Zeichen für Polyurie (häufigen Harnabsatz). Farbveränderungen durch Blutbeimengungen, Muskel- und Gallenfarbstoffe sowie Medikamente können vorkommen. Auch der Geruch kann kontrolliert werden. Er ist z.B. bei der Ketoazidose (Stoffwechselerkrankung) obstartig. Hund und Katze sind Fleischfresser und haben deshalb einen eher pH-sauren Urin (< 7). pH-Werte von 5,5 –7,0 beim Hund und 6,0–7,0 bei der Katze sind normal. Ein mehr alkalischer Wert (> 7) kann bei einer bakteriell bedingten Cystitis vorliegen (oder der Urin wurde nicht innerhalb von 1 Stunde untersucht).

Es gibt vier Methoden der Harngewinnung:
- Spontanharn durch Auffangen in Sammelbehälter
- Blasenkatheterisierung
- Zystozentese (Blasenpunktion)
- Uringewinnung durch Ausdrücken der Blase.

DURCHFÜHRUNG

Uringewinnung durch Auffangen

- Beim Hund ist dies relativ unkompliziert. Man kann auch den Besitzer damit beauf-

IM LABOR

tragen. Sie benötigen ein sauberes Sammelgefäß, das Sie direkt unter das Tier halten oder z.B. an einer Stange oder einem Besenstiel befestigen. Etwas Geduld ist allerdings nötig. Man versucht, beim urinierenden Tier Mittelstrahlurin aufzufangen, d.h. die ersten ml läßt man fließen und hält erst dann den Behälter darunter. Der erste Urin ist verunreinigt mit Zellen, Bakterien, Blut etc. aus Harnröhre, Prostata oder Vagina. Für bakteriologische Untersuchungen/Kulturen ist dieser Urin nicht zu gebrauchen.

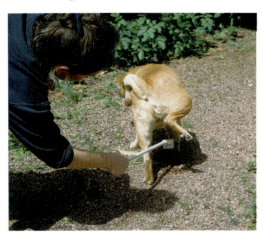

- Bei Katzen funktioniert diese Methode nur durch Verwendung einer über den Fachhandel erhältlichen Streu. Geben Sie diesen Streu dem Besitzer mit, der ihn dann in die Katzentoilette einfüllt. Dieser Streu saugt den Urin nicht auf, so daß er der Katzentoilette einfach entnommen werden kann. Das Granulat wird von Katzen recht gut angenommen. Es ist autoklavierbar, aber auch relativ teuer.

Uringewinnung durch Ausdrücken der Blase

In der Praxis kann Urin von Katzen und Katern durch das Ausdrücken der Blase gewonnen werden. Wichtig ist, daß ein sehr leichter aber stetiger Druck auf die Blase ausgeübt wird, der den Harndrang auslöst. Dies klappt oft besser, wenn das Tier vorne hochgehoben wird. Es besteht jedoch immer die Gefahr, daß durch den ausgeübten Druck Verletzungen hervorgerufen werden, besonders wenn an einer Stelle der ableitenden Harnwege ein Hindernis sitzt. Diese Maßnahme ist keine Routine-Entnahmetechnik.

Uringewinnung durch Blasenkatheterisierung

beim Rüden
- Tisch decken:

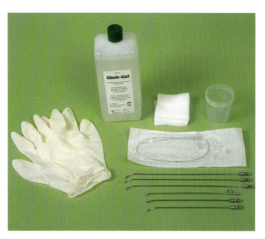

- Tupfer
- etwas Gleitgel (am besten mit Zusatz eines Lokalanästhetikums)
- Katheter (für Männchen oder Weibchen)
- Auffanggefäß
- Handschuhe.

- Das Tier steht am besten auf dem Behandlungstisch und wird von einer zweiten Person fixiert.
- Messen Sie zunächst die Länge des Katheters von außen am Tier ab.
- Ein elastischer steriler Katheter (Rüschkatheter) wird mit sterilem Kathetergleitmittel oder Xylocain-Gel betupft.
- Ziehen Sie mit einer Hand die Vorhaut zurück, und halten Sie sie so.
- Säubern Sie die Penisspitze, und tragen Sie etwas Gel auf.

I IM LABOR

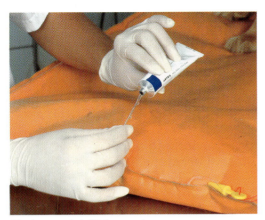

Katheter gleitfähig machen

- Wenn der Hund sich ruhig verhält, kann der Katheter problemlos langsam und vorsichtig aus der sterilen Hülle in die Harnröhre geschoben werden. Bei einem unruhigen Tier hält eine Hilfsperson das Tier von hinten.
- Im Bereich des Penisknochens spüren Sie einen leichten Widerstand, den Sie behutsam überwinden müssen. Ein weiterer Widerstand befindet sich am Schließmuskel, dem Eingang zur Blase. Wenn Sie diesen passiert haben, sind Sie in der Blase – jetzt sollte Urin fließen. Ist das der Fall, dürfen Sie den Katheter nicht weiterschieben. Denken Sie jedoch daran, die ersten Milliliter zu verwerfen. – Fließt kein Urin, können Sie den Katheter ganz leicht etwas vor- und zurückschieben und versuchsweise mit der freien Hand von unten leicht gegen den Bauch drücken. Fließt auch dann kein Urin, sollten Sie den Tierarzt um Hilfe bitten.
- War die Harngewinnung erfolgreich, ziehen Sie den Schlauch langsam wieder heraus und werfen ihn weg.
- Führen Sie den Rüden wenn möglich nach dem Katheterisieren spazieren, um den spontanen Harnabsatz anzuregen. Dadurch wird die Infektionsgefahr verringert.

bei der Hündin
Bei Hündinnen ist die Blasenkatheterisierung nicht sehr häufig, da die Gefahr einer Blaseninfektion groß ist. Die Entnahme ist überdies schwieriger und für das Tier unangenehmer, da der Tierarzt ein Spekulum schieben muß.
- Tisch decken:

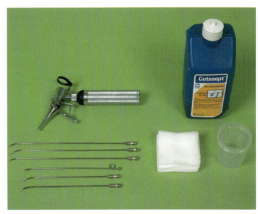

– *Tupfer*
– *Gleitgel*
– *vorgewärmtes Spekulum*
– *Harnkatheter für Hündinnen (beides in dem Tier angepaßter Größe)*
– *Auffanggefäß*
– *Lichtquelle.*

- Sehr wichtig für die erfolgreiche Harngewinnung ist, daß Sie das Tier gut fixieren. Die Hündin darf sich keinesfalls hinsetzen. Stützen Sie das Tier unter dem Bauch möglichst dicht hinter der Kniefalte, und beobachten Sie es gut.
- Der Schwanz wird nach oben gehalten und die Vulva sorgfältig gereinigt.
- Durch ein desinfiziertes Scheidenspekulum wird ein starrer oder ein elastischer Katheter in die Harnröhre eingeführt.
- Um die Infektionsgefahr so gering wie möglich zu halten, müssen Sie dabei Handschuhe tragen.
- Das weitere Vorgehen entspricht dem bei Rüden.

beim Kater/bei der Katze
- Bei Katern ist zur Katheterisierung oft eine Sedierung notwendig. Für die Vorberei-

tung gilt das gleiche wie beim Rüden, doch die Durchführung ist wesentlich komplizierter. Weibliche Katzen werden üblicherweise nicht katheterisiert.

Uringewinnung durch Zystozentese (Blasenpunktion)

Dies ist die beste Methode, um Urin für bakteriologische Untersuchungen zu gewinnen, außerdem ist sie schonender als die Katheterisierung.
• Tisch decken:

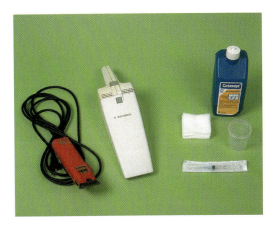

– Schermaschine
– Staubsauger
– Desinfektionslösung
– Tupfer
– Spritze mit steril belassener Kanüle
– (steriles) Auffanggefäß.

• Die Blase muß so voll sein, daß sie palpierbar ist.
• Desinfizieren Sie die Einstichstelle.
• Scheren Sie das Tier in einem kleinen Bereich etwa 1–2 cm kaudal des Nabels, und saugen Sie die Haare sorgfältig ab.
• Die Blase wird mit einer Hand fixiert.
• Mit der anderen wird mit einer sterilen, nicht zu großen Nadel mit Spritze die Blase punktiert.
• Der Urin wird in die Spritze aufgezogen. Ziehen Sie dann die Nadel heraus, und drücken Sie die Einstichstelle ab.

• Während der Blasenpunktion wird das Tier meist in Rücken- manchmal aber auch in Seitenlage fixiert.

Unabhängig davon, wie der Harn gewonnen wurde, sollten Sie ihn sobald wie möglich untersuchen, da z.B. Bakterien sich sofort nach der Entnahme zu vermehren beginnen. Je länger Sie mit der Untersuchung warten um so ungenauere Ergebnisse erzielen Sie.

Urinstick

• Nehmen Sie einen Teststreifen aus der Originalverpackung, und verschließen Sie diese danach sofort wieder (Verfallsdatum der Streifen beachten).
• Tauchen Sie den Teststreifen kurz in den frisch entnommenen Urin. Die erforderliche Eintauch- und Einwirkzeit kann je nach Hersteller variieren und muß der Packungsbeilage entnommen werden.
• Streifen Sie den Stick kurz am Rand des Uringefäßes ab, ohne dabei die Testfelder zu berühren.
• Nach der entsprechenden Einwirkzeit können Sie den Streifen durch Vergleich mit der Farbskala auf der Verpackung auswerten und das Ergebnis protokollieren (z.B. „Blut ++").

Je mehr Substanzen im Harn gelöst sind (z.B. Eiweiß, Zucker), desto höher ist das spezifische Gewicht. Die Normwerte bei Hund und Katze sind (je nach Wasseraufnahme) 1015–1050. Gemessen wird mit dem Refraktometer oder einer Senkspindel, die man in den Urin eintaucht. Benutzt man eine Senkspindel, ist die Temperatur des Urins zu berücksichtigen. Das Refraktometer mißt die Dichte einer Lösung über die Lichtbrechung. Man bringt einen Tropfen Urin auf die Glasfläche, klappt das Gerät zu und hält es gegen das Licht. Auf einer Skala kann man sofort das spezifische Gewicht ablesen. Das Gerät eignet sich auch gut zur Bestimmung des Gesamteiweiß im Blutserum oder -plasma.

I IM LABOR

Bei jeder Methode sollten Sie zur Sicherheit noch einmal nachmessen, wenn Sie beim ersten Mal einen extrem Wert abgelesen haben!

Untersuchung des Harnsediments

- Der Harn wird unter dem Mikroskop auf seine Bestandteile untersucht.
- Mischen Sie die Harnprobe im Probengefäß gut durch, und füllen Sie dann den Urin in ein Zentrifugenglas. Besonders geeignet sind solche, die nach unten spitz zulaufen.
- Zentrifugieren Sie 5–10 min bei maximal 2000 Umdrehungen/min. Bei einer höheren Umdrehungszahl werden Zellen zerstört.
- Gießen Sie den Überstand aus dem Gefäß ab, indem Sie mit einer schnellen Bewegung aus dem Handgelenk die Öffnung des Reagenzglases nach unten kippen. Den Überstand fangen Sie lediglich zur Entsorgung auf, da er für weitere Untersuchungen nicht geeignet ist.
- Schütteln Sie das Sediment auf, und geben Sie einen Tropfen davon auf einen Objektträger.
- Legen Sie ein Deckgläschen darüber. Dabei sollten möglichst keine Luftblasen entstehen.
- Mustern Sie das Sediment bei mittlerer Vergrößerung einmal durch, und zählen Sie dann mindestens 10 Gesichtsfelder genau aus.
- Normalerweise finden Sie:
  - Erythrozyten 0–1/Feld
  - Leukozyten 1–4
  - Epithelien vereinzelt, Plattenepithelien auch evtl. vermehrt
  - u.U. Spermien.
- Im Sediment des gesunden Kleintieres kommen nicht vor:
  - Bakterien (außer als Verunreinigung aus dem äußeren Genitale)
  - Hefen (außer als Verunreinigung aus dem äußeren Genitale)
  - Zylinder in jeglicher Form.

- Die Kristallbildung ist u.a. abhängig von der Konzentration des Urins und der Harntemperatur. Das Vorkommen von Kristallen ist nicht zwingend pathologisch, sie können aber Hinweise auf Störungen sein.
- Die Menge der im Sediment gefundenen Kristalle läßt keine Rückschlüsse auf die tatsächliche Ausscheidung des jeweiligen Salzes zu.
- Soll der Urin an ein Untersuchungslabor geschickt werden, verpacken und kennzeichnen Sie ihn wie Blut (flüssiges Untersuchungsgut) (siehe I6, Versand von Laborproben). Welche Röhrchen für den Versand verwendet werden sollen, klären Sie am besten mit dem zuständigen Labor. Urin kann mit 40%igem Formalin konserviert werden (1ml auf 10 ml Urin).

TIPS UND TRICKS

- Die Bläschenbildung beim Auflegen des Deckglases können Sie verhindern, wenn Sie es nicht waagrecht von oben auflegen, sondern es mit der Kante seitlich des Tropfens plazieren und langsam zur Seite neigen. Saugen Sie eventuelle Flüssigkeitsüberschüsse nicht mit Papier ab, da dadurch das Ergebnis verfälscht werden kann.
- Das Sediment kann auch angefärbt werden, manche Bestandteile sind so leichter zu erkennen.
- Urin trübt bei längerer Lagerung ein, auch wenn er im Kühlschrank aufbewahrt wird. Auch deshalb sollte er sofort nach der Entnahme, möglichst jedoch innerhalb von 30 min (und spätestens nach 2 Stunden) untersucht werden.
- Eine Suppenkelle, eventuell verlängert durch einen daran gebundenen Stock, hilft Urin aufzufangen, falls die Tiere es nicht mögen, daß ein Becher unter ihren Leib gehalten wird.
- Um Katzenurin zu Hause aufzusammeln, kann man den Katzenstreu aus der Katzentoilette entfernen. Die Katze wird höchstwahrscheinlich trotzdem ihre Toilette benutzen.

IM LABOR

- Es gibt im Handel auch nicht-saugenden Katzenstreu der das Auffangen des Katzenurins erleichtert.
- Wenn der Urin vom Tierhalter mitgebracht wird, ist mit Verunreinigungen durch das Gefäß zu rechnen (z.B. Joghurtreste im Becher, die den Eiweißgehalt des Urins verfälschen).

PROBLEME UND SONDERFÄLLE

- **Artefakte**: Schmutzige oder verstaubte Objektträger können Kristalle vortäuschen und somit Fehldiagnosen erzeugen.
- **Probentransport:** Bitten Sie den Tierhalter, den Urin unmittelbar nach der Gewinnung in die Praxis zu bringen. Anderenfalls muß er ihn im Kühlschrank lagern.

16 VERSAND VON LABOR-PROBEN

ALLGEMEINES

In einer tierärztlichen Praxis fallen viele verschiedene Gewebe und Flüssigkeiten der Tiere an, die je nach Indikation von einem Labor untersucht werden müssen (z.B. Blut, Harn, Kot, Abstriche, Hautstanzen, Punktate, Milch).

VORBEREITUNG

- Tisch decken:

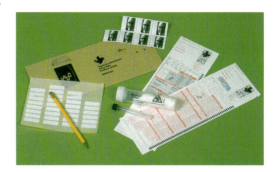

– *ein geeignetes Probengefäß*
– *ggf. ein Versandröhrchen, in dem das Probengefäß sicher gepolstert versandt werden kann*
– *Zellstoff zur Polsterung*
– *Aufkleber zur eindeutigen Kennzeichnung der Probe*
– *Untersuchungsbogen*
– *Bleistift*
– *Versandtasche mit Verschluß*
– *Absenderstempel*
– *Porto.*

- Der Gesetzgeber sieht für den Versand von solchen Laborproben ein bestimmtes Vorgehen vor.
– Die Proben werden einzeln in Versandröhrchen verschickt. Eventuell muß sich zusätzlich ein flüssigkeitabsorbierendes Material in dem Röhrchen befinden.

I IM LABOR

- Nach Möglichkeit sollen die Proben nicht in splitterndem Material wie Glas versandt werden. Wenn dies unvermeidbar ist, müssen die Behälter jedoch bruchsicher verpackt sein.
- Das Päckchen muß mit der Aufschrift „Medizinisches Untersuchungsgut" versehen werden.
- Das Versandmaterial der tiermedizinischen Labore erfüllt diese Voraussetzungen, was zusätzlich die Bearbeitung erleichtert und beschleunigt. Die Laboratorien haben Richtlinien erstellt, die im Sinne eines zuverlässigen Untersuchungsergebnisses sorgfältig eingehalten werden sollen. Aus diesen Richtlinien geht hervor, für welche Untersuchung welches Material in einer wie großen Menge erforderlich ist.

- Bei Lagerung von Serum oder Plasma über mehrere Tage ist ein Kühlschrank unerläßlich.
- Serum und Plasma werden nur in verschlossenen Gefäßen aufbewahrt.
- Blut- und Serum-/Plasmaproben müssen vor Licht und Wärme geschützt werden.
- Versuchen Sie Proben möglichst nicht freitags zu nehmen, da sie auch bei Versand am gleichen Tag oft erst montags bearbeitet werden.

DURCHFÜHRUNG

- Versenden Sie die Proben so schnell wie möglich.
- Vermerken Sie die erforderlichen Daten von Tierhalter und Tier auf dem Begleitschreiben, dem Probengefäß und dem Versandgefäß. Die Adresse des Tierhalters wird nur vermerkt, wenn die Rechnung direkt an ihn gesendet wird.
- Kennzeichnen Sie humanpathogenes Material deutlich (z.B. „Vorsicht Tollwut" oder „Infektiöses Material").
- Versehen Sie den Untersuchungsbogen und die Versandtasche mit dem Praxisstempel. Die Versandtasche stempeln Sie jedoch, bevor Sie sie füllen.
- Wiegen Sie die Versandtasche immer, bevor Sie sie frankieren. Bei zu geringem Porto verzögert sich die Bearbeitung um mindestens einen Tag.
- Der Versand erfolgt per Post oder evtl. über einen Abholdienst des Labors.

TIPS UND TRICKS

- Für Tupferproben gibt es spezielle Tupferröhrchen, in denen sich bereits ein Transportmedium befindet.

IM LABOR

I7 ZENTRIFUGIEREN

ALLGEMEINES

Das Zentrifugieren dient der Trennung von flüssigen und festen Bestandteilen, so z.B. beim Blut der Trennung der Blutkörperchen vom Serum oder beim Urin der Trennung des Harnsediments vom Harn. Dazu werden die mit den Körperflüssigkeiten gefüllten Zentrifugenröhrchen in eine sehr schnelle Rotation versetzt (bis zu 8 000 U/min), wodurch sich die schweren und festen Bestandteile (z.B. Blutzellen) auf dem Boden des Gläschens absetzen.

VORBEREITUNG

- Die Zentrifuge muß an einem gesicherten festen Platz stehen.

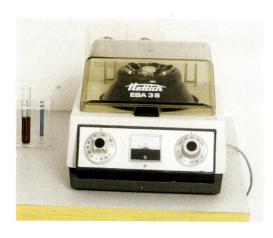

- Durch die beim Zentrifugieren entstehenden Schwingungen können empfindliche Geräte wie Photometer oder Mikroskop beschädigt werden. Solche Geräte sollen darum nicht in der Nähe einer Zentrifuge aufgestellt werden.

DURCHFÜHRUNG

- Die Zentrifuge muß sehr genau ausbalanciert werden, damit sie nicht durch die ungleiche Schwere der eingesetzten Röhrchen in ungleichmäßige Schwingungen versetzt wird und wie eine schlecht ausbalancierte Waschmaschine umherzuwandern beginnt. Eine schlecht ausbalancierte Zentrifuge nimmt leicht Schaden.

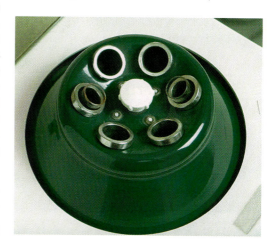

- Beim Laden der Zentrifuge wird jedem Röhrchen ein gleich volles Röhrchen als Gegengewicht gegenübergesetzt, damit die Rotation gleichmäßig abläuft.
- Wird eine ungerade Anzahl von Röhrchen zentrifugiert, müssen Sie die Zentrifugenladung durch ein entsprechend mit Wasser gefülltes Röhrchen ausgleichen.
- Stellen Sie Uhrzeit und Drehzahl entsprechend den Anweisungen des Herstellers ein. Halten Sie diese Vorgaben so genau wie möglich ein, denn eine zu hohe Drehzahl bedeutet z.B. für Blut die Gefahr der Hämolyse, während bei zu niedriger Drehzahl keine ausreichende Trennung von Blutflüssigkeit und Zellen erfolgt.
- Urin wird in der Regel 5 min lang bei 2 000 U/min zentrifugiert.
- Frisch entnommenes Blut läßt man zunächst bis zur Gerinnung (knappe halbe Stunde) bei Zimmertemperatur stehen. Das geronnene Blut wird mit einem Glas- oder Kunststoffstäbchen von der Wand des Röhrchens gelöst und meist 5–10 min lang bei 5 000 U/min zentrifugiert. Eventuell wird der gewonnene Überstand (Serum) noch einmal 5 min lang zentrifugiert. Der

I IM LABOR

Überstand (Serum) muß rasch abgegossen oder abpipettiert werden, da die Werte sonst durch Auflösung der roten Blutkörperchen (Hämolyse) verfälscht werden.
- Schließen Sie das Gerät, und schalten Sie es erst dann ein.
- Auch darf das Gerät erst geöffnet werden, wenn die Zentrifuge vollständig zum Stillstand gekommen ist.
- Nun müssen die flüssigen Anteile abgegossen oder abpipettiert werden. Bei einer Untersuchung des Serums wird also direkt mit den flüssigen Anteilen gearbeitet. Die festen, auf dem Boden des Röhrchens befindlichen Anteile werden in verschließbaren Behältern entsorgt. Bei einer Untersuchung des Harnsediments wird der flüssige Teil verworfen und der feste Bodensatz nach leichtem Aufschütteln mikroskopisch untersucht.
- Die Metallhülsen für die Röhrchen und das Innere der Zentrifuge werden regelmäßig mit einem Flächendesinfektionsmittel besprüht.

PROBLEME UND SONDERFÄLLE

- **Zerbrochenes Zentrifugenröhrchen:** Normalerweise sollten die Zentrifugenröhrchen aus bruchfestem Material bestehen. Kommt es dennoch zum Zerbrechen eines Röhrchens, ist wegen der Gefahr der Verletzung an den Bruchstücken und der gleichzeitig möglichen Infektiösität der zentrifugierten Substanz große Vorsicht geboten.

Notizen

ANHANG J

Notizen

ANHANG J

J1 GLOSSAR

In der Liste finden sich wichtige, aber nicht täglich verwendete Begriffe aus dem Tätigkeitsfeld der Tierarzthelferin. Nicht aufgelistete Begriffe lassen sich mit Hilfe der Tabelle der **wichtigsten lateinischen und griechischen Anfangs- und Endsilben** (siehe J2 und J3) ableiten.

A

Abdomen	Bauch
abdominal	zum Bauch gehörend
Abduktion	Abspreizen
Abortus	Fehlgeburt
Abszeß	Eiteransammlung
Adenom	gutartige Geschwulst, die vom drüsenbildenden Gewebe ausgeht
Adipositas	Fettleibigkeit
afferent	zuführend, z.B. Nerven, die Berührungsreize von den Fingern zum Gehirn führen
Albumin	Bluteiweißkörper
Albuminurie	Vorkommen von Eiweißkörpern im Harn
Algesie	Schmerzempfindung
Alkalose	Verschiebung des normalen Säure-Base-Gleichgewichtes im Blut zur basischen Seite hin (pH >7,44)
Allergen	Stoff der eine allergische Immunantwort des Körpers auslöst
Allergie	veränderte Reaktionsfähigkeit des Immunsystems
Alveolen	Lungenbläschen
Aminosäure	Eiweißbaustein
Anämie	Blutarmut, Verminderung der Erythrozytenzahl im Blut
anämisch	blutarm
Anästhesie	Betäubung
anal	den Anus betreffend
Analgesie	Schmerzlosigkeit
Analgetikum	Schmerzmittel
Analyse	Zerlegung
Anamnese	Krankengeschichte
Anaphylaxie	Überempfindlichkeitsreaktion vom Soforttyp
Anode	Pluspol
Antibiogramm	Verfahren zur Resistenzbestimmung von Bakterien
Antibiose	Wachstumshemmung oder Abtötung von Mikroorganismen durch Stoffwechselprodukte anderer Bakterien
Antiemetika	Medikamente gegen Erbrechen
Antigen	körperfremder Stoff, der im Körper eine Antikörperbildung auslöst
Anurie	fehlende Harnausscheidung
Anus	Darmausgang
Aorta	Körperhauptschlagader
Approbation	Bestallung (zum Tierarzt)
Aqua	Wasser
Aqua destillata	destilliertes Wasser

J ANHANG

Area	Fläche
Arrhythmie	Pulsunregelmäßigkeit
Arterie	vom Herzen wegführendes Blutgefäß, Schlagader
Arthritis	Gelenkentzündung
Arthrose	degenerative Gelenkerkrankung
Asepsis	Zustand von Keimfreiheit
aseptisch	keimfrei (Gegensatz zu septisch)
Aspiration	Eindringen von Erbrochenem in die Lunge
aspirieren	Erbrochenes in die Lunge eindringen lassen, Ziehen am Spritzenkolben
Aspirin	ein Schmerzmittel
Aszites	Bauchwassersucht, besonders bei Lebererkrankungen
Ätiologie	Lehre von den Krankheitsursachen
Atrophie	Rückbildung eines Organs oder Gewebes
auskultieren	mit dem Stethoskop abhören
autonom	selbständig
Autopsie	Leichenöffnung
Azetonämie	Vorkommen von Azeton im Blut
Azidose	Verschiebung des normalen Säure-Basen-Gleichgewichts im Blut zur sauren Seite hin (pH <7,36)

B

bakterizid	keimtötend
benigne	gutartig
Benzidin	Reagenz zum Blutnachweis
Bilirubin	Gallenfarbstoff
Biliverdin	Abbauprodukt des roten Blutfarbstoffes
Biopsat	Gewebestück
Biopsie	Entnehmen einer Gewebeprobe
Blutplasma	Blut ohne Blutkörperchen
Bradykardie	Pulsverlangsamung
Bronchospasmus	Krampf der Bronchien
Bulbus	Zwiebel, speziell Augapfel
Bursa	Tasche, Schleimbeutel

C

cancer (engl.)	Krebs
Cardia	Mageneingang
Cave	Vorsicht
Cerumen	Ohrenschmalz
Chinin	Mittel gegen Malaria
Chlamydia	bakterienähnliche Mikrobe
Cholestase	Gallenstau
Cholesterin	fettähnlicher Stoff im Blut
chromatisch	farbig
Chromosom	Träger der Erbanlagen
chronologisch	zeitlich geordnet

ANHANG J

Circulus	kleiner Kreis
Coagulum	Blutgerinnsel
Colitis	Dickdarmentzündung
Coma diabeticum	Bewußtseinsstörung bei Zuckerkrankheit
Coma uraemicum	Bewußtseinsstörung bei Harnvergiftung
Commotio cerebri	Gehirnerschütterung
Cortison	Hormon der Nebennierenrinde
Cursor	Positionsanzeiger am PC
Cushing-Syndrom	Symptomenkomplex, der durch ein Übermaß an Cortison im Blut entsteht

D

Dehiszenz	Auseinanderklaffen von Wundrändern
dekantieren	Abgießen des Überstandes beim Zentrifugieren
Dekompensation	Versagen
Dermatose	Hautkrankheit
Desinfektion	Maßnahme, die ein Material keimarm macht
Destillat	Substanz nach Flüssigkeitsverdampfung
Diabetes insipidus	hormonell bedingte Störung des Wasserstoffwechsels mit übermäßiger Wasserausscheidung und starkem Durst
Diabetes mellitus	hormonell bedingte Störung des Zuckerstoffwechsels (mangelnde Insulinproduktion oder Insulinwirkung)
Diagnose	Erkennung einer Krankheit
Diarrhoe	Durchfall
Diastole	Entspannung des Herzmuskels
Diathermieschlinge	Instrument zur Elektrokoagulation
diffus	ungeordnet
Diffusion	langsame Durchmischung von Flüssigkeiten oder Gasen
Digitalis	Fingerhut, Herzmittel
Disposition	Veranlagung (zu einer Erkrankung)
distal	von der Körpermitte weg (Gegensatz zu proximal)
Diurese	Harnausscheidung
dorsal	zum Rücken hin gelegen
Drain, Drainage	Ableitung (von Wundsekret)
Duodenum	Zwölffingerdarm
Dura mater	harte Hirnhaut
Dyspnoe	Kurzatmigkeit, Atemnot
Dystrophie	Ernährungsstörung

E

efferent	wegführend, z.B. Nerven, die motorische Impulse des Gehirns zu den Muskeln leiten
Ejakulation	Samenerguß
Elektroenzephalogramm	Aufzeichnung der elektrischen Hirnaktivität
Elektrokardiogramm	Aufzeichnung der Aktionspotentiale des Herzmuskels
Elektrolyte	im Körperwasser gelöste Mineralien
Embolie	Steckenbleiben eines verschleppten Blutgerinnsels (oft in der Lunge)
Embolus	losgelöstes Blutgerinnsel

J ANHANG

Embryo	Leibesfrucht in der 1. Schwangerschaftshälfte
Emphysem	Aufblähung des Lungengewebes
Empyem	Eiteransammlung in einer bestehenden Körperhöhle
endogen	im Körper entstanden (Gegensatz zu exogen)
Endokarditis	Herzinnenhautentzündung
Enzephalitis	Hirnentzündung
Enzym	Eiweißmolekül mit Katalysatoreigenschaft
Epikrise	abschließende Beurteilung einer Erkrankung
Epilepsie	Fallsucht
Epithel	Deckgewebe, z.B. von Drüsen, Schleimhaut, Haut
Erythrozyt	rotes Blutkörperchen
Exanthem	entzündliche Hautveränderung
Exitus letalis	der Tod
Exkrement	Ausscheidung (Kot und Harn)
exogen	außerhalb des Körpers entstanden (Gegensatz zu endogen)
Exophthalmus	Hervortreten des Augapfels
Exostosis	gutartige Knochengeschwulst
expansiv	ausdehnend
Expektoration	Auswurf
Exploration	Untersuchung
Exspiration	Ausatmung
Exsudat	entzündliche Flüssigkeitsausschwitzung
Extensor	Streckmuskel
Extinktion	Maß für die Absorption von Licht
Extirpation	Entfernung eines Organs
Extremität	Gliedmaße
Exzision	Ausschneidung

F

Facies	Gesicht
Fadengranulom	Gewebereaktion auf chirurgisches Nahtmaterial
Fäzes	Stuhl
febril	fiebrig
Femur	Oberschenkelknochen
Ferment	alter Begriff für Enzym
Fetus	Leibesfrucht in der 2. Hälfte der Schwangerschaft
Fibrin	bei der Blutgerinnung entstehendes Eiweiß
Fibula	Wadenbein
Fissur	Einriß
Fixierung	Befestigung
Flexion	Beugung
Flexor	Beugemuskel
Flexur	Biegung
Flipchart	Papierbogen auf Ständer, für Unterrichtszwecke
Focus	Krankheitsherd, Brennpunkt
Foetor ex ore	schlechter Mundgeruch
Formalin	Formaldehyd, Desinfektionsmittel
Fraktur	Knochenbruch
Fruktose	Fruchtzucker

ANHANG   J

G

Gangrän	Absterben von Gewebe, Gewebebrand
Gastritis	Magenschleimhautentzündung
Gel	halbfeste Arzneizubereitung zur lokalen Anwendung
Genese	Entstehung
Genitale	Geschlechtsorgan
Giemsa	Kontrastfärbung von mikroskopischen Präparaten, benannt nach einem deutschen Chemiker
Glandula	Drüse
Glans penis	Eichel
Glaukom	grüner Star, krankhafte Erhöhung des Augeninnendrucks
Globulin	ein Bluteiweiß
Glottisödem	akutes Kehlkopfödem
Glukokortikoide	Sammelbegriff für körpereigene oder medikamentöse Verwandte des Cortison
Glukose	Traubenzucker
Gram-Färbung	Verfahren zur Färbung mikroskopischer Präparate, benannt nach einem dänischen Arzt
Grand Mal	generalisierter epileptischer Anfall
Granulationsgewebe	bei der Wundheilung entstehendes Bindegewebe
Granulom	gutartige Geschwulst
Granulozyten	Abwehrzellen aus der Familie der weißen Blutkörperchen
Gravidität	Schwangerschaft

H

Hämatokrit	Anteil der zellulären Bestandteile am gesamten Blutvolumen
Hämatom	Bluterguß
Hämaturie	Blut im Urin
Hämodilution	Blutverdünnung
Hämoglobin	roter Farbstoff der roten Blutkörperchen
Hämolyse	Zerfall der roten Blutkörperchen
Harnsediment	Bodensatz nach Zentrifugieren des Harns
Hemiplegie	halbseitige Lähmung
Hepatitis	Leberentzündung, oft durch ein Virus oder alkoholisch bedingt
Hernie	Weichteilbruch
Hiatus	Spalt
Hilus	Oberflächenvertiefung eines Organs
Humerus	Oberarmknochen
Hyaluronidase	Enzym zur Auflösung der Zellbarrieren
Hydrops	Wasseransammlung in bestehenden Körperhöhlen
Hyperglykämie	zu hohe Zuckerkonzentration im Blut
Hyperplasie	Gewebsvermehrung
Hyperthermie	sehr hohes Fieber
Hyperthyreose	Schilddrüsenüberfunktion
Hypertonie	zu hoher Blutdruck
Hypochromasie	Verminderung des roten Blutfarbstoffes
Hypoglykämie	zu niedrige Zuckerkonzentration im Blut

J ANHANG

Hypophyse	Hirnanhangdrüse, produziert einige Hormone mit wichtigen Steuerfunktionen
Hypothalamus	wichtige Schaltzentrale im Gehirn
Hypothyreose	Schilddrüsenunterfunktion
Hypotonie	zu niedriger Blutdruck

I

Ikterus	Gelbsucht
Ileum	Dünndarmabschnitt
Ileus	Darmverschluß
Immobilisierung	Unbeweglichmachung, Ruhigstellung
Immunität	Unempfindlichkeit gegen Infektionen
Indikation	Heilanzeige, Grund zur Anwendung einer Therapie
Infarkt	Gewebstod durch Gefäßverschluß
infrarot	langwelliger Teil des Lichtspektrums (Wärmestrahlung)
Injektion	Einspritzung
Inkontinenz	fehlende Kontrolle über die Ausscheidung von Stuhl und/oder Urin
Inkubator	Brutkammer
Inokulator	Instrument zum Einbringen von Material in ein Nährmedium
Inokulierung	Einbringen von Material in ein Nährmedium
Insuffizienz	ungenügende Leistung eines Organs
Insufflation	Einblasen von Gasen
Insult	Schlaganfall, Hirnschlag, Apoplex
Interaktion	Wechselwirkung zwischen Arzneistoffen oder Personen
Interkostalraum	der Raum zwischen den Rippen
Intermediär	dazwischenliegend
intern	innerlich
Intoxikation	Vergiftung
intrakutan	in die Haut hinein
intramuskulär	in den Muskel hinein
intravenös	in die Vene hinein
Inzision	Einschnitt
ipsilateral	gleichseitig
Ischämie	Blutmangel mit Gewebeschädigung
Isovolämie	Konstanz des Blutvolumens

J

Jejunum	Dünndarmabschnitt
juvenil	jugendlich

K

Kachexie	Auszehrung, Kräfteverfall
Kallus	Knochenneubildung an Bruchstellen
Kapillare	Haargefäß, dünnes Röhrchen zur Abnahme kapillaren Blutes

ANHANG J

kardial	das Herz betreffend
kardiopulmonal	Herz und Lunge betreffend
Karenz	Enthaltung
Karotis	Halsschlagader
Karotis-Puls	Pulsschlag der Halsschlagader
Karzinom	bösartige Geschwulst des Epithelgewebes, Krebs
Katalysator	Beschleuniger
Katarakt	grauer Star, Trübung der Augenlinse
Katheter	röhren- oder schlauchförmiges Instrument zum Entleeren von Flüssigkeit
Kathode	Minus-Pol
kaudal	fußwärts
kausal	ursächlich
Keratom	Horngeschwulst
Klistier	Darmeinlauf
Koagel	Blutgerinnsel
Koma	tiefe Bewußtlosigkeit, Aufwecken nicht möglich
Kommunikation	Informationsübertragung zwischen Individuen
Kondensor	Zusammenstellung von Sammellinsen
Kondenswasser	aus Wasserdampf durch Abkühlung entstandenes Wasser
Kontamination	Übertragung von Keimen
kontralateral	gegenseitig
kortikal	die Hirnrinde, das Großhirn betreffend
kranial	kopfwärts
Küvette	kleines Gefäß

L

labil	schwankend
Labyrinth	Teil des Gleichgewichtsorgans (im Ohr)
Lackmus	Indikator für den Säuregrad einer Flüssigkeit
Läsion	Verletzung, Wunde
Laktase	Verdauungsenzym im Dünndarm
Laktat	Milchsäure
Laparotomie	Eröffnung der Bauchhöhle
Laryngitis	Kehlkopfentzündung
latent	versteckt, verborgen
Latenz	Verzögerung
lateral	seitlich (Gegensatz zu medial)
letal	tödlich
Leukämie	bösartige Erkrankung der weißen Blutkörperchen
Leukopenie	verminderte Anzahl der weißen Blutkörperchen
Leukozyten	weiße Blutkörperchen
Leukozytose	Vermehrung der weißen Blutkörperchen
Ligatur	Unterbindung
Lipom	gutartige Fettgeschwulst der Haut
Liquor	Gehirn-Rückenmark-Flüssigkeit
livid	bläulich verfärbt
Lumbago	Hexenschuß
Lumbalpunktion	Methode zur Gewinnung von Rückenmarkflüssigkeit
Luxation	Verrenkung

J ANHANG

Lymphadenitis	Entzündung der Lymphdrüsen und der Lymphgefäße
Lymphozyten	Abwehrzellen aus der Familie der weißen Blutkörperchen
Lymphe	Gewebsflüssigkeit

M

maligne	bösartig
Mandrin	herausnehmbarer Innenteil von Punktionsnadeln
Manometer	Druckmeßgerät
medial	mittig (Gegensatz zu lateral)
Mekonium	Neugeborenen-Stuhl
Meningitis	Hirnhautentzündung
Metastase	Tochtergeschwulst eines Tumors
Miktion	Harnlassen
Multimorbidität	mehrere Erkrankungen gleichzeitig, meist im Alter
Mydriatikum	pupillenerweiterndes Mittel
Myokarditis	Herzmuskelentzündung
Myom	gutartige Geschwulst des Muskelgewebes

N

Nativpräparat	nicht gefärbtes oder fixiertes mikroskopisches Präparat
Nekrose	abgestorbenes Gewebe
Neoplasie	Neubildung von Körpergewebe (meist Bezeichnung für eine krebsartige Neubildung)
Nephritis	Nierenentzündung
Nervus	Nerv
Neuralgie	Nervenschmerz
Neuroleptika	nicht-süchtigmachende Beruhigungsmittel

O

Objektiv	die dem Objekt zugewandte Linse eines optischen Instruments (Gegensatz zu Okular)
Obstipation	Verstopfung
Obstruktion	Verschluß oder Verlegung eines Hohlorgans, z.B. der Luftröhre
Ödem	Ansammlung wäßriger Flüssigkeit in den Gewebespalten
Okular	die dem Auge zugewandte Linse eines optischen Instruments (Gegensatz zu Objektiv)
Oligurie	verminderte Harnausscheidung
Onkologie	Lehre der Krebserkrankungen
oral	durch den Mund, den Mund betreffend
Osteomyelitis	Knochenmarkentzündung
Osteosynthese	operative Verbindung von Knochen durch Schrauben oder Drähte
Otoskop	Gerät zur Untersuchung des äußeren Gehörgangs

ANHANG J

P

palmar	den Vorderfußsohlenbereich betreffend
Pankreas	Bauchspeicheldrüse
Pankreatitis	Bauchspeicheldrüsenentzündung
Parasympathikus	eine Hälfte des vegetativen Nervensystems, zuständig für Essen, Verdauung, Ausscheidung, Entspannung (Gegenspieler: Sympathikus)
Parathyroidea	Nebenschilddrüsen oder Epithelkörperchen
paravasal	neben dem Blutgefäß
paretisch	unvollständig gelähmt
Pathologie	Lehre von den krankhaften Veränderungen im Organismus
Perforation	Durchbruch durch die Haut oder in eine Körperhöhle
Perikard	Herzbeutel
Periost	Knochenhaut
peripher	außen, am Rande
Peristaltik	Darmbewegung
Peritonitis	Bauchfellentzündung
Petri-Schale	runde Schale für Bakterienkulturen
Pharyngitis	Rachenentzündung
Pharynx	Rachen
Phlebitis	Venenentzündung
Phlegmone	infiltrative Entzündung des Bindegewebes
Physiologie	die Lehre von den normalen Lebensvorgängen
plantar	den Hinterfußsohlenbereich betreffend
Plasma	Blut nach Entfernung aller Blutzellen
Plasmazelle	weißes Blutkörperchen (Form der B-Lymphozyten)
Plasmozytom	Wucherung der Plasmazellen
Plazenta	Mutterkuchen
Pleura	Brustfell, Sammelbezeichnung für Lungen- und Rippenfell
Pleuritis	Brustfellentzündung
Plexus	Geflecht
Pneumonie	Lungenentzündung
Poikilozytose	krankhafte Vielformigkeit der roten Blutkörperchen
Polydipsie	krankhafter Durst
Polyp	Schleimhautgeschwulst
Polyphagie	krankhafter Hunger
Polyurie	vermehrte Harnausscheidung
Portio	Muttermund
präsystolisch	vor der Systole
primär	anfänglich, ursprünglich
Priorität	Vorrang
Prognose	Vorhersage des Krankheitsverlaufs
Proliferation	Gewebewucherung, Neubildung
Prophylaxe	Vorbeugung
Prostata	Vorsteherdrüse des Mannes
Protein	Eiweiß
proximal	zur Körpermitte hin (Gegensatz zu distal)
Pruritus	Juckreiz
Psyche	Seele
Psychologie	Seelenkunde
Psychopharmaka	Medikamente, die auf die Psyche einwirken
pulmonal	die Lunge betreffend
Pulsoxymeter	Gerät zur unblutigen Messung des arteriellen Sauerstoffgehaltes

J ANHANG

Pulsus bigeminus	doppelschlägiger Puls
Punctum maximum	Stelle, an der die Herztöne am deutlichsten zu hören sind
Punktion	Einstich mit einer Hohlnadel
Pyelitis	Nierenbeckenentzündung
Pylorus	Magenpförtner, Übergang vom Magen in den Darm

Q

Quick-Test	Test zur Bestimmung der Thromboplastinzeit (Blutgerinnung)

R

Rachitis	Vitamin D-Mangel-Krankheit
Reanimation	Sofortmaßnahmen zur Wiederbelebung
Regression	Rückbildung
Reposition	Zurechtrücken gegeneinander verschobener Knochenstücke bei Knochenbrüchen
resistent	widerstandsfähig
Resistenz	Widerstandsfähigkeit
Resorption	Aufnahme von Stoffen über die Haut oder Schleimhaut
Restharn	nach Beendigung der Miktion in der Harnblase zurückbleibende Urinmenge
Retina	Netzhaut
rezidivierend	sich wiederholend
Rhagade	Einriß der Haut, Schrunde
Rhinitis	Schnupfen
Rigidität	Steifheit, Starre
Ruptur	Zerreißung

S

Sarkom	bösartige Geschwulst des Bindegewebes
Sedierung	Beruhigung mit Hilfe eines Beruhigungsmittels
Sediment	Bodensatz
Segment	Abschnitt
Sekret	Absonderung
Sektion	Leichenöffnung
sekundär	nachfolgend
sensorisch, sensibel	die Sinne betreffend
Sepsis	Blutvergiftung
septisch	durch Krankheitserreger verunreinigt (Gegensatz zu aseptisch)
serös	serumhaltig
Serum	wäßriger Teil des Blutes
shunt (engl.)	operativ angelegter Gefäßkurzschluß für die Dialyse
simplex	einfach
simultan	gleichzeitig
Sinusrhythmus	normale Herzschlagfolge
Skalpell	chirurgisches Messer

ANHANG J

Sklera	Augenlederhaut
Sklerose	Organverhärtung
Software	Sammelbegriff für Computerprogrammatur
solitär	einzeln auftretend
Somnolenz	Schläfrigkeit, Bewußtseinstrübung
spastische Lähmung	Lähmung mit erhöhter muskulärer Spannung, oft nach Schlaganfällen
Spekulum	trichter- oder röhrenförmiges Untersuchungsinstrument
Sperma	Samenflüssigkeit
Spermiogramm	vollständige Untersuchung des Spermas
Sphinkter	Schließmuskel
spinal	das Rückenmark betreffend
Staphylokokken	Bakterienart, Eitererreger
Stenose	Verengung eines röhrenförmigen Organs
steril	keimfrei
Sterilisation	Keimfreimachung
Stethoskop	Hörrohr
Stomatitis	Entzündung der Mundschleimhaut
streamer	Gerät zur Speicherung von Datenbeständen
Streptokokken	Bakterienart, Eitererreger
Striktur	Verengung
Struma	Kropf
subfebril	leicht erhöhte Temperatur
subkutan	unter die Haut
Sublimat	quecksilberhaltiges Desinfektionsmittel
superfizial	oberflächlich, zur Körperoberfläche hin
Suspension	Lösung von feinen Teilchen in Flüssigkeit
Sympathikus	eine Hälfte des vegetativen Nervensystems, zuständig für Aktion, Erregung, Beschleunigung (Gegenspieler: Parasympathikus)
Symptom	Krankheitszeichen
Syndrom	Vielzahl von Symptomen
Systole	Zusammenziehung des Herzmuskels

T

Tachykardie	Pulsbeschleunigung
Tape	Stützband
temporär	zeitweilig
Tenesmus	schmerzhafter Stuhlgang
Tetanie	Krankheitsbild bei Absinken des Kalziumspiegels im Blut
Tetanus	Wundstarrkrampf
Thorax	Brustkorb
Thromboembolie	akuter Gefäßverschluß durch verschleppten Thrombus
Thrombose	Blutgerinnung innerhalb eines Blutgefäßes
Thrombozyten	Blutplättchen
Thrombus	in einem Gefäß entstandenes Blutgerinnsel
Thyroidea	Schilddrüse
Tibia	Schienbein
Tonsillektomie	operative Entfernung der Gaumenmandeln
Tonus	Spannungszustand (besonders der Muskeln)
toxisch	giftig

J ANHANG

Trachea	Luftröhre
Tranquilizer	Beruhigungsmittel, Schlafmittel
Transaminasen	Leberenzyme
transfundieren	Blut übertragen
Trauma	Verletzung, Wunde
Tremor	Zittern
Tumor	Geschwulst, Schwellung (wird meist im Sinne von bösartig verwendet, aber jeder Pickel oder Mückenstich ist ein Tumor)

U

Ulkus	Geschwür
Ulna	Elle
Urämie	Harnvergiftung
Urate	Salze der Harnsäure
Urethritis	Harnröhrenentzündung
Uricult	Schnelltest zur Bestimmung von Bakterien im Urin
Urininkontinenz	unfreiwilliger Abgang von Harn
Urometer	Instrument zur Bestimmung des spezifischen Gewichts im Harn
Urticaria	Nesselsucht
Uterus	Gebärmutter

V

Vagus	der 10. Hirnnerv, Hauptnerv des Parasympathikus
Valvula	die Klappe
Vasa	die Gefäße
vegetativ	das autonome Nervensystem betreffend
Vene	zum Herzen hinführendes Blutgefäß
ventral	bauchwärts, vorne
Verbrauchskoagulopathie	generalisierte Aktivierung der Blutgerinnung
vertebral	die Wirbelsäule betreffend
vertikal	senkrecht
Vesikuläratmen	Bläschenatmen, normales Atemgeräusch
Veterinär	Tierarzt
Visus	Sehen, Sehvermögen
Vitalzeichen	alle Zeichen, die Auskunft über die Lebensfähigkeit des Organismus geben (z.B. Puls, Blutdruck, Atmung, Pupillenreaktion)
Vitium	Fehler
Volumen	Inhalt
Vulnus	die Wunde
Vulva	äußere weibliche Genitalien

Z

zerebral	das Gehirn betreffend

ANHANG J

Zervix	Gebärmutterhals
Zirrhose	Gewebsumwandlung mit Verhärtung des Organs (z.B. Leberzirrhose)
Zitrat	Salz der Zitronensäure
Zyanose	Blausucht
Zyste	mit Flüssigkeit gefüllte Geschwulst
Zystitis	Blasenentzündung
Zytostatika	Medikamente, die die Zellteilung hemmen

Notizen

J ANHANG

J2 FREMDWORTBESTIMMUNG – WICHTIGE VORSILBEN DER MEDIZINISCHEN FACHSPRACHE

Vorsilbe (Herkunft)	Bedeutung	Beispiel
a-, an- (gr)	nicht, un-, -los	Apathie, atypisch, anomal
ab- (lat)	weg, ent-, ab	abnorm; Abduktor (wegziehender Muskel)
ad- (lat)	zu, hinzu	Adduktor (heranziehender Muskel)
aer(o) (gr)	Luft, Nebel	Aerosol (in Luft gelöste Teilchen), anaerob (nicht aerob = ohne Sauerstoff lebend)
anti- (gr)	gegen, wider	Antipathie (Abneigung; pathos, gr = Leiden); Antialkoholiker; antiautoritär; Antisepsis
auto- (gr)	selbst	autogen (etwas selbst hervorbringen) autonom, Autoimmunkrankheit
bi- (lat)	zwei	Bifurkation (Gabelung, von furka, lat die Gabel): bizeps; Bikuspidalklappe
bio- (gr)	Lebens-	Biopsie (Entnahme einer Gewebeprobe am lebenden Organismus)
chron- (gr)	Zeit-	chronisch (langsam verlaufend, schleichend)
contra-, Kontra- (lat)	gegen, wider	Kontraindikation (Gegenanzeige; von indicare, lat = anzeigen); Kontrazeption, kontralateral
de- (lat)	von … weg, ent-	Demarkation (Abgrenzung – des gesunden vom kranken Gewebe); Demineralisation; denaturieren
dent(i) -(dent)a (lat)	Zahn-	dentogen; Dentalgie
derm(a)- (gr)	Haut-	Dermatitis (entzündliche Reaktion der Haut)
di- dipl- (lat)	zweimal, doppelt	Disaccharid (Kohlenhydrat, das aus zwei Zuckermolekülen aufgebaut ist); Diplokokken Diaphragma (Scheidewand, z. B. Zwerchfell)
dia- (gr)	durch	Diathermie; Diarrhoe
dys- (gr)	schlecht, miß-	Dysfunktion (Störung einer Funktion); Dysplasie
ekto- (gr)	außerhalb, außen	Ektoparasit (Außenparasit)
endo- (gr)	innerhalb, innen	endogen (innerhalb, aus dem Körperinneren kommend, von -gen, gr= etwas hervorbringen)
epi- (gr)	auf, über darauf	Epidermis (Oberhaut, von derma, gr = die Haut)
ex- (lat)	aus, heraus	Extraktion (Entfernung, z.B. eines Zahnes)
exo- (gr)	außerhalb	exokrin, Exostose
extra- (lat)	außen, darüber, außerhalb	extraoral (außerhalb des Mundes)
gastr(o)- (gr)	Magen-	Gastritis (Magenschleimhautentzündung)
gravi- (lat)	schwer	Gravidität (Schwangerschaft)
gyn-, gynäk- (gr)	Frau	Gynäkologe (Frauenarzt, von logos, Lehre)
hämo- haemo- (gr)	Blut	Hämoglobin; Hämatom; Hämolyse
homo- (lat)	gleich, gleichartig	homolog (übereinstimmend); homogen; homosexuell
hyper- (gr)	über	Hyperalgesie (gesteigerte Schmerzempfindlichkeit, von algesis gr = Schmerz)
hypno- (gr)	Schlaf-	Hypnose (schlafähnlicher Zustand)
hypo- (gr)	unter	Hypotonie (zu geringer Blutdruck), von tonus, lat = Spannungszustand)
im-, in- (lat)	a) hinein b) nicht, un-	implantiert; inhomogen (ungleichartig)

ANHANG J

infra- (lat)	unterhalb	infraorbital; infraklavikulär
inter- (lat)	zwischen	interdental (zwischen den Zähnen liegend)
intra- (lat)	innerhalb, in … hinein	intrakutan (in die Haut); intravenös
intro- (lat)	nach innen	introvertiert (nach innen gewendet)
kardi(o) (lat)	Herz-	Kardiologe (von kardia, griech. = Herz; Facharzt für Herzkrankheiten)
kata- (gr)	herab, abwärts	Katabolismus (Aufbaustoffwechsel)
makro- (gr)	groß	Makroglossie (von glossa, gr = die Zunge, abnorme Größe der Zunge)
melan(o) (gr)	schwarz, dunkel	Melanom (bösartige Geschwulst); Melanin
mikro- (gr)	klein	Mikroskop, Mikroorganismen
morph- (gr)	Gestalt, Form	Morphologie (Wissenschaft von der Gestalt); amorph (gestaltlos)
myo- (gr)	Muskel	Myofibrillen (Fasern des Muskelgewebes); Myom; Myokardinfarkt
nekr(o)- (gr)	tot	Nekrose (Absterben von Zellen)
nephr(o)- (gr)	Niere-	Nephrose (nichtentzündliche Nierenerkrankung)
neur(o)- (gr)	Nerv-	Neuritis (Nervenentzündung)
ortho- (gr)	gerade, richtig	orthograd (auf dem richtigen (normalen) Weg)
ost-, oste-, osteo- (gr)	Knochen-	Osteotomie (operatives Durchtrennen eines Knochens)
par-, para- (gr)	vorbei , über … hinaus	Paramedizin
path(o)- (gr)	Schmerz, Krankheit	Pathologie (Lehre von den Krankheiten)
per- (lat)	mit, durch, hindurch	Perforation (Druchbruch)
peri (gr)	um .. herum, rings-	Periost (Knochenhaut)
physi(o). (gr)	Natur	Physiologie (Lehre von den Lebensvorgängen)
post- (lat)	hinter, nach	postoperativ (nach einer Operation)
prä-, prae- (lat)	vor	Prämedikation (medikamentöse Vorbehandlung)
pro- (lat) re- (lat)	vor, für	Progenie (Vorstehen des Unterkiefers), Prophylaxe
re- (lat)	zurück	Reanimation (Wiederbelebung)
retro- (lat)	zurück, hinter	retrograd (rückwärts)
sub- (lat)	unter	subkutan (unter der Haut)
super- (lat)	über	superfizial (an der Oberfäche)
supra- (lat)	oberhalb, über	supraorbital (oberhalb der Augenhöhle)
syn-, sym- (lat)	zusammen	Synapse; Synkope; Symptom
trans- (lat)	hinüber, jenseits	Transplantation (Verpflanzung eines Organs), Transfusion
tri- (lat)	drei	Trifurkation (Gabelung der dreiwurzeligen Zähne)
ultra- (lat)	über.. hinaus	Ultraschall (Schall oberhalb der Hörgrenze)
ur- (gr)	Harn	Ureter (Harnleiter)
vas(o)- (lat)	Gefäß	Vasodilatation (Erweiterung der Blutgefäße)
zereb(r)- (lat)	Gehirn	zerebral (das Gehirn betreffend)
zyst(o) cyst- kyst- (gr)	Blase, Harnblase	Zystektomie (operative Entfernung einer Zyste)
zyt(o) (gr)	Zelle	Zytologie (Lehre vom Zellaufbau)

J ANHANG

J3 FREMDWORTBESTIMMUNG – WICHTIGE ENDSILBEN DER MEDIZINISCHEN FACHSPRACHE

Endsilbe (Herkunft)	Bedeutung	Beispiel
-algesie -algie (gr)	Schmerz	Analgesie (Schmerz-Unempfindlichkeit)
-blast (gr)	Sproß, Trieb	Osteoblast (knochenbildende Zelle)
-ektomie (gr)	Entfernen, Herausschneiden	Appendektomie, Tonsillekto-mie
-gen (gr)	bewirkend	pathogen (Krankheiten verursachend)
-iatrie (gr)	Heilkunde	Pädiatrie; Psychiatrie
-ismus (gr lat)	Ableitungssilbe für ein System	Alkoholismus, Meteorismus
-itis (gr)	Entzündung	Dermatitis (entzündliche Reaktion der Haut)
-logie (gr)	Lehre	Biologie; Kardiologie
-lyse) (gr)	Lösung	Hämolyse (Auflösung der roten Blutkörperchen)
-om -oma (gr)	Geschwulst, Erguß	Hämatom (Bluterguß)
-pathie (gr)	Erkrankung	Arthropathie (Gelenkerkrankung)
-phil (gr)	Neigung zu	hydrophil (wasseranziehend)
-phob (gr)	Furcht-, Angst	hydrophob (wasserabstoßend)
-skop(ie) (gr)	schauen, prüfen	Mikroskop, Stethoskop
-tomie (gr)	schneiden	Osteotomie (Abtragen von Knochen)
-zyten (gr)	Zelle, Höhle	Erythrozyten

Notizen

J4 ADRESSEN

- Firma A. Albrecht GmbH
  Veterinärmedizinische Erzeugnisse
  88323 Aulendorf/ Württemberg
  Tel 0 75 25-20 50
  Fax 0 75 25-70 05

- Cardio-Control Tele-EKG
  Obere Dammstraße 8-10
  42653 Solingen
  Tel 02 12-5 87 52 97
  Fax 02 12-58 75 29 79
  E-Mail Cardiosg@aol.com
  http://www.cardiocontrol.com

- Deutscher Tierschutzbund e.V.
  Deutsches Haustierregister
  Baumschulallee 15
  53115 Bonn
  Tel 0 18 05-23 14 14
  Fax 02 28-6 04 96 40

- Essex Tierarznei Schirmer-Tränen-Test (STT),
  „Testcenter"
  Thomas-Dehler-Straße 27
  81737 München
  Tel 089-62 73 14 02

- Heiland Vet
  Postfach 700625
  22006 Hamburg
  Tel 040-65 66 89 00

- MERIAL GmbH
  Am Söldnermoos 6
  85399 Hallbergmoos
  Tel 08 11-9 59 30
  Fax 08 11-9 59 31 01

- NOVARTIS Tiergesundheit GmbH
  Industriestr. 30–34
  65760 Eschborn
  Tel 1 01 30-84 51 55
  Fax 0 61 96-95 56 11

- Pro Igel e.V.
  Lilienweg 22
  24536 Neumünster
  Tel 0 43 21-3 18 56
  Fax 0 43 21-93 94 79

- Tasso e.V. Haustierzentralregister
  Frankfurter Straße 20
  65795 Hattersheim
  Tel 0 61 90-93 22 14
  Fax 0 61 90-59 67
  E-Mail tasso@tiernotruf.org
  http://www.tiernotruf.org

Weitere Internetadressen

- http://www.tierwelt.de
  (Internationale zentrale Tierregistrierung)
- http://www.veterinaria.ch
- http://www.vetlearn.com/vlshome.htm

J ANHANG

J5 SCHREIBWEISEN VON HUNDERASSEN

Vielleicht haben Sie als Tierarzthelferin bereits die Erfahrung gemacht, daß es unangenehm sein kann, den Rassehund eines stolzen Tierhalters nicht als solchen zu erkennen. Doch läßt sich dieser Fallstrick meist umgehen (siehe C2, Rassekunde und Signalement). Ein weiterer Fettnapf droht jedoch, wenn Sie die Hunderasse z.B. nach der Nennung durch den Tierhalter in einem Formular eintragen müssen. Viele Rassen schreiben sich nämlich anders als man es vielleicht spontan erwarten würde. So hat z.B. der Skye Terrier seinen Namen nicht von engl. sky = Himmel sondern von der Schottland vorgelagerten Insel Skye, die sich jedoch genauso spricht. Wir haben aus diesem Grunde eine Auswahl der schwierigsten Hunderassennamen getroffen und sie alphabetisch geordnet, um Ihnen das Nachschlagen zu erleichtern.

Afghanischer Windhund
Airedale Terrier
Akita Inu
Alaskan Malamute
American Staffordshire Terrier
Australian Cattle Dog
Australian Shepherd
Azawakh

Barsoi
Basenji
Basset Griffon Vendeen
Bearded Collie
Bedlington Terrier
Berger de Beauceron
Berger de Brie
Berger des Pyrenees
Bloodhound
Bordeaux-Dogge
Bouvier des Flandres

Cairn Terrier
Cane Corso
Cavalier King Charles Spaniel
Cesky Fousek
Chesapeake Bay Retriever
Chihuahua
Chow-Chow

Dalmatiner

Entlebucher Sennenhund

Fila Brasileiro
Flat-Coated Retriever

Hovawart

Irish Soft Coated Wheaten Terrier
Irish Wolfhound

Komondor
Kontinentaler Zwergspaniel (Papillon & Phalene)
Kooikerhondje
Kromfohrländer
Kuvasz

Landseer
Lhasa Apso

Magyar Viszla
Malteser
Mastino Napoletano

Nova Scotia Duck Tolling Retriever
Old English Sheepdog (Bobtail)
Owczarek Podhalanski

Parson Jack Russell Terrier
Pekingese
Pharao Hund
Polski Owczarek Nizinny (PON)
Pyrenäen Berghund

Rhodesian Ridgeback

Shar Pei
Shih Tzu
Siberian Husky
Skye Terrier
Sloughi
Staffordshire Bullterrier

West Highland White Terrier
Whippet

J6 REGISTER

A

(angst)-aggressive Hunde .75
Abbinden, Blutung beim Menschen 116
abdecken, OP-Gebiet 151
Abdecktücher 151
Abdrücken, Blutung beim Menschen 116
Abessinerkatze 63
Abfallentsorgung 96
Abfalltrennung 96
Abgabe von Medikamneten, fraktionierte 107
Abmeldebescheinigung 89
Aboi Stop 79
Abrechnung 24
Abrechnung über eine Tierkrankenkasse 17
Abrechnungssoftware 27
Absprachen zusammenfassen 47
Abtötungszeit von Keimen bei Sterilisation 99
Abzeichen 60
Adressen 253
Afghane 62
aggressive Hunde 86
aggressive Tiere 111
Akita Inu 62
Aktenplan 23
Allergie-Test 199
Allis-Klemme 160
Alt, PC 33
American Staffordshire Terrier 61
American Wirehair 62
Ampullen, Entsorgung 97
Ampullensäge 120
Amputationen 164
Analbeutel 182
Analbeutel, verstopfte 183
Analgesie 141
Analgetika 110
Analregion-OP 164
Anamnese 59
Anamnesebogen 59
angebrochene Ampullen .136
Angora 62
Ankleiden, steriles 148
Anlage eines Maulkorbs 68
Anlegen des EKG 206
Anmeldebereich 41
Anmeldung, Streit mit dem Patienten 44
Anmeldung, einen schlechten Tag haben 42
Anmeldung, offene 44
Anrichten, Reinigung 96
Antibiogramm 217
Antiepileptikum 110
Antiläufigkeitserinnerungen 18
Anzeigepflicht 64
Apomorphin 110
Apothekenbescheinigung 102
Arbeitsflächen, Reinigung .96
arbeitsmedizinische Untersuchung 101
Archivierung 22
Arrythmie-Medikament 110
Artefakte 231
Aryknorpel 154
Assistenz bei Operationen 151, 162
Assistenz im Operationssaal 146
Astigmatismus 226
Atemnot, bei Tieren 207
Atemstimulans 110
Atmosphäre, in der Praxis .11
Atmung, Überwachung 156
aufgeregte Tierhalter 48
Augenhintergrund 184
Augenmedikamente 184
Augen-Operation 165
Augenpflege 185
ausbinden 144
ausgehende Post 17
Auskultation 156
Äußeres, gepflegtes 11
Auswahl des Tubus 155
Auswilderung 72
Auszubildende 52
autogenes Training 114
Autoklav 98

B

Backup 32
Bargeld 25
Basenij 62
Baskerville-Maulkorb 86
Bassethound 61
Bauchverband 171
BDT-Schnittstelle 34
Beagle 61
Beendigung des Telefonats 47
Befundmitteilung am Telefon 48
Begrüßung 41
Behandlungstisch, Reinigung 95
Beinverbände 168
Beißreaktionen 75

J ANHANG

Bengalkatze 63
Berghunde 61
Berner Sennenhund 61
Berufskleidung 100
Beruhigung 141
beschädigtes Paket 103
Besprechungsleiter 51
Bestellung, beim Pharmareferenten 105
Bestellung, von Medikamenten 102
Betäubungsmittel 103
Betäubungsmittel, Bestellung 102
Betäubungsmittelgesetz 102
Bewerbungsschreiben .23
Bewußtseinsstörung, Notfallmaßnahmen bei 115
Bezahlung, un-bar 22
Bildschirm 33
Bildschirmschoner .19, 34
Biopsie 200
Biopsiezange 200
bissiger Hund, Zahnuntersuchung 68
Bißverletzung 116
Bit 34
Bitte um Hausbesuch .49
Blasenkatheterisierung 226
Blasenpunktion 226, 229
Blasrohr 111
Blendeneinstellung 225
Blockung des Tubus 154
Blutanalysegerät 125
Blutaspiration, i.m.-Injektion 130
Blutdruckmessung 212
blutende Verletzungen, Notfallmaßnahmen 115
blutende Wunde, Verband 168
Blutentnahme, geeignete Venen 123
Blutentnahme, venöse 121
Bluthund 61
Blutkultur, Sensibilitätsbestimmung 218
Blutkultur, Einsetzen einer 217
Bluttests, zur Allergietestung 200
Bodenpflege, Reinigung 96
Bouvier 61
Boxer 61
Bradykardie-Medikament 110
Brillenokulare 226
Britisch Kurzhaar 63
Bronchospasmus-Medikament 110
Bulldog-Klemme 160
Bullterrier 61
Bundesnaturschutzgesetz 70
Büroorganisations-Seminare 23
Butterfly 122
Byte 34

C

Caps Lock, PC 33
Cavalier King Charles Spaniel 62
CD-ROM 35
Chef, Umgang mit dem 15
Chihuahua 62
chirurgische Händedesinfektion 147
chirurgische Instrumente 158
Chow Chow 62
CITES-Papiere 66
Clicker 80
Clumber 62
Cockerspaniel 62
Collies 61
Computer, Erläuterung der Grundbegriffe 34
Computer-Bildschirm, Erläuterung 33
Computer-Tastatur, Erläuterung 33
Cooper-Schere 159
Cornish Rex 62
Ctrl, PC 33
Cursor 35

D

Dalmatiner 62
Darmoperationen 164
Datenschutz 18
Dauerwert, Post 23
Deckgläschen 224
Del, PC 33
Deschamps 161
Desinfektion 97
Desinfektion von Instrumenten 97
Desinfektionshilfsmittel 100
Desinfektionsmittel, Verdünnen von 97
Devon Rex 62
Diathermiemesser 159
Dickdarmspiegelung, Endoskopreinigung 202, 203
Diensthunde 24
Dimmer, Mikroskop 224
Dimmereinstellung 225
Diskette 35
Diskretionssicherung am Telefon 48
Dobermann 61
Dog Stop Alarm 79
Dogge 61
Dogo Argentino 61
dominante Hunde 76
Dosimeter, Röntgen .209
Draht-Säge 159

ANHANG J

dringende Post	17
drohende Wunddehiszenz	176
Drucker, Unterschied Laser- und Tintenstrahl-	34
Druckverband, beim Menschen	115
Dunkelkammer	208

E

EDTA	122
Eingangsdatum, eingehende Post	16
eingewachsene Krallen	191
Einschweißen, von Instrumenten	99
Eintrittspforten für Krankheitskeime	100
EKG, Elektrodenbefestigung	206
EKG, Tele-	207
EKG-Anlage	206
Elektrodenbefestigung	206
Elektrokauter	159, 190
Elektroschockhalsbänder	79
E-Mail	35
Emetikum	110
Empfang der Tierhalter	41
Empfangsbestätigung	103
empfindliche Haut, Händedesinfektion	148
Endoskop	200
Endoskop, Lagerung	202, 204
Endoskop, Reinigung	202, 204
Endotrachealtubus	153
Englische Bulldogge	61
Enter, PC	33
Entf, PC	33
Entfernung eines venösen Zugangs	132
entflogener Vogel	69
Entnahme von Gewebeproben	201
Entnahmekanülen	104
entnommene Organe	163
Entspannungstechniken	114
Entwicklung von Röntgenfilmen	209
Entwicklungszyklus Floh	188
Entwurmungsmittel	106
Entzündungen, Blutentnahme	125
Entzündungen, i.m.-Injektion	131
Erbrechen	87
Ersatzmilchpräparate	72
Erscheinungsbild der Praxis	11
Erscheinungsbild, persönliches	41
Erste Hilfe in der Praxis	115
Erythrozytenzählung	220
Erziehungshilfen	77
Esc, PC	33
Euthanasie	43, 87
Euthanasiebescheinigung	89
Euthanasie-Medikament	110
Extubation	154

F

Fäden entfernen	174
Fäden führen	152
Fäden schneiden	152
Fadenführungsinstrument	161
Fadenschere	159
Fangstange	111
Farben, Katzen	63
Faßinstrumente	159
Fax, Thermopapier	23
Fehler eingestehen	43, 53, 56
Fehlverhalten des Tierhalters	44
Fellfarben	60
Fellzeichnungen	60
Fertigarzneimittel, geöffnet	108
Festplatte	35
Field	62
Fila Brasileiro	61
Filmgröße, Wahl der	208
Fisher Discs	80
Fixierung eines Zugangs	143
Fixierung großer Hunde	185
Flat Coated Retrieve	62
Floh, Entwicklungszyklus	188
Floh, Weibchen	188
Flohbekämpfungsmittel	106
Flohpuder	189
Flohspray	189
Flomittelanwendung	188
Floskeln	43
Flotationsverfahren	221, 222
Flügelverletzungen	73
Fluggesellschaften	11
Flüssignahrung	186
Formatierung (einer Diskette, der Festplatte)	35
Fortbildungsveranstaltungen	53
Fragenliste	45
fraktionierte Abgabe von Medikamenten	107
Fremdkörper	163
Fremdwortbestimmung	250, 252
Fritsch-Haken	161
Funktionstasten	33
Fußblende, Mikroskop	224
Futtermittel, einkaufen und lagern	102
Füttern von Wildtieren	72

J ANHANG

G

Gastropexie	165
Gastroskopie	203
gebrauchte Instrumente	98
Gebührenordnung	24
Gehörgangsaffektionen	181
Gehörgangspflege	179
Gehweg zur Praxis	41
gekühlte Injektionsmedikamente	136
gelähmte Extremität, i.m.-Injektion	131
gelähmte Extremität, Injektion	128
Gentle Leader	78
Gerinnungshemmer	122
German Rex	62
Gesellschaftshunde	62
Gesetzeswert	23
Gespräch beenden	47
Gespräch mit Tierhaltern	44
Gespräch zusammenfassen	47
Gespräch, Minimalregeln	56
Gesprächsführung am Telefon	46
Gespräch beenden	47
Gesprächsnotizen	47
Gewebefaßklemmen	159
Gewebeproben, Entnahme von	201
Gigli-Säge	159
Gliedmaßenoperationen	151
Gliedmaßenverband	169
Glukoseinfusionen	137
Golden Retriever	62
GOT	24
Greyhound	62
große Hunde, Fixierung	185
Grundleistungen	24

H

Haare zupfen	179
Haken	161
Haken halten	152
Hakenwurm	221
Halblanghaarkatzen	62
Halskragen	168, 192
Halteinstrumente	161
Halti	78
Hämolyse	121, 234
Händedesinfektion, chirurgische	147
Händedesinfektion, empfindliche Haut	148
Handling von Haustieren	67
Handling von Wildtieren	70
Handschuhe, sterile	150
Handschuhwechsel	151
Hängeohren, Verband	173
Hardware	35
Harn	226
Harn, spezifisches Gewicht	229
Harnsediment	230
Harnuntersuchung	226
Hausapotheke	102
Hausbesuch	49
Haustiere, Umgang mit	67
Haustieren	67
Haustierzentralregister	60
Hautquaddeln	199
Hautreaktionen, OP-Naht	176
Hauttemperatur	157
Haym-Lösung	220
Heilige Birma	62
Heißluftsterilisator	98
Heparin	122
Herdenschutzhunde	61
Herzfrequenz, Überwachung	156
Herzinsuffizienz-Medikament	110
Herzstillstand-Medikament	110
Heulen, lautes	167
Hilfsmittel	77
Histamin	199
Höchstzuschlag	108
Hormoninjektion	128
Hovawart	61
Hüftgelenksdysplasie, Röntgen	210
Hunde, (angst)-aggressive	75
Hunde, aggressive	86
Hunde, dominante	76
Hunde, Hilfsmittel	77
Hundebandwurm	221
Hundefloh-Weibchen	188
Hundehändler	65
Hunderassen	60
Hunderassen, Schreibweisen	254
Hundeschuh	167
Hundeschule	14, 77
Hütehunde	61
Hygiene	95

I

Ideen für erweiterten Praxis-Service	12
Identifikations-Mikrochip	82
Igel	71
Igelsäuglinge	71

ANHANG J

Image der Praxis	11
i.m.-Injektion	129
Immersionsöl	225
Impfbuch	60
Impferinnerungskarten	18
Impfpaß	20
Impfstoffe	136
Infektionsprophylaxe	100
infektiöse Schwebstoffe	100
Infusionen	133
Infusionsflaschen, Entsorgung	97
Infusionslösungen	133
Infusionstherapie	131
Inhaltsverzeichnis, PC	36
Injektion, intramuskuläre	129
Injektion, subkutane	127
Injektionsort, i.m.-Injektion	130
Injektionsreaktionen	131
Inkassobüros	27
Inokulator	218
Inokulum	218
Insektenfresser	70
Instrumente in der Chirurgie	158
Instrumente, gebrauchte	98
Instrumente, schneidende	158
Instrumentieren, bei Operationen	151
Internet	36
Internetadressen	253
intramuskuläre Injektion	129
Intubation	153
Irischer Wolfshund	62
ISDN	36
i.v.-Infusion	133
i.v.-Injektion	88, 105, 121

J

Jacobson, progressive Muskelrelaxation	114
Jungkatzen	74
Jungtiere	73

K

Kadaver lagern	166
Kadaverentsorgung	88
Käfigraum	84
Kaiserschnitt	163
Kalender	14
Kalilauge	226
Kanaan Hund	62

Kanülen entsorgen	121
Kanülenbruch	131
Kanülensammler	96
kapilläre Rückfüllungszeit	157
Karteikartenführung	20
Karteikopf	21
Karteileiste	21
Karteirumpf	21
Kasse, tierärztliche	25
Kassenbuch	25
Katheter	99
Katheter, Reinigung	99
Katheterpflege	136
Kätzchen	74
Katzen, Hilfsmittel	80
Katzenkorb	69
Katzenrassen	60
Katzenwelpen	74
Keimdifferenzierung	217
Keimidentifikation	218
Keimmaterial	218
Keratokonjunktivitis sicca	210
Ketoazidose	226
Kettenhalsband	77
Klammern entfernen	174
Klammerschere	162, 174
Kniegelenkverband	168
Knochenbrüche, Verband	170
Knochen-Operationen	164
Knopfkanüle	183
Kocher-Klemme	159
Kokzidien	221
Kollegen	19, 52, 53
Koloskopie	200
Kondensor, Mikroskop	224
Konflikte	51, 55
Konservierung, Biopsat	202
Kontroll-Lösungen zur Allergietestung	199
Kopfhalfter	78
Kopfverband	173
Körnerfresser	70
Kornzange	160
Körperinnentemperatur	157
Körpersprache	43
Kotuntersuchung	221
Krallen kürzen	190
Krallen, eingewachsene	191
Krallenschere	190
Kratzer, beim Menschen durch Tiere	116
Kreislauf, Überwachung	157
Kreislaufanaleptikum	110
Kreuztisch	225

J ANHANG

Kristallbildung im Urin 230
Kritik 51, 52
Kühlware 102, 103
Kundenzufriedenheit 11, 19
Kürschner-Naht 152
Kurzhaarkatzen 62, 63
Kuvacz 61

L

Laborproben, Versand von .231
Labrador 62
Lagerung des Endoskops 202, 204
Lagerung von Plasma 232
Lagerung von Serum 232
Lagerung, Medikamente 103
Lagerung, Medikamente und Futtermittel 102
Langenbeck 161
längere Wartezeit 43
Langhaarkatze 62
Laufhunde 61
lautes Heulen 167
Lederhalsband 77
Leiche, Verbleib 88
Lembert-Naht 152
Leonberger 61
Leptospirose 64
Lesezirkel 12
Leukozytenpipette 219
Leukozytenzählung 219
Lichteinstellung 225
Lichtmikroskop 224
Lichtstärkeregler, Mikroskop 224
Lidhaken 161
Lidreflex, Überwachung 157
Lieferschein 103
Lieferung, Medikamente 102
Listeriose 64
Lob 52
Lockstoff 74
Luftröhrenkatheter 153
Lupi 78

M

Magendrehung 164
Magenspiegelung 203
Mahngebühr 29
Mahnungen 27, 29
Maine Coon 62

Makrometerschraube 225
Malteser 62
Manschettengröße, Blutdruckmessung 212
Master Plus 79
Mastino Napolitan 61
Mauersegler 72
Maulkorb, Anlage 68
Maulsperre 87
Maus, PC 36
Medikamente, Ausflockungen und Trübungen 104
Medikamente, einkaufen 102
Medikamente, Lagerung 103
Medikamente, Verfallsdatum 110
Medikamentenabgabe 106
Medikamentenabgabe, Beschriftung 106
Medikamentenabgabebeleg 106
Medikamenteneinkauf aus dem Ausland 109
Medikamentengabe ins Ohr 179
Medikamentengabe, oral 186
Medikamentenverkauf 107
medizinische Fachsprache 250, 252
Meerschweinchen 68
Mehrwertsteuer 24, 108
Mehrwertsteuer, (Diät-)Futtermittel 24
Meinungsverschiedenheiten 44
Meldepflicht 64
Meldung am Telefon 46
Metzenbaumschere 158
Mikrochip 82
Mikrometerschraube 225
Mikroskop 224
Mikroskop, Pflege 225
Mikulicz-Klemme 159
Minimalregeln eines Gesprächs 56
Mittelstrahlurin 227
Modem 36
Molosser 61
Monokular, beim Mikroskopieren 224
Monovetten 121, 125
Moskitoklemme 159
MS-DOS 36
Mundschutz 100, 146
Münsterländer 62
Muskelerschlaffung 141
Muskelhaken 161

N

Nachbereitung einer Operation 166
Nackenfell 85
Nackenfellgriff 69

NaCl-Lösung 133
Nadelhalter 161
Nager 85
Nähhilfen 162
Nahrungskarenz bei Darmoperationen 164
Namen erinnern 41
Narkosegerät warten 156
Narkose-Medikament 110
Narkoseüberwachung 156
nasser Verband 168
Nativpräparat 221, 222
Natrium-Citrat 122
Natriumnitratlösung 222
Neubauer-Zählkammer 219
Neufundländer 61
neugierige Patienten, Umgang mit 19
Neuroleptikum 110
Newcastle Krankheit 64
Newton-Farbringe 220
nicht zu beruhigende Tiere 69
Norwegische Waldkatze .62
Notfall in der Praxis 115
Notfälle, Terminplanung .16
Notfallkoffer 109
Nylonhalsband 77

O

Objektiv 225
Objektträger 224
Ocikat 63
offene Anmeldung 44
Ohnmacht 115
Ohrenpflege 179
Ohrfixierung, Verband 173
Ohrmedikamente, Gabe von 181
Okular 225
ölige Substanzen, Injektion 128
OP an der Analregion 164
OP-Assistenz 162
Operation eines Tumors 164
Operationen, Position bei 151
Operationen, septische 153
Operationsassistenz 151
Operationsbesteck säubern 166
Operationssaal, Assistenz und Verhalten 146
Operationswunden, Kontrolle 85
OP-Nachbereitung 166
OP-Vorbereitung 141
Organe, entnommene 163
Orientalisch Kurzhaar 63

Ornithose 64
Ösophagusstethoskop 156
oszillierende Säge 159
Ovariohysterektomie 18
Overholt-Klemme 160
Owczarek Podhalanski 61
Oxidasetest 218

P

Paket beschädigt 103
paravasale Infusion 136
PC, Inhaltsverzeichnis 36
PC, Umgang mit 32
Péan-Klemme 160
Peitschenwurm 221
Pekingese 62
Perforation 200
Perserkatze 62
Personal Computer, Umgang mit 32
Personendosimeter 209
persönliches Erscheinungsbild 41
Pflanzensprüher 80
Pflege des Mikroskops .225
Pfotenschutz 167
Pg-Up/Pg-Dn, PC 33
Pharaohunde 62
Pharmareferenten, Terminplanung 16
Pharmareferenten, Umgang mit 53
Phonendoskop 156
Phosphorestervergiftungen 110
Pinscher 61
Pinzetten 160
Plasma 232
Podenco Ibicencos 62
Pointer 62
Polizeipferde 24
Polski Owczarek Nizinny 61
Portowaage 17
Position bei Operationen 151
Positionswechsel bei Operationen 152
Post 16
Post sortieren und bearbeiten 16
Post, dringende 17
Postausgang 17
Posteingang 17
postoperative Überwachung 86
Praktikanten, Schweigepflicht 20
Präparierschere 159
Praxishygiene 95
Praxiskühlschrank 104

Print Screen, PC 33
Programm 36
progressive Muskelrelaxation 114
Prompt 35
Prospekte 22
Protokoll führen 51
Prüfwert, Post 22
Psittakose 64
Pudel 62
Puli 61
Puls fühlen, beim Menschen 115
Pulsoximeter 157
Pulswellen bei Katzen 214
Pupillen 184
Pupillenweitstellung 184
Pyometra-Operation .165
Pyrenäenberghund 61

R

Ragdoll 62
RAM 36
Rasieren 143
Rassekunde 60, 254
Ratenzahlung 31
Rechnungen 27
Refraktometer 229
Reinigungsmaßnahmen
    Anrichten und Arbeitsflächen 96
    Behandlungstisch .95
    Bodenpflege 96
    Toilette 95
    Wartezimmer 95
Reißwolf 19
rektale Temperaturbestimmung 157
Relaxierung 141
Resistenztestung 218
Retriever 62
Return, PC 33
Rexkatzen 62
Rezept 106
Riesenschnauzer 61
Rippensperrer 161
Röntgen 207
Röntgenarchiv 23
Röntgenbuch 208
Röntgenchemikalien 209
Röntgenfilme 208
Röntgenfilme entwickeln 209
Röntgenkassetten 208
Röntgenröhre 207
Röntgenschutzkleidung 208
Röntgenstrahlung 207
Röntgenverordnung 207
Rotlicht 71
Rottweiler 61
Routinearbeiten 15
rückenschonendes Arbeiten 111
Rückfüllungszeit, kapilläre 157
Rüschkatheter 227

S

Safebox 96
Saftgabe 187
Säge, oszillierende .159
Sägen 159
Samojede 62
Samstagsanlieferung 102
Sarstedt-Monovetten 125
Sauerstoffsättigung .157
Sauger, Umgang mit 152
Säugerpocken 64
Scaler 195
Schäferhunde 61, 190
Schäferhundmischlinge 190
Schecks 25
Scheren 158
Scheren, zur Blutentnahme 124
Schermaschine 131
Schichtdienst 53
Schirmer-Tränen-Test 210, 253
schlechten Tag haben 42
Schleimhaut, Überwachung 157
Schlittenhunde 62
Schmerzausschaltung 141
Schmieden-Naht 152
Schmutzmatten 41
Schnauzer 61
schneidende Instrumente 158
Schocktherapeutikum 110
Schutzimpfungen, für Tierarzthelferinnen 100
Schwanzverband 171
Schweigepflicht 18
Schweißhunde 61
s.c.-Injektion 127
Scotisch Fold 63
Scribor 209
Sectio cesareae 163
Sedativa 110
Sedierung 141
Selbstbeobachtung 44
Selbstverletzung bei Operationen 153

ANHANG J

Semmelweis	95
Senkspindel	229
Sennenhunde	61
septische Operationen	153
Serum	232
Service	11
Service des Software-Herstellers	32
Serviceideen	12
Setter	62
Shar Pei	62
Shift, PC	33
Shih Tzu	62
Siamesen	63
Sibirische Waldkatze	62
Sicherheitszuschlag, bei Sterilisation	99
Signalment	60
Skalpelle	158
Skalpelle, Reinigung	99
Software	36
Sondenernährung	192
Sonderwünsche der Tierhalter	11
Sonographie	204
Sozialisationsphasen der Kätzchen	74
Sozialisationsphasen der Welpen	73
Spaniel	62
Spasmolytikum	110
spezifisches Gewicht des Harns	229
Spielecke für Kinder	42
Spikes	104
Spitz	62
Spontanharn	226
Springer	62
Spritzen richten	119
Sprühdesinfektion	95
Spülungen bei Operationen	151
Spulwurm	221
Stäbchensichtigkeit	226
Stachelhalsband	77
Staffordshire Bullterrier	61
Stammkunden	45
sterile Handschuhe, anziehen	150
steriles Ankleiden	148
Sterilisation von Instrumenten	97
Sterilisation, Definition	97
Steuermarke	89
Strahlenschutz	207, 209
Streamer	32, 37
Streit mit dem Patienten	44
Streßbewältigung	113
stressende Situationen	113
Strg, PC	33
STT	210
Stummschaltungsfunktion	47
subkutane Injektion	127
Support	37

T

Tabby	63
Tabulator, PC	33
Tadel	52
Tageswert, Post	22
TASSO	82
Tastatur	33
Tätowierung	81
Tätowierzange	81
Tatrahund	61
Team, Definition	50
Teamarbeit, Vorteile	50
Teamaufbau	50
Teambesprechung	50
Teambesprechung, Kritik	51
Teambesprechungen	50
Teamleiter	50
Teckel	61
Tele-EKG	207
Telefon, akute Erkrankung	49
Telefon, Befundmitteilung	48
Telefon, Diskretionssicherung am	48
Telefon, Gesprächsführung	46
Telefon, sich melden am	46
Telefonat beenden	47
Telefonsprechstunde	15, 48
Temperatur, Haut und Körperinneres	157
Temperaturbestimmung, rektal	157
Termine, mehrfach belegt	15
Terminplanung	14
Änderungen im Tagesablauf	14
der richtige Kalender	14
Einwirken auf den Arzt	15
Notfälle	16
Pharmareferenten	16
Urlaub	16
Terrier	61, 190
Tetanus	100
Tetanusschutz	116
Themenliste für Teambesprechungen	51
Thermopapierfax	23
Tier halten, bei Injektion	142
Tier, verletztes	73
tierärztliche Kasse	25
Tierarzttasche	109
Tiere trennen	42

J ANHANG

Tiere wiegen 142
Tiere, aggressive oder verletzte 111
Tierfriedhöfe 89
Tierhalter, aufgeregte 48
Tierhalter, unfreundliche .45
Tierhalter, unsympathische 11, 45, 48
Tierheim 65
Tierkennzeichnung 81
Tierkörperbeseitigungsanstalt 166
Tierkörperbeseitigungssack 88
Tierkrankenkasse, Abrechnung mit 17
Tierkrankenkassen 26
Tiermißhandlung 65
Tierschutz 65
Tierschutzgesetz 65
Tod des Tieres 167
tödlich verletztes Tier 91
Toilette, Reinigung 95
Tollwut 64
Tollwutschutzimpfungen 100
Toxoplasmose 64
Tränenflüssigkeitsmenge, Bestimmung der 210
Transport der Urinprobe .231
Transportkäfige 101
Tratschen über Patienten .11
Tremor bei Hunden, Blutdruckmessung 214
Trockensubstanzen 134
Tropfengabe 187
Tuberkulose 64
Tubus blocken 154
Tubusauswahl 153
Tubuswahl 155
Tuchklemmen 159
Tularämie 64
Tumor-Operationen 164
Tupferproben 232
Türkisch Van 62
Türk-Lösung 220

U

Übergabe bei Schichtdienst 53
Überwachung der Narkose 156
Überwachung, postoperative 86
Ultraschallgel 205
Umgang mit (angst)-aggressiven Hunden 75
Umgang mit Auszubildenden 52
Umgang mit dem Mikroskop 224
Umgang mit dem PC 32
Logbuch 32
Umgang mit dem Sauger 152
Umgang mit den Kollegen 52
Umgang mit Haustieren 67
Umgang mit Hilfsmitteln .77
Umgang mit Jungtieren 73
Umgang mit Pharmareferenten 53
Umgang mit Vorgesetzten 55
Umgang mit Welpen 73
Umgang mit Wildtieren 70
Umkleiden 146
unbekannte Vogelart 73
unfreundliche Tierhalter .45
Unruhe an der Anmeldung 42
Unstimmigkeiten zwischen den Kolleginnen 11
unsympathische Tierhalter 11, 45, 48
Untersuchung des Augenhintergrundes 184
Update 37
Uringewinnung
    durch Auffangen 226
    durch Ausdrücken der Blase 227
    durch Blasenkatheterisierung 227
    durch Blasenpunktion 229
    durch Zystozentese .229
Urinstick 229
Urinuntersuchung 226
Urlaub 16
Urlaubsplanung 16
Urlaubsvertretungen 16
Urtypen 62

V

Vacutainer-Blutentnahmesystem 126
Vakuum-Matratze 145
Venen, für Blutentnahme 123
venöse Blutentnahme 121
venöser Zugang 131
Verabschiedung 42, 45
Verband bei Hängeohren 173
Verband bei Knochenbrüchen 170
Verband der Gliedmaßen 169
Verband des Bauches 171
Verband des Kopfes 173
Verband des Schwanzes .171
Verbände 167
Verbandschere 159
Verbandswechsel 168
Verbleib der Leiche 88
Vergiftungen, Medikament bei 110
Verhalten im Operationssaal 146
Verhaltensberater 66
Verhaltensprobleme 66

ANHANG J

verletzte Tiere 73, 111
Verletzung der Schweigepflicht, Folgen 18
Versand von Laborproben .231
verschmutzte Wunde, Verband 168
Versorgung von stationären Tieren 84
Verständnis aufbringen 44
verstopfte Analbeutel 183
verstorbenes Tier 22
Verteidigungsmöglichkeiten der Tiere 67
Verteidigungsrassen 61
Veterinäruntersuchungsamt 64
Visitenkarten 55
Vitamininjektion 69
Vizla 62
Vögel 71, 85
Vogel, entflogener 69
Vögel, Umgang mit 67
Vogelart, unbekannte .73
Vorbereitung einer Operation 141
Vorgesetzte, Umgang mit 55
Vorsilben der medizinischen Fachsprache 250, 252
Vorstehhunde 62
Vorteile von Teamarbeit 50
Vorwürfe des Tierhalters 90

W

Wärmeplatz 163
Warmstart 37
Wartezeit, längere 43
Wartezeiten 42
Wartezeiten für Patienten, Gründe 42
Wartezimmer, Reinigung 95
Wasserpistole 80
Wegegeld 24
Weimaraner 62
Weittropfen der Pupillen 184
Welpen, soziale Entwicklung 73, 163
Welpenspielstunde 13, 74
Werbung 17
Whippet 62
Wiedervorlage 23
Wildtiere 70
Wildtiere, Füttern 72
Wildtiere, Umgang mit 70
Wildvögel 70
Windhunde 62
Wochenbettfieber 95
Wunddehiszenz, drohende 176
Wundhaken 161
Wundsperrer 161
Wundspray 163
Wundverband, beim Menschen 115
Wurfkette 79
Wurfsendungen 22

Y

Yoga 114

Z

Zahlenblock, PC 33
Zählkammer 219
Zahlungseingänge 25, 27
Zahnreiniger 195
Zahnsteinentfernung 194
Zahnsteinentfernung mit Ultraschall 196
Zahnstein-Entfernungszange 194
Zahnuntersuchung, bissiger Hund 68
Zangen 160
Zeitmanagement 15
Zeitplanung 43
Zentrifuge 233
Zentrifugenglas 230
Zentrifugenröhrchen, zerbrochenes 234
Zentrifugieren 233
Zoofachgeschäfte 65
Zugang, venöser 131
Zugangfixierung 143
Zuhören, aktives 46
Zusammenarbeit
    Teamaufbau und Teambesprechung 50
    Verhalten im Team .51
    Was ist ein Team? 50
Zwangsfütterung 85
Zwischenablage 23
Zystozentese 226, 229